阅读成就思想……

Read to Achieve

U0386273

心理咨询与
治疗系列

李明 ◎ 著

成人之美

明说叙事疗法

中国人民大学出版社
·北京·

图书在版编目（CIP）数据

成人之美：明说叙事疗法 / 李明著. -- 北京：中
国人民大学出版社，2021.5
ISBN 978-7-300-29189-5

Ⅰ．①成⋯ Ⅱ．①李⋯ Ⅲ.①精神疗法－研究 Ⅳ.
①R749.055

中国版本图书馆CIP数据核字（2021）第055110号

成人之美：明说叙事疗法

李明　著

Chengren zhi Mei：Mingshuo Xushi Liaofa

出版发行	中国人民大学出版社	**邮政编码**　100080
社　　址	北京中关村大街 31 号	010-62511770（质管部）
电　　话	010-62511242（总编室）	010-62514148（门市部）
	010-82501766（邮购部）	010-62515275（盗版举报）
	010-62515195（发行公司）	
网　　址	http://www.crup.com.cn	
经　　销	新华书店	
印　　刷	北京联兴盛业印刷股份有限公司	
规　　格	155mm×230mm　16 开本	**版　次** 2021 年 5 月第 1 版
印　　张	22.75　插页 2	**印　次** 2025 年 4 月第 3 次印刷
字　　数	229 000	**定　价** 99.00 元

李明新书既成，问序于我。作为导师，看到他的进步，我深感欣慰。

关于叙事心理的研究，据我所知，李明从硕士研究生阶段就开始学习、实践。在攻读博士阶段他已经出版了第一部引介专著。当时在我的印象中，李明在很多方面的思考都颇有深度，超乎常人。他对人性的把握，与他的年龄和阅历相比，较为老成。这或许与他多年从事心理咨询工作有关，又或许与他对中国传统心性之学的痴迷有关。

我有个夙愿，就是能够让中国的心理学走向世界。我之所以开设东方心理学的博士研究方向课程，就是为了实现这个愿望。我认为在中国的文化经典中，特别是在作为群经之首的《易经》里，有非常多的心理智慧，对于解决当今人类思想的诸多困境有益。要让这些智慧发扬光大，需要有人兼通古文和西文，并能够身体力行，把东西方心性之学的汇通化为实践。李明在本科阶段学习外语专业，硕士研究生阶段研究西方心理治疗，博士研究生阶段学习东方心性之学，且翻译了肯·威尔伯（Ken Wilber）的大作宇宙三部曲之《性、生态、灵性》（*Sex, Ecology, Spirituality*）。威尔伯是超个人心理学的重要学者，对整合东西方心理学做出了重要贡献，有学者甚至认为其贡献不亚于卡尔·荣格（Carl Jung）。从其学术发展路径来看，李明堪当此任。

与李明15年前的专著相比，本书更显功力。主要有以下三个方面的体现。

第一，在文字上更为流畅朴实。叙事疗法的哲学渊源很深，难免有些概念比较生涩。这会成为叙事疗法本土化的障碍。写书是要给人读的，如果读起来不流畅，带着明显的翻译腔，需要查一些资料才读得下去，那么读者的体验就不会好。这本书的行文贴近日常语言，主题也更接地气，对普通心理学读者和心理学工作者来说，可读性都很强。

第二，在内容上更为通达。如果说之前探讨中国的心性之学，参考的框架是西方心理学，那么可以说本书实现了一个反转。本书介绍和讨论西方心理学观念背后的逻辑就是东方的心性之学。比如，用"分别心"与"平等心"等观念来诠释咨询师聆听生命故事时的定位，就更符合中国心理学工作者的心性。

第三，在境界上更为深广。贯穿本书的脉络不再是单纯的技术和概念，而是一种生命体验的境界。如同开篇所说的"学习心理学需要浸泡，需要去'修'"。多年来，我主张要"修心开智"，很可能这就是中国传统的心性之学与西方心理学之间最根本的差异。古圣先贤对流于形式的"口头禅""文字禅"评价不高，其原因还是在于中国的心性之学更看重"修己安人"。

总而言之，这本书是作者多年来临床实践和学术思考的结晶，值得向各位读者推荐！

是为序。

张其成

北京中医药大学国学院首任院长

明说叙事，叙事说"明"。

与李明相识，是在 2008 年。

那是很不平常的一年。那一年，我国举办了举世瞩目的奥林匹克运动会；那一年，发生了震惊世界的汶川大地震。其实，那一年北京还举办了第五届世界心理治疗大会。这三个"宏大叙事"中，都有李明的身影：他担任了奥运会心理志愿者的督导专家；带队参加了灾后心理援助；应邀参加并主持了第五届世界心理治疗大会的"后现代－存在现象学"心理治疗分论坛会议。

让我印象深刻的一个场景是，我代表中科院心理研究所到北川灾区指导工作，李明作为擂鼓工作站的带队专家向我介绍当地的灾后心理援助情况。我们一起步履蹒跚地走在崎岖泥泞的废墟上，他简单概括而不乏条理地进行工作汇报。当时他所带的援助团队中有北京林业大学和北京大学的研究生，以及四川当地的本科生和来自全国各地的心理咨询师。从到达到离开，这个团队一直住在安置点的帐篷里。他做了不少调研和辅导工作。

后来，在所里组织的传统文化心理学或者后现代心理学一系列相关的活动中，我又多次见到李明。他的发言往往幽默而不乏睿智，轻松而不乏深度，亦庄亦谐，常让人有种耳目一新、眼前一亮的感觉。他很善于把一些思考的片段整合成切要的文字，偶尔还颇有些文采。这可能跟他喜欢阅读一些古代经典著作有关。

通过断断续续的一些接触，我算是见证了他十多年的成长。

2019 年夏天，他邀请我参加一个叙事相关的会议。本以为平淡无奇，只是参加个学术会议而已，结果这个名为"中国首届国际叙事大会"的活动很不一般。一个关于"叙事疗法"的会议竟然有七八百与会代表参加，气氛很是热烈。据说，还有一些人报了名，由于场地原因来不了现场，只能后期在线上参加。会场的布置也与众不同，有点像 TED 演讲的形式。此次会议还邀请了国际叙事疗法重镇达利克中心（Dulwich Centre）的核心团队。说实话，还真有点不适应。一方面，没有想到这个疗法的学习者如此众多；另一方面，李明团队的组织能力也有点让我感到出乎意料。一众后现代取向的心理学者济济一堂，讨论很充分、很深入。

十年磨一剑，霜刃未曾试。他一点一点扎实的学术积累，已经逐渐开花结果。本书的出版，可以说是个标志。

几年前，大约在 2016 年前后，李明出版过《叙事心理治疗》一书。那本书有点像教材，是其阶段性成果。如今这本《成人之美：明说叙事疗法》摆在面前，还是让我有点惊讶于他的速度。写序的速度，有点赶不上他写书的速度了。据说他还主编了一套叙事译丛，出版了一系列叙事相关的译著。作为青年学者，不可谓不努力。

本书的内容和风格，较之以前又有进步。

最明显的一点，文风更为平实，更接地气。叙事疗法作为后现代的代表流派，对科学主义有一些反思，主张避免宏大话语（grand discourse）对个人叙事的控制。我国的心理学存在一个分化的现象，或者正处于一个分化的过程中。我认为这是一件好事，对于心理学的多元化发展很有帮助。一个多元化的心理学，更能为人民群众追求美好生活和社会治理的现实需求提供心理学方面的知识。从总体上来看，目前我国的心理学主体还是科学主义，它是占据绝对优势地位的。甚至临床心理学和咨询心理学也不得不冠以"科学"之名。科学自然有其不可替代的重要价值，只是对人性的认知（awareness）未必能够全然涵盖。文学、叙事、哲学、历史、文化人类学等，这些看上去不那么"硬科学"的关于人性的探索，未必对疗愈人心与社会没有帮助，甚至有时恰恰是这些思想的积累，可以补充科学心理学在面对生活本身时所显现的不足。毕竟，人生的多维性无法在实验室里被穷尽性地测度。

另一方面，本书增加了大量的案例材料和对话讨论。这也使得本书的可读性增加了不少。叙事就是要讲故事。故事的讲法与听法，建构与解构，都会打开一些意料之外的视角，能够让生活中的一些美好和希望开显。所谓"一种成人之美的心理疗法"，不就是让生活中本来存在却被淡忘的那些片段得到应有的关切吗？心理学工作者能做的工作是很有限的，无法在现实的层面改变多少。可是，在心理层面，这有限的工作恰恰对处于困惑中的人们来说，是极为重要的。

2020年，也是不寻常的一年。新冠病毒的肆虐，给整个世界按下了暂停键。人类得以从高速运转的状态中慢下来，等一等，看一看，看我们的生命轨迹是否合乎天理，合乎人心所向，也看看我们每天为之奋斗和付出的是否真的值得。

疫情期间，李明团队组织了一个庞大的心理志愿者队伍，其中相当一部分是学过叙事的心理学工作者，通过网络给大量遇到心理困扰的人提供了公益服务。他们不但为国内人士提供服务，而且通过国际同行把国内抗疫的经验以小故事、小视频等群众喜闻乐见的形式为澳大利亚等国家提供帮助。另外，他们组织了一系列相关的在线学术交流，把叙事疗法的本土化、国际化推向了一个新的高度。

叙事发展的空间很大，在当前我国推进社会心理服务体系建设的大背景下，应用的前景很广。作为有一些初步积累的新兴领域，叙事值得特别关注和推广。

叙事讲究从平常人、平常事中看到不平常之处。这大概是"成人之美"的另一种诠释吧！

是为序。

张建新

中国社会心理学会会长

中国心理学会副理事长

亚洲社会心理学会（AASP）主席

在"学者"与"行者"之间，我更愿意做一个"行者"。

这当然不是说学术研究不重要，而是说对一个个寻求心理帮助的人而言，重要的不是成为一位心理学家，而是如何更好地安排自己的人生。我对那些具体的人生问题的关切，重于对学术共同体所关注的论题的关切。陈嘉映先生说："所谓'哲学问题'，不是哲学家的问题，而是人人的问题。"心理学又何尝不是如此呢？心理学要更好地服务社会，就不能只关注心理学家所关心的问题，而应该关心"人人的问题"。

或许读者会引述"知行合一"的观念，提出学者和行者本来应该无法区分。我并不想辩驳，因为这是十分正确的论断。只是，这个论断并不总是那么合时宜。在源头上，或许可以说那些承担着安顿人心的重任的人们，本身就是"修行人"，是知行合一的。可是，在现代临床心理实践的领域却不乏"咨询室外，咨询师是另外一种人格"这样的论断。而且，这被很多同行视为一种能力，需要经过严格的训练才能获得。这种专业的训练，真的可以让人在"咨询"内外，迥乎其心么？而且，即便可以，这样真的可取么？我颇为怀疑。不过，我对秉承这种观念的同行保持尊重。只是，相比较而言，我更相信咨询师的人格统整，其疗愈作用会贯穿"咨询"内外。这或许是另一种对于"知行合一"的诠释。只是，这种诠释是"学修并重，修己安人"，学统于行，知归于行。这当然也可以理解为我实在无法做到"笔耕不辍"的遁辞——我的确不是一个高产的"学者"。

本书是我多次讲座的集结。每章都有相对独立的逻辑，章与章之间也似乎有个统整的逻辑。起初，这些讲座的受众既有心理学专家，也有一些对心理学感兴趣的爱好学习的人。所以，话题的选择兼顾了人人关心的问题和"心理学家"关心的问题。美国心理学家乔治·凯利说："人人都是心理学家。"可能在心理学这个领域，的确存在每个人都是其生活的专家的可能性。在叙事疗法相关的文献中，对此观念颇为尊重。当然，这里的"心理学家"不是职业或者专业意义上的解读，而是指每个人对自己的生活世界都有自己的理论假设和验证方法——与科学家思维颇有一些相似性。只不过这是"微观理论"，并没有那种放之四海而皆准的宏愿——也没此必要。只是，每个"专家"都有陷入困境的时候。此时，如果有人愿意共同探讨，或许会少一些踽踽独行的孤寂。运气好的话，或许还会发现一些人生道路上本来极易被忽视的风景。

起初，每次讲座后总会有一些极为勤奋的学生，很快把讲座内容整理为文字，和其他听众分享。很多人感到此举甚好，因为总会有人因故无法每次都刚好有时间听课。阅读就来得比较轻松，时间也更能如己所愿地安排。如果遇有自己并不感兴趣的段落，想要选择无视——跳过去不理——也比听讲座容易得多。于是，竟然有更多的人参与到这个工作中来，自发成立了一个整理小组。本书的初稿就是这个整理小组的手笔。在此我深表谢忱。这个小组的主要成员是闫昱、胡丽丽、胡淑杰、刘静、李彦、高琴、王玲、雅楠、贾修昶、郭超妮、鄢静、宋红利、霍燕子。其中胡淑杰老师做了不少组织协调的工作。在本书出版之前，为了更方便读者阅读，几位学生进一步做了整理，她们是李雯雯、李琰卿、冯静和张永红。感谢中国人民大学出版社的相关编辑对本书的出版付出的诸多努力，没有他们的认可和鼓励，本书也不会出版。诸位的共同努力，促成了本书的面世。在此一并表达感谢。当然，需要感谢的人还有很多，在此无法一一列出。书中的观点是大量前人智慧的结晶，我通过引述的方式表达了感谢。有些或许出自我的灵感，也是多年来向师友学习、参访，以及与来访者对话等酝酿的结果，在此对他们表达感谢。尤其需要感谢的是我的太太——杨倩鋆。她的鼓励和建设性的意见对于本书的出版具有重要的意义。

在本书中，不乏对叙事疗法与其他心理流派之间的比较。因为在多年的教学过程中，经常有人问起这个问题。这种比较尽管不乏文献支撑，总体上还是很个人化的。很可能这种比较只能是个人化的，因为对叙事疗法的理解和对其他流派的理解都是来自比较者个人的训练和经验。尽管如此，我还是抱有一丝期望，即让读者在遇到这种对比的困惑时能有所启发。甚至，读者因此而产生的联想——无论是认同还是不认同书里面的观点——在我看来更为宝贵。这大概是抛砖引玉的意思吧。

李明

于昌平寓所

目录 | CONTENTS

第7章　正念叙事

第8章　叙事催眠治疗

第9章　叙事疗法与认知疗法

第10章　叙事与精神分析

第11章　叙事心理分析治疗

第12章　叙事心理与阿德勒疗法

第13章　叙事与荣格的分析心理学

第 1 章

叙事疗法：故事里的别样人生

　　学心理学确实和学其他学科不一样，它不是一劳永逸的，而是需要浸泡，需要去"修"。有人说，心理学的尽头是哲学，哲学的尽头是宗教。那么，宗教的尽头是什么？宗教的尽头是生活，是要把它变成一种生活方式，每天都在用的一种东西，做到平常日用而不知，这就是浸泡。

　　这就需要我们共同去学习，去学习怎么把一些后现代的理念了无痕迹地、比较圆融地和中国传统文化的一些理念，和中国人的生活方式做一个汇通，然后形成真正意义上的"中国的叙事心理治疗"。这是因为，大家知道，一个疗法在源头上其实有很多不确定性，就像当迈克尔·怀特（Michael White）和大卫·爱普斯顿（David Epston）在试图把格里高利·贝特森（Gregory Bateson）的这个理念转化成一种疗法的时候，并没有想到会有今天的发展，而且这也不是他们的目的。

　　同样地，我们现在继承着他们的这些研究，并结合中国的一些临床案例，还有各自的生活，推动它形成一种新的理念，也是如此。我们并不知道会走到哪里，但是这个走的过程是很有意义的。就像迈克尔·怀特比喻的一样：像一个没有目的地的旅行。任何一种创造性活动都可能像一个不设目的地的旅程，总会产生那种"在路上"的感觉。

此外，我对迈克尔·怀特回答他人的一句话有了一些新的认识。当有人问他"什么是叙事治疗"这个问题的时候，他说，叙事疗法其实不是一种疗法，更像是一种哲学，一种生活，一种个人的担当或者使命感。虽然我以前对这句话很熟悉，但是一直没有真正地参透它的意思。为什么说叙事是一种生活，是个人的一种担当，是一种哲学，而不仅仅是一种疗法呢？后来，我在心理咨询工作和教学过程当中慢慢地开始体会到，它确确实实是这样的。我这样说，并不是从"对、错"这个意义上去讲的，而是说他的这句话讲述的是一种心态，一种心理的境界，是对于后现代或者叙事这种理念的一种内化，以及具身化的一个结果，用英文表达就是 embodiment。embodiment 本身就是在这样一种态度的指导之下生活的，它的价值体系和这个疗法的价值体系合而为一。我认为，那些心理治疗大师，那些在临床心理学和心理治疗历史上起着重大推动作用的学者，都有一个共性特征，那就是他们坚信自己的理论体系。他那个理论体系所呈现的价值观也是他个人的价值观，这样的话就很容易把一个疗法做成一种个人的宗教。什么叫"个人的宗教"？大家可能听说过保罗·蒂利希，他是一个神学家，他把宗教分为两种，一种叫个人的宗教（personal religion），一种叫体制的宗教（institute religion）。他觉得体制化宗教对于个人的解脱来说是一种障碍。那么，当我说"一种心理治疗的体系可以作为一种个人的宗教存在"的时候，我讲的是它对于个体的那种解脱的功效、作用。也就是说，要想真正地学好叙事，我们个人的价值体系要发生一些改变，否则的话就很容易把它当作另外一套技术体系去学习。

有很多人喜欢各种各样的疗法，但他学了以后，个人的价值体系没有发生任何改变。如果说有什么变化的话，那就是他说话的时候增加了更多的技术化的痕迹，更加不自然，说出的话更不像他自己想说的话。我曾说过，做叙事治疗最大的障碍可能就在于此：就是有很多问题你可能会问不出来，不管是外化的那些技术还是改写的那些问题，还是发童子问。其实他不是不会问，他是不想问，或者不敢问。所谓"不想问"是怕有一种成见，他其实是有答案的。再者就是他不想问，就是他自己有情绪。此时，我们就必须要有一种价值观上的转变，这样才有可能真正地学会叙事的这些技术。

叙事疗法需要转变的两个理念

那么，叙事疗法有哪些理念是我们要转变的？

分别心向平等心转化

这是第一个转化。所谓"分别心"就是对是非、对错、高下、正常不正常、好坏等的判断。分别心其实不是一个坏东西。分别心是很重要的，人必须要有分别心，没有分别心，人就如同草木，不会有智慧。在很多时候分别心既是一种智慧，也是一种知识。当然，很多人会去把智慧和知识进行区分，从认识论的角度来看这种区分并没有多大意义，因为这种区分本身就是一种知识，而对知识和智慧进行区分本身也是一种知识。你想说清楚这是知识还是智慧，其实就是在讲是非，这既是一种分别心，也是一种知识。因此这样的人是不能自洽的，他会否定掉自己的价值。所有的智慧都是有差异的，这样说并没有问题。而个人的智慧也是有差异的，这样说也无可厚非。我们说要去转化、要去培养平等心，并不是说就看不到张三和李四之间的差别。其实，从叙事的角度去讲，恰恰相反，你只有看得到张三和李四的差别，才能培养起平等心。

为什么这么说呢？因为我们往往会把自己坚信的某种评判、规律、标签淡化到很多"类似的人"身上，我们觉得这一类人具备这个共同特征，所以我们可以用这种共同的方式去对待，或者用某种手段、技术、药物去拯救治愈这一类人。那么，这个其实不是平等心，而是模糊了人和人之间的差别。平等心是建立在"差别智"的基础之上的。如果你要真的能够培养起对所有人的平等态度，或者是尊重，或者是那种无差别的好奇，带有尊重的好奇，你愿意去了解他人的故事，其前提就是你必须承认人和人之间是不一样的。有时这种差别会很大，你一眼就能看出来，但有时却会很小，小到你会看不到。因此，要培养平等心，第一步就是先去看到那些小的、让你很容易忽略的差别。

关于这点要谨慎地去理解，因为很多人都在讲要去掉执念，去掉分别心。我讲的观点刚好跟别人相反，我觉得要培养平等心，你必须要有分别心，而且要用好你的分别心。这个分别心就像锐利的刀子一样可以清晰地分辨出一个人与另一个人的差别在哪里。比如抑郁，张三说自己抑郁了和李四说自己抑郁了，都叫抑郁，但是很有可能意味着完全不同的东西，你只要了解得足够细致，就会发现他俩讲的完全不是一回事。

另外，当这种差别大到一定程度的时候，它会威胁到你自己的价值体系，所以会让人难以容忍。大多数时候我们对于别人和我们的差异，或者人与人之间的差异是能够容忍的。而对于这两种极端的差异——特别大和特别小，我们要么不能容忍，要么不能发现。你想用好叙事的所有技术的前提就是培养平等心。你要能够发现那些别人发现不了的差异，你要能够容忍那些别人容忍不了的差异。这真的需要修炼，因为我们之所以无法发现一些差异可能是和我们自己的太像了，二者差别太小。而我们无法容忍的那些差异很可能会接近我们的核心价值体系，即别人认同而我们特别不认同的某种东西。如果比较接近我们的核心价值体系，那就意味着所谓的核心价值体系其实很简单，它就是你已经习以为常并认为那就是真理的，根本不需要问的东西。

干净与脏的故事

先不说国家和民族，就仅仅是不同的地域、不同的家庭，对于什么是"干净的"、什么是"脏的"这样的概念都有可能差别大到让我们难以想象。我们不妨来看一下下面的这个案例。

有一位先生和太太之间的关系很紧张，这位先生只好来求助于心理咨询。在咨询过程中他无意间会表达出对他太太的一种毫不掩饰的嫌弃，而且嫌弃得有点夸张，但是你要问他为什么，他也不回答。经过很长时间的交流之后，先生终于讲出嫌弃他太太的原因——他的太太会用洗脚的盆去洗脸，而且她会用擦脸的毛巾去擦脚。他觉得这个让他无法容忍，而这种不能容忍是不需要解释的，他太太的这种行为简直让他大跌眼镜："她怎么会这样呀？"她的那种做法有点完全出乎意料。紧接着便是在心里对他太太进行一通评价，比如说"这是一个受过教育的人吗？这是一种正常人该有的行为吗？"然而他又无法直接说出来，说出来好像是在对她进行人格攻击似的，而他又不想对她进行人格攻击，无形中就产生了一种强烈的嫌弃感。当他有机会在家庭咨询中表达出他这种强烈的感受的时候，他的妻子也觉得很奇怪："难道这个有什么不妥吗？这个本来就应该是这样的！用洗脚的盆洗脸，这和用一个盆有什么关系呢？"好像没有任何问题，她在感受上觉得这种行为是完全正常的。

在这一点上，两个人的差别特别大，大到彼此都觉得对方不正常，并会认为："这点小事你怎么会那么在意呢？"而对方又会觉得："这怎么能是小事呢？这是原则性问题，大到不能容忍。"于是，我便询问他的这种在意背后的故事，当你知道这个故事之后，你就会发现他俩说的都是对的，都有道理。那如果我们不用平等心，而是用分别心去做一种评判，究竟谁是对的？作为咨询师，倘若你对于这对夫妇各自的判断也会有自己的判断，那你也许会觉得："这没什么呀！挺好的！这个太太挺正常的，先生是不是有问题呀？是不是有婚外恋了，还是有别的状况，怎么会在意这种小事？"这时候你是站在太太的那一边。或者你可能也跟这个先生一样想："啊，他太太怎么可能这样？看上去漂漂亮亮的，怎么可以做出这种事情呢？用洗脚的盆洗脸，而且用同一条毛巾擦脸和擦脚！"那么你又会站在先生的这一边。完全有这种可能，因为你对于什么是干净的、什么是脏的也会有自己的历史作为支撑。所以每个人对于一个概念的理解，差别能大到让彼此都感到很惊讶的程度。如果有机会的话，你可以去看一下，你所在乎的那个干净或者不干净会让你产生什么样的联想，会让你想起谁，会让你想起什么样的故事。

如果我们用这样一种叙事的态度，不去看那种评判本身的对错，用平等心去看这两种评判背后的故事，那就不一样了，我想这就是叙事疗法关注人类价值的那种故事性的原因。它不太关注那个价值的对错，它关注那个价值的故事性："为什么他会觉得……"这个"为什么"，不是逻辑上的为什么，而是从他的人生经历中发现有哪些因素、哪些故事会让他觉得这么做是对的或者是错的，这就是人类价值的故事性。

我们去了解的时候一定要慢下来，不要急于去选择一种立场，尽管我们可以有立场。然后我们去了解这位先生关于"洗脸和洗脚是不可以用同一个盆的"的这个态度是怎么来的。他有可能会告诉你他们家从小就是这么教育他的，或者他在上学的时候他的老师就是这么教他的，或者说……不管怎么样，这跟他的成长史是有关系的。同样，那个太太觉得那样是合适的，也是觉得有她的历史作为支撑。

具身化的反应

在了解了以上这些历史之后，先生对太太那种强烈的嫌弃感就会变得弱一点，因为他知道了她是这样意识的。那这是不是说就治好了呢？其实不然，因为即便他知道了她的这种观念以及这种观念的历史，他也不见得要去改变。换句话说，当他们在生活中再遇到这些细节、这些情节的时候，他还是会被唤起。也就是说，这种具身，即具有身体体验的选择，不会因为你了解它的故事就会消失，这点是和其他疗法不一样的解释。其他很多疗法可能会认为只要你了解了、明白了，它就会消失，即"意识化"它就消失了。

其实当我们遗忘了某一种价值或者某种在意背后的故事的时候，就有点像沉浸在潜意识里面，即我们直接做出反应，根本不需要思索。我们也不知道为什么，也不想知道为什么，就觉得这样是对的。这就是"具身化"的一种反应模式。具身化反应就是有身体反应的一种反应。我们看别人不对的时候也是这样，认为他这样就是不对的，不需要和他解释。

当我们在做心理咨询工作的过程中，很多来访者的冲突就来源于这样一种具身化的、自然的反应。就像古人讲的"幼学如天性，习惯成自然"，就是从小学的一些东西对他来说就是天经地义的。

倾听在意背后的故事

当然，上述案例有点极端，并不常见，更常见的是那种先生在家里应该做哪些事，太太应该做哪些事，在这方面夫妻之间会有一些习以为常的价值评判，夫妻吵架大多会与此有关。太太会理所当然地认为有些事情先生该做，先生也会觉得有些事情该太太去做，这些都是毋庸置疑的。而这是基于夫妻各自的生活背景、所接受的教育及其原生家庭模板。

这些就是故事的脚本，就是支撑性的主题。我们每一个人都在某一主题下生活，在不知不觉中就会印刻这一主题的模式。当然这个主题本身也会不断变化，我们的经验、我们读的书、我们遇到的困境，以及我们闲来无事所做的一些思考，都会发生一些变化。我们的评判就会基于一些不确定的主题，即这段时间做这个是重要的，这样做是对的，过段时间可能又变了。但是没有关系，我们永远处在一个变与不变的边缘。之所以这样讲，就是说我们在变了之后再回过头来看之前的价值体系，便会觉得很难接受、很可笑。但在我们没有变之前，我们是无法想象变了的样子的。所以我们总处在这样的不断变化中，总觉得此刻是对的，现在的我是对的。那么，从长远来看会觉得这很可笑，就像很多人回顾自己的一生都是微笑无语。想想自己做过的一些幼稚的事，也会很无语。当然，这本身就是一种人生常态，一个不断变化的状态，人生本来就是这样的。我们有时觉得过不去了，觉得某件事特别重要，比如婚姻上的、事业上的、孩子教育上的，很多事都如此。所以这些主题背后的支撑体系没有太大差别，即便是我们所在乎的东西，我们又何以那么在意呢？如果我们肯去倾听在意背后的故事，那么我们自然就能做到尊重、平等、好奇，这是第一个重点。

分别心与差别智

所谓重点，就是以分别心切入，以平等心收尾，所谓"以分别心切入"就是指你愿意看到差异，不管是大的还是小的，甚至大到让你愤怒的程度，或者小到让你忽略的程度，无论如何你都愿意去了解。我曾经讲过这样一句话："大千世界林林总总，同其所异，异其所同。"这其实就是，当你看到差异很大的东西时，你要看到它们的共性；当你看到特别接近的东西，你要去了解它们的差异。

我们现在讲文化多元化，讲文化心理学，这很重要。提到要去关注文化的多元化，很多人就会过分强调文化和多元之间的关联，觉得只要谈文化就是谈差异，就是谈多元。其实我觉得这是有问题的，因为还要兼顾文化的共性。

你从差异中找共性，用的是分别心，你从共性中找差异用的也是分别心，将分别心用到最佳的状态就是"差别智"，这是佛教里的一个术语。"分别心不可起，差别智不可无。"分别心在很多时候会给你带来烦恼，但并不是分别心本身给你带来烦恼，而是你对分别心的执着给你带来烦恼，即你把自己的某一种分别心执为实有，而作为真实的东西，它才会给你带来烦恼。知道差别本身不会给你带来烦恼，只要你能用分别心去了解人与人之间的差别和共性，同时以平等心去面对各种在意背后的故事，就能让这种分别心转变为差别智，这是第一个需要转化的理念。

咨询师的反身能力

第二个需要转化的理念就是，在这个关照的过程当中，咨询师自己也要具备这种反身能力。

所谓"反身能力"就是说我们作为一名咨询师、一个陪伴者，只要进入咨询师和来访者这样的工作关系中，我们就不可避免地被投射某些权威性。也就是说，每一个来访者对于咨询师都会有一种预设，他会觉得咨询师应该具备某些特征。而每一个来访者对于咨询师这份工作的认识是不一样的，对于咨询师应该是一个什么样的人、应该做哪些工作、会做哪些干预，每一个来访者的理解都不一样。当然，你也不见得在每次咨询前都要和来访者聊一聊什么是心理咨询。但如果在咨询过程中涉及这方面的内容，你也是可以谈的。

你要尊重来访者对于你的预设的存在。这很重要，因为如果你不允许他带着对你的"误会"来做咨询的话，你们之间的咨询关系就会出现阻抗性移情和反移情。也就是说，你对来访者给予你的一些投射不认同，而来访者对你给予他的一些预设也不认同。其结果会导致咨访关系陷入僵持状况。

我之所以讲这些，就是因为在生活当中不管是咨访关系还是非咨访关系，别人具身的对你的价值评判是不可避免的，它是必然存在的，甚至有趣的地方恰恰在于此。正因为它不可避免，你才会产生两种截然不同的态度，一种是接纳，另一种是排斥。接纳并去了解，这正是一个比较叙事的态度。某人对你是这样的一种理解，他何以对你这样理解，他不跟你讲，你也没机会去了解，这种可能性是存在的。咨询师的工作有一个巨大的好处，那就是它能为你提供一个去了解来访者的机会。因为在咨询室里什么都可以谈。如果来访者愿意和你谈他为什么会这么期待你，那说明这个过程对你们两人都具有疗愈作用。当来访者把对你的某种期待说开了之后，你一定会目瞪口呆，会觉得很有意思。当然，你对他的期待也和你个人的成长史中的很多东西有关。你会发现你不是一个人在做咨询，是带着你成长经历当中的所有一切，包括你曾读过的书、你曾见过的事、你曾做过的事、你曾爱过的人、恨过的人，以及你曾结缘过的一切的一切在做咨询。当从这个角度去看咨访关系的时候，你会感觉到有一种宇宙层面的美。有一种好像不是两个点相遇，而是那种两个小宇宙相遇的感觉。在做咨询时，如果你能静下心来去观察两人之间的互动，会发现这非常有意思。你的来访者带着他的整个人生经历和你的整个人生经历相遇，而这一点是你根本无法规避的。

叙事的全息理论

当然，有时我们会假装自己只是在做咨询。作为咨询师，我们和来访者有这种角色上的区分，我们可以躲在人格面具背后去思考用什么技术来治疗来访者。这个模式本身也是习得的，即我们觉得应该用什么方法去对待这个人。这个习得的东西一定不好吗？并不一定。我的意思是你要去观察，你的这个作为不是你个人的作为，它是你的整个人生经历史。换句话说，只要你愿意，你其实是可以从一个人的言谈举止、举手投足等任何一个片段去了解其人生的全部，我把这叫作叙事的全息理论。

从任何地方开始咨询

我最近在做一个个案，由于时间不好安排，就选择了远程咨询的方式。来访者打电话过来，我说："那你说吧。"他很长时间没有说话，然后我就等，后来他就跟我说："老师，当你说'你说吧'的时候，其实我有点不高兴。"于是我问道："那你愿不愿意和我说说这种不高兴是因为什么？是让你联想到了一些什么东西吗？"他说："我感觉自己好像被强加了一种指令，好像我要完全为我自己负责。"本来这次咨询开始的时候，他没话说，于是我们就从"说吧"这个地方开始谈，之后他便把他的很多故事讲出来，而且讲得挺深。

我之所以提到这个案例，就是想说其实你可以从任何地方开始做咨询，这样能让你规避学叙事时的一些所谓的难题，也就是我应该从什么地方开始外化，从什么地方开始改写。从任何地方都可以开始，你根本不用想着从某个地方开始。就是说外化和改写是一种态度，当它成为一种哲学和一种生活方式的时候，自然不需要我们通常所说的一个起点和一个最正确的终点，它既没有起点，也没有终点。就像你在一条清澈的小溪里撩一点水喝，你应该从哪个地方去撩呢？从哪里都可以，只要它是干净的水。这样一来，咨询就变得简单得多，你根本不用担心他说什么，或担心他不说什么，这些都不重要，因为所有的一切都可以用同样的方式去谈。

叙事的关键——从故事开始

我认为做咨询应秉持"任何一个点既是问题又是终点"的态度，不见得非要去谈问题，当然也可以谈问题，就是他谈问题的经验与他谈随便某一话题的经验并没有什么本质的区别。从平等心的角度去看，它背后都是由所有的故事做支撑的，是交叉在一起的。

之前我在讲叙事的理念时提到，人生有许多故事，这些故事会串成各种各样的主题，这些主题是我们工作的对象。其实我倒是觉得不必如此，你不如一开始就提出一个新主题。有时来访者没有谈他自己的那个问题，可能是因为那个问题消失了，这种可能性是有的，我在咨询的过程中遇到过很多这样的案例。所以，咨询师要想把握叙事的要害，就要从愿意听来访者的故事开始，而不是去听来访者的观点、理论。如果你愿意去聆听他人的故事，去聆听自己的故事，你就会看到一个别样的人生。当各种各样的事情以一种全新的、不加防御的方式呈现出来的时候，你就会获得一些全新的、预想不到的理解。

叙事疗法小练习

我们可以和身边的人尝试做个练习，看看你的人际关系会不会有所不同，大家会不会觉得你比以前会聊天了。当一个人说出个观点，或者不管和你说什么，当他说完你觉得自己有必要说话的时候，你先不要急着把你想要说的话说出来，而是把它先放一放。

叙事疗法的步骤

这是从说到听的第一次转变，也是你需要做的第一步。此时，你可能有点紧张："哎哟！我今天没有表达我的观点！"——特别是当对方问你的观点时，其实你不用担心。但前提是，这是闲聊，而不是像你的孩子问你"家里的钥匙在哪"，你听完后直接告诉他在哪里就行了，这是两码事。我说的是成长性对话。当然，有时夫妻之间也可以采用这种成长性对话——你先不要把你想说的话说出来，尽管这可能会让你憋在心里闷得慌，但没关系，你总是会有机会说的。当你听到他说到某一句话、某个观点、某件事的时候，如果你特别想说话，你可以先把那句话记下来，然后思考一下，你要说的话会让你想起什么人，想起哪本书、哪种理论，或者其他什么东西。然后你去看一下自己要说的话背后的历史，即它与你的生命的那种关联。

第二步，你再想想你要说的话跟那个人的生命有没有关联。也就是你要说的这一番话是为了突显你的知识、你的正确、你的高大上，还是为了满足对方的需要？他是否需要知道这些。很多时候我们想跟别人说的话对别人来说并没什么用，他不见得需要知道这些。

当然，也可能是他刚好需要的，那你就说出来。

第三步，你应该仔细想一下：不管他是否需要，你说了这番话之后，他会感觉到自信，还是不自信？他会感到更有力量，还是不会感到更有力量？或者是不会有变化？你先别假定，可以先猜，完成这个过程之后你再决定是否要讲出来。

第四步，你问问对方：他听了你的话之后有什么感觉？他喜欢你说的这番话吗？当然，他们有时会撒谎，比如说你的好朋友为了维护你的面子而撒谎。不过他也有可能直言不讳说他不喜欢，即便如此，你还是想说话。

这个练习是让我们把对话的过程慢下来，让我们更加有觉察地去和别人对话，更加有意识地去聆听别人的故事，而不是去论证自己是正确的，这是我们学叙事的第一步。你先不要急于把你想说的话说出来，你先看看你想说的话从哪里来，然后再考虑对来访者是否有用。

当然，在这其中还可以增加一个环节，就是你确认你要说的话是正确的。很多时候我们要说的话是否正确连我们自己都不知道。很多时候，我们不会在意对话的过程，根本不会去考虑我们说的话是对是错，我们只是为了说话而说话。比如说朋友之间的聊天可能就是这样的，因为他觉得不说话会不礼貌，他为了礼貌而说话，这是一种挺有意思的状态。不过，如果在咨询室里出现这种状况就会出问题。我们暂且不设定在咨询室中的咨访关系上，先在家庭或生活中去试试，看看会不会有一些变化。有可能你会慢慢发现，你本来想说的话在忍住不说之后，你会庆幸自己幸亏没说。因为接下来他告诉你一些细节有可能让你因当时说出去的话而感到很尴尬。

此外，这种尝试着去聆听别人的故事的方式会让彼此对话的空间大一些，而不是谈话的双方都想去把握谈话的方向，这样的谈话反而让对话失去方向。不过，当你不去把控对话的方向时，有时可能恰恰你是在引领着对话的方向。也就是说，你不去控制谈话的方向，它反而会朝着你设定的那个方向走。

问题 1：老师，请具体介绍一下具身性、反身性?

具身性曾是心理学研究当中的一个热点，如今热度有所下降。

从源头上看，它跟正念（mindfulness）有些类似。其实它和现象学也有一些关联，我在这里暂不过多讲述它的哲学渊源。具身性就是强调我们的认知会基于我们的身体。因为我们有这样的身体，所以我们会有这样的认知。即我们的认知受制于我们的身体，这是其一。

其二，我们也会因我们的身体而产生某些不假思索的认知。有一种很有意思的扭曲就是，当我们拿起两本书，一本是厚厚的书，一本是薄薄的书，虽然我们都没有看过这两本书，但是我们会想当然地认为那本厚的书比那本薄的书更好。因为有一个词叫"厚重"。"厚""重"是一种身体体验。

换句话说，当我们看到一个判断的对象、一个认知的对象、一种观点或者一个事件的时候，我们有一种不假思索的、完全由身体自发的原发的原初经验层面或者说是现象学层面的判断，这就是具身的认知。

当然，有的人会认为身体体验是原初经验。但是很多现象学的研究发现，可能并非如此，我们的身体体验其实也是被社会建构的。比如我在前面讲的"脏的"和"干净的"的例子，是最贴近具身认知的。你会有身体反应的。如果你觉得那个是很脏的，某一种做法是很恶心的，你就会有一种发自身体的很恶心的感觉。对于这种不假思索的身体反应，如果我们不用叙事的态度去看待，我们就会觉得这根本不必去深究，但是从叙事的角度去讲还是要去深究的。你一切经验的背后都是有故事作为支撑的，这个觉察就是反身性。我们要跳出我们的身体来看我们的身体，即我们的身体何以对这类现象或者景象如此敏感，会产生强烈的反应？

其实你有很多的例子可以考虑。比如食物，有很多东西对于某些人来说就是食物，而对于另一些人来说就无法理解将它们当作食物，比如，吃蛇的人和不吃蛇的人，吃猫的人和不吃猫的人，吃狗的人和不吃狗的人，相互无法交流。因为如果他在身体反应上不具备反身性的话，那这种具象的认知会让他无法交流，因为他觉得这个不用讨论，也没有什么好讨论的，而且即便你跟别人辩论输了，你也仍然无法去吃，你不见得就可以接受了。有的时候就是这样，尽管有无数的理由论证你吃的这个东西是好的，但你还是吃不下去。这就是具身认知和反身认知的差别，这里先粗略地解释一番。

问题2：在第一次转变中，我听到了老师说到决心，是什么意思？

英文单词commitment翻译成决心也行，翻译成担当也行，承诺也行。比如就是要拿出一些时间去做一些事，下定决心去做某件事。我刚才确实没有解释这个，所以我非常感谢你能提出这个问题，给我这个机会去多说几句。

要用叙事这样一种态度，用一种平等心去了解平常我们不去了解的那些故事，然后把它培养成一种习惯，这其实是更有难度的事情。人们可能更习惯于，或者可以更轻松地用自己固有的模式去处理那些差异和共性。因为它有一定的难度，所以你就需要一些决心去坚持。你要下定决心去克服一些困难，这些困难很大程度上就是我们各自的情绪和一些习惯化的应对行为模式。

当我们下定决心去改但这些模式还是会出现的时候，我们就不要过于自责，因为这本来就是我们习惯化的模式，比如对于我们发脾气之类的事情，不要过分自责。与此同时，我们也不要过于放纵——就不改了！再就是可能在看到自己并没那么有智慧的处理方式后，要下决心把每一次这样的情形当作修炼叙事态度的机会。这个是需要下决心的，而且是需要有担当的。因为你可能会和以前不太一样，有时你的改变会让你变得和之前判若两人。

当你把这种叙事的态度用到你自己的人生当中去时，你才是真正意义上的叙事治疗师，否则的话你可能还只是个叙事的理论家。当然，这并不是说大家都要下定这个决心，而是说如果你想要做一名叙事取向的心理咨询师，或者不一定是做心理咨询师，哪怕你只是想让自己过得更幸福一些，更开放一些，让自己的生命体验更丰富一些，让自己的人生变得更丰盛、更有话说、更有意义，这可能也是一种选择吧？可以用选择并且担当来解释决心，再加上选择一个价值体系并且按照那个价值体系来活，这就是决心。

问题 3：分别心不可有，差别智不可无。老师能多解释一下这句话吗？

这个"差别智"是智慧的智。如果你有了分别心又有执着，那你就会有烦恼。但是你知道差别智是完全不一样的，你能够分辨这个差别但又不执着。所谓不执着就是你不会非要把它掰成某个样子。这里"差别智"不是执着的执，是智慧的智。这是佛教的术语。

问题 4：关于叙事的咨访关系能具体讲解吗？

这个问题也问得非常好。就是叙事疗法怎么判定咨访关系。关于咨访关系，在不同的心理治疗取向和心理治疗体系里都会有各自的解释。其实，这种对于咨访关系的判定就是在伦理层面或者工作伦理层面去应用各种心理治疗体系的核心价值观。

这么说好像稍微有点抽象，换一种说法就是，在人与人交往的实际过程中，各种心理治疗体系是如何去设定咨访关系中的关键点的，即他看重的东西是什么。你会看到不管是精神分析、认知治疗、人本主义，它们各自对于咨访关系应该怎样的看法，是和其核心价值观一脉相承的。

叙事疗法对于咨访关系也是如此，也是与其核心价值观一脉相承的。它不限定咨询师和来访者，不存在必须谁是助人者或者谁是求助者这样的说法。因为如果我们预先设定来访者是求助者，那么咨询师在咨访关系中要想看到来访者那些值得欣赏的资源就会存在一些难度。

另外，咨询师在叙事的咨访关系中更像是一个陪伴者。这个陪伴者有点像是旅途中的旅伴——人生历程中的一个旅伴。来访者和这个旅伴是很偶然地相遇的，也会很偶然地结束。所以在叙事治疗的设置中没有一个必须要固定做多少次和每周做几次的标准，它的设定没那么严格。

从专业的角度讲，从谁是专家这个角度讲，叙事疗法甚至和传统疗法有一个很不一样的地方，它会认为来访者是他的生活的专家，所以咨询师在这个过程中是一个请教者的角色。咨询师的姿态在这一点上可能比平等的工作关系还要低，你是去向来访者请教他怎样做才会好，也就是说，是真正意义上的反专家或去专家化的，把来访者当作他生命的专家。

把来访者当作他生命的专家，这才是真正意义上的尊重，而不是说说而已。什么叫真正意义上的呢？就是说你知道他的每一种困境背后都是有他丰富的人生经历作为支撑的。如果你用这种态度而不是用一个外在的，不论是理论体系还是技术体系去看、去了解他的生命困境，那么你就会看到他自己是有办法的。他的主观感受是"一点办法都没有"，很多来访者都会这么说，但如果你创设这么一个适当的提问环境或者场景，让他有机会去讲他的办法，他就会把他的办法讲出来。因此，从这个意义上来讲，咨询师要去问好多问题，让来访者可以重新拾起自己的专家角色。

你可能也会有这样的经历：你在某个领域里很擅长，可是你碰到一个特别不会提问题的领导，结果你的领导随便问了你几个问题，你就开始怀疑自己是否真的懂那个专业领域了。也许是一个权威不懂业务，却在你面前胡乱提一些问题，结果在他问完之后你就开始怀疑自己了。所谓"外行管内行"有时就是这样的，外行看似专业地问了一些不着边际的问题，却把内行给问懵了。

有时候心理咨询师和来访者之间的关系与此很相像。来访者预设咨询师是专家，专家一不小心就会扮演"外行管内行"的角色，问了一些问题就把来访者问懵了，让其不知所措。叙事治疗师在这一点上要特别小心，你要去了解的不是逻辑上的原因，而是来访者的故事，从他的故事中去理解他，让来访者通过呈现自己生命中的故事去看到自己原本就知道但却被忽略了的优点。从这个意义上看，叙事疗法是一种有点像成人之美的疗法。

问题 5：老师，个人的宗教这个说法，感觉有点像执着于某种思想，这本身和叙事的理念不是很一致，对吗？

像执着于某种思想的感觉本身就是对宗教的一种理解。这是对于体制化宗教的一种理解。而体制化宗教是基于某种思想的，你若要皈依，就要成为某个宗教的成员，你就必须服从那种思想，而且不能自己去思考，所以体制化宗教对这个人来说是有束缚的。

然而，个人的宗教，宗教的教主是你自己，成员也只有你自己。当然这是个比喻的说法。它不是要你真的去建立一个什么宗教，而是要像那些信徒对于体制化宗教的思想皈依一样去皈依你自己的心性，或者叫自皈依。佛教称之为自皈依。对于你认定正确的东西要有一种担当，要为之付出一些努力和担当。从这个意义上来讲，叙事的理念其实恰恰就是如此。叙事的理念就是让每一个人对于自己真实的价值体系要有足够的认识，并在此基础上有所担当。

你们可以看《叙事疗法的实践：与迈克尔的持续对话》（*Narrative Practice: Continuing the Conversations*）一书。在这本书中，迈克尔·怀特的太太讲述了对迈克尔·怀特的一些回忆。她这样说道："其实迈克尔·怀特是一个对他认定对的东西会以行动为导向的人，他会去坚持，比如到街上去游行，去主张保障少数民族的权益，他会坚持去做。"

如今，很多人的问题就是，他不是不知道他在意的东西是什么，他就是没有勇气为此去付出、担当和坚持，而这会让他产生自责、无意义感等。个人的宗教就是从这个意义上去讲的，你要去坚持你在意的那些东西，有时候可能要付出一些努力，甚至要付出一些代价，这个过程反而对你来说是有意义的。我们有很多人在日常生活当中之所以感到很无趣，就是因为自己知道什么是对的，但是却没有去坚持。

因此，从这个意义上讲，可能个人的宗教在我刚才的那个语境中指的是一种坚持，一种对自己的坚持。如果你有这样一种心态，你就会发现，生命当中那些烦恼、苦恼，那些别人看来有精神问题、心理问题的现象，可能恰恰是你坚持的表现。有很多人不管是在夫妻关系还是在亲子关系中都很不容易，但是很多年都能坚持下来。当然他所表现出来的在别人看来可能是一种症状，但是这种坚持会很有意义。从这个角度来讲，叙事疗法可能不是很主张心理治疗是为了让人感到很快乐，有时是为了让人感到有意义，也就是说，你可以"不快乐"。但是如果这种"不快乐"是你很真实的价值体现，而且你能在被别人否定的过程中坚持的话，那么它仍然是有意义的。有很多时候生命当中的不快乐是有价值的，是有意义的。当然这并不是心灵鸡汤似的说法，不是说让人接纳一切，人就会好了。叙事疗法不主张让人接纳，而是让人了解，让人去看看自己那些苦恼背后的故事里面是否包含了自己的一些坚持，就是我们为了某种价值观所做的一些牺牲或者坚持。

总之，不要把宗教这个词混同为那种体制化的宗教，这不是一回事。当然我并不是要说它有点像"以出世的心态入世地活着"的那种宗教，叙事不是一门宗教，而是更多地象征宗教的那种坚持、担当、投入和行动。

第 2 章

颠覆与解放：心理治疗的后现代思潮

我们在学习心理咨询的过程中存在一种风险，那就是想当然地去理解各种技术的目的。我们在学习叙事疗法的技术之前也必须先去正视这种风险，如果不先对这种风险进行觉察和识别，就可能会将这种技术运用到不恰当的领域。

技术本身并不是中立的，它都会有一种价值导向在其中，叙事疗法的各种做法背后也是有价值理念作为支撑的，有其价值导向，这就是我曾经说过的"凡有言说必有立场，凡有立场必有指向"。我们说的话都是有所导向的，如果我们对这一点不够清晰的话，我们对叙事疗法的应用就有可能比较单薄，就会导致风险。

后现代的含义

我们大家都知道叙事疗法是后现代思潮下比较具有代表性的疗法，那"后现代"究竟是什么？很多人把后现代理解为"娱乐化"，觉得后现代是现代主义思潮之后的一种新的思潮，所以它是一个时间观念。所谓时间观念，是因为它发生在"现代"之后，所以叫"后现代"。

其实，后现代的"后"并不是一个时间意义上的概念，它并不是指在时间上比现代出现得晚。因为在英文里的"post"这个后缀可以指"在什么什么之后"，也可以指"在什么什么之上"。"在什么什么之上"就是在表达一种颠覆、一种超越、一种反叛。所以后现代的"后"在英文语境里，在某种意义上是指对现代性的反叛，或者是在表达一种不同。

后现代的倾覆性

后现代对现代性的反叛主要体现在实在论上，它对于这个世界的真实性的判定和现代性很不一样，所以我们想要享受、欣赏到叙事疗法的美感，就必须澄清这个历史，否则的话就没有这种可能性。在后现代这个领域，中文语境中好的资料很少，我们在网上搜到的有关后现代的介绍大部分都比较娱乐化。网上有个例子，比如你中规中矩地唱"东方红太阳升"，那是现代性，如果你用说唱的风格唱"东方红啊太阳升啊哆嗦嚓嚓……"，这就是后现代。如果你中规中矩地去做事就是现代性，不中规中矩、只是为了那种青春期式的反叛就一定是后现代，这是一种误会。当然，后现代不是三两句话就能说得清楚的，因为它本身就不是一套系统的哲学体系，而是一种思潮。

两种基本认知模式

著名认知心理学家布鲁纳认为，人的认知有两种基本的模式[①]，一种叫作范式认知（paradigmatic modes of thought），另一种叫作叙事认知（narrative modes of thought）。他还认为，这两种认知模式都非常重要，而且互相不可替代。

范式认知

所谓范式认知，就是我们在看待一件事物的时候总是尝试去了解之前有没有类似的东西可以去对照、它的本质是什么，透过现象看本质，去看那种科学的客观性。

叙事认知

叙事认知关注的是意义和主观性或者主体性。在心理上，来访者会以一种客观的心态去呈现他的主观世界。这句话是什么意思呢？就是来访者觉得他在咨询室里所讲述出来的那些内容都是客观的，那时他会认为那些是事实。比如，当来访者说他的孩子具有多动症的时候，他会认为这是一个事实。也就是说，那是一个不容置疑的非常客观的事实。孩子患病似乎是身体本质具有一些问题，但是他会忽略自己的讲述其实是在一种语境里，以一种互相可被理解的方式呈现出来的，实际上它是一个故事。而且这个故事有相当一部分不是他编的，他只是一个转述者，一个使用专家话语的转述者。

---

① Bruner, J.（1985）. Narrative and Paradigmatic Modes of Thought. In J. Bruner（2006）. *In Search of Pedagogy. The Selected Works of Jerome S. Bruner*（pp. 116-128）. New York: Routledge, vol. 2.

这样一来，他就有可能成了某种话语的"帮凶"。换句话说，他好像在支持着某些人对于这种说法的判断。这里的"某些人"很可能就是一些心理学专家，而当这个故事的架构和咨询师的故事的架构非常吻合时，咨询师就会觉得来访者所讲的话是可被理解的，因为它的意义结构和自己的意义结构是相对应的。

前现代、现代和后现代的思维方式差异

那么，对于这样一个事实，前现代、现代和后现代的思维方式究竟会有多大的差别，或者说它们之间的差别具体会有哪些表现呢？我们可以借用汤姆·安德森 1990 年所做的一个比喻来解释：

有三位棒球裁判，他们坐在一起喝酒。然后第一位裁判说："有好球也有坏球，它们是好球，我就判好球，它们是坏球，我就判坏球。"第二位裁判说："有好球也有坏球，我觉得是好球就说它是好球，我觉得是坏球就说它是坏球，就是我看到什么就说什么。"第三位裁判说："有好球也有坏球，但是我没有说之前，即我没有判断它是好球还是坏球之前，好像就没有什么好球坏球这回事，换句话说，好球坏球是我说出来的。"

棒球的速度很快，所以要判断是好球还是坏球其实有很大的主观性。第一位裁判的哲学是，就说它是好球我就说是好球，它是坏球我就说是坏球。这其中并没有他自己的判断，他是绝对客观的。这是一种前现代主义的思维方式，即"是什么就说什么"。但是，这种判断是有风险的，因为我们的认识和理性是有局限性的，就是我们所看到的东西是受制于我们的判断力和感受力的。

第二位裁判是现代主义思维方式，他就会想："噢，我看到什么球，我就说它是什么，换句话说就是我的判断有可能是错的。"这是一个巨大的进步，所以现代主义哲学对于前现代的哲学来说是巨大的进步，它允许自己是错的。现在再来看看访者在讲述他的生命故事的时候，特别是夫妻咨询，当一个人在描述对方的种种错误时，绝大多数人用的都是前现代思维方式，他不允许自己是错的，他不会说："这是我认为的"，而是说"就是这样的"。

现代主义哲学会认为，我们的经验其实是一个很不靠谱的东西，需要经验实证和逻辑实证来证明。只有可重复、可验证的，才是靠谱的。"可验证""可重复"——这就是科学的思维方式。我们用经验实证的思维方式去看世界，这就是现代主义思维方式。

第三位裁判的思维方式很有意思，他说："这个球是好是坏是我说出来的，在我说之前它们什么都不是。"他其实在讲语言、"话语权"，以及它的创造性和创造作用，这句话可被概括成"我没说之前什么都不是"。老子曾说过"物谓之而然""道可道非常道，名可名非常名"，意思是一个东西之所以是那个东西是因为你那么叫它，其实和第三位裁判的话具有异曲同工之妙。前面举的多动症的例子中，说小孩子调皮是对其行为的一种叫法，叫它"多动症"是另外一种叫法。

所以我们说话其实很重要，我们用什么样的词去描述某一个现象会赋予所描述的那种现象某种价值，所以我们用什么话去描述一些现象就显得尤为重要。那第三位裁判为什么说"我在说之前它什么都不是"呢？这是因为关于好球和坏球的判断是一种约定，是裁判之间的一种约定，是这种文化下的一种约定，而这种称谓就是那种约定的实践和运用。同样的做法在不同的文化背景下的叫法是不一样的。比如，在城市里有可能被叫作"精神病""精神症状"的一些现象，在农村可能被叫作"附体"或者"通灵"。被叫作"附体"后就会有一系列围绕这个称谓的实践和做法，如驱魔等。而被认为"通灵"的人就可能会被认为具有特殊能力，还会受到别人的尊重。这些现象，就是因为称谓的不同带来价值和判断的不同，进而影响别人对待它的方式的差异。也就是说我们把一种说法叫作什么，将会影响我们接下来会怎么做，即我们怎么去处理所称谓的东西。

英国的叙事专家马克·霍华德（Mark Hayward）曾说："前现代的这种认识世界的方式会认为知识只有国王和上帝才有权掌握，普通老百姓是没有权利触及的。"这就涉及话语权的问题，也就是说，国王说的话就是事实、就是真理，而普通老百姓根本不去想，因为他不能想，想也没有意义。在这种前现代的社会中，掌握话语权的人就像宗教里的"上师"，或者说家族里的"家长""一家之主"，由他们的头衔、位置决定他们来判断什么是对的、什么是错的、什么是事实。在这样一种知识框架下，大家会用道德而不是理性来约束自己。

前现代思维方式的权威认同

在前现代思维方式下，"好奇"被视为坏事，就是不要有那么多话，也不要有那么多的质疑与好奇，你只需要听命就好了，而且要带着一种崇拜的心态去听，听那些掌握话语权的人说话才是对的。

其实，前现代、现代和后现代不是一个时间概念，前现代的生活方式在日常生活中的例子通常是触手可及的，在单位或者在家里就会出现这样的情况。当来访者陷入某种情绪中的时候，比如在描述家人或者自己的时候，有时会兼有前现代主义的两种立场，一个是他在界定事实，他认为他说的就是事实；另一个是他会希望把咨询师置于一个解释者的高度，咨询师应该知道他是怎么想的，应该知道他的问题是什么。

如果使用前现代的思维方式，那么咨询就会变成特别保守的咨询风格，咨询师成为一个解释者、分析者、判断者，是一个像"神"一样的角色。有的咨询师会产生那种上帝式的认同，好像用术语把来访者的话做了一个重塑，然后就具备了某一种合理性，他就觉得自己好像在做咨询工作，其实不然。我们不要觉得我们是掌握着心理学知识的人，我们的来访者也掌握着他的知识。如果我们总期望在咨询过程当中获得那种神奇的效果，希望我们的来访者听了我们的某个建议或分析之后就好了，从此"过上了幸福生活"或者"改头换面重做人"。这是前现代主义的思维方式。

现代主义思维方式的制度认同

现代主义是起源于启蒙运动，那时，人们就开始思考并认为普通老百姓也是可以获得知识并掌握知识的。现在人人都可以读书，都可以讲一些比较专业的话，这在某种程度上应该说受益于现代主义的发展，人人平等，人人都有去学习知识的权利和机会。过去女子读书的很少，即便家里有钱的，也都觉得女子好像不必读书，这就是前现代。而现代性则鼓励人们去认识自然、认识世界、认识人性，那么科学的发展就让我们去探索一切的未知，让我们保持高度的好奇。我们主要的任务就是回答一个个为什么，你可能听说过《十万个为什么》这本书吧？《十万个为什么》里的答案基本上用的都是现代主义的解释。

要让人满足于某一个答案，就是满足于某一个关于为什么这样的问题的答案，可以使用前面所讲的两种思维模式来应对：一种是所谓的现代主义的逻辑，用逻辑可以让他觉得"哦，原来是这样的"；另一种是叙事，就是编一个好的故事，让他听上去特别合理，觉得好像是真的。例如，有时一个人撒一个谎，他可以把这个谎讲得跟真的一样，但相信的人就踏实了，不再有疑问了，其实叙事是更古老的一种应对这种"为什么"的提问的方式。我们从人类历史的源头可以看到，所有的疑问都是通过故事来理解的。

比如，当来访者问"为什么是我？为什么我们家会吵架？为什么我的孩子不听话啊？我怎么会这么倒霉？"的时候，咨询师就会通过各种各样的方式（比如用童年的创伤、早期的经历、原生家庭、巨婴论等）来解释，让他觉得好像是这样的。因为这其实就是通过提供一种连贯性（coherence）来回答的，即如果有多个人都在用同一种模式、同一个范式或者同一种格式在跟你解释这个问题，你就会觉得那是事实，但实际上它也只是个故事而已。最要命的是，在现代，大家会用数据让所有的人都信。这么说，并不是说所有的解释都是故事。

这时我们就遇到一个问题，那就是对故事的信心。迈克尔·怀特说叙事疗法是一种commitment，它可以被翻译成承诺，也可以被翻译成信心，这取决于你是否相信。

现在，我们再说回后现代这个主题。后现代其实在很大程度上是对现代性的一种延伸，因为现代性强调这种批判反思质疑，然后用经验去验证，结构主义等都是从这里发展起来的。弗洛伊德的思维方式，就是本我、超我和自我，是比较典型的结构主义的思维方式，就好像我们人类会固有一种结构似的。这本来是一个逻辑的推论，但是当它被作为一个事实来讲时，人们就会觉得本我、自我、超我是像肉身一样具有这种客观性的物体。当我们在说自我如何的时候，我们不觉得它是一个概念，而是一种物体，像物体一样真实。弗洛伊德还曾用机械力学蒸汽机的原理来做比喻，然后我们慢慢也会觉得这就像真的一样。例如，当我们说自己积累了很多情绪的时候，我们就会觉得情绪就像一种能量炉或者燃烧室里的压力一样是一种真实存在的物质。实际上这种物质在你的身体里是找不到的，但是没关系，它会让人产生那样一种感觉。因为你的经验感受是真实的。

那么这种现代主义会让人导向什么呢？多元视角。人们又会慢慢发现不同的人对于同一个对象的体验是多元的，是矛盾的。比如，拿一个苹果放在四个人面前，让他们从四个角度去看这个苹果，他们看到的其实是不一样的。尽管我们也可以假定他们看到的是同一个苹果，但这其实是一个逻辑推论，而不是一个经验实证上的推论。

再比如，当一个家庭中的三个来访者讲述他们家中发生的某一件事时，他们貌似是在讲同一件事，实际上他们讲的并不是一件事，因为那件事会因他们的眼光角度而不同。这对于我们后边的技术运用具有指导意义。这实际上是现代主义的延伸，而现代主义要去处理这样一种多元性，它通过社会常模这种科学方法来处理。常模的本意是尺度，而关于常模有各种各样的观点，需要一个平均值来达成共识，commonsense 就是这么来的，所以现代主义的一个巨大贡献就是其所说的共识与前现代不太一样。前现代其实是以认同权威的观点作为共识，就是权威说是什么就是什么。那么前现代的那个所谓的共识，就是对权威的认同和崇拜。现代性的共识是通过制度来完成的，也就是说我们不再崇拜权威，我们崇拜体制、制度，因为它会把我们理论上的观点固定下来，形成制度。对于心理健康而言，当然就会把那些好的研究和各种各样的专家的观点做统计分析，最后制度化。比如，分类诊断手册就是很多专家共同的心血的结晶。

有了这个制度之后，来访者就不再依据过去的那种道德习惯风俗，而是通过一些所谓正常化的尺度来评价自己是否正常。来访者对自己是否正常这一点非常在意，他不能容忍自己不正常。这个貌似非常科学的制度其实隐藏着一个风险，那就是忽略了人和人本来就是不一样的。

当然，社会学家会觉得"社会常模"这个词的本义可能是名。儒家有一个主要的工作就是正名，所谓"名不正则言不顺"，这个名就成了名分的意思，它本身意味着一种价值评判。名分、名分，有名无分，所以现代人对于那个标签就会有一种既爱又恨的感觉。你爱它，是因为它也有积极的一些标签；你会恨它，是因为一旦被贴上就很难弄下来。这时，知识虽然已经平民化，但是之后又做了分层，并不是所有人的知识都是对等的。专家的知识才是知识，普通老百姓是没有知识的。在现代性这个语境里就是如此，所以有相当多的时候我们会听专家的。专家靠不靠谱那是专家的事情，只要是专家的意见，那就具备某种判定的尺度或指导这样一种效应。实际上这时它就成了那种现代性神权的一种延伸。学科成了地位，只要你在某个学科里成为权威，你说的话就会慢慢变成暗示，也会慢慢成为别人认同的对象，然后会制造一些知识出来。

后现代思维方式——第三种选择

而知识社会学的研究开始把这层皮拨开，就像一个说实话的小孩一样。发现科学研究其实也是一份工作，很多人实际上是以科学研究作为一种获取生活方式的途径，他们对研究并没有那么崇敬。就像科学家往往不觉得自己是科学家，只是觉得自己在做某种研究而已。因此，现代主义所创立的那种科学神话也慢慢地被打破了。人们越来越发现，只听专家的也很麻烦，就像我们听专家的就不知道该吃什么东西，听专家的也不知道到底该不该锻炼一样。因为不同的专家说法不一，而且都各有道理。

中国人似乎天生就有后现代的精神。曾有这样一项研究调查：有人在纽约的街头随机选取路人，问他们一个问题，霍布金斯医学院的医生专家研究发现，慢跑可以促进人的健康，你是相信还是不信？等对方回答完再问一个问题，哈佛大学医学院的医学专家研究发现，慢跑对于健康没有好处，你是相信还是不信？或者说你相信哪一种观点？你会信谁的话？他们发现，当美国人听到这两个结论的时候会很惊讶，很尴尬，然后会花一些时间最后选择相信霍金斯大学的医生和哈佛大学医学院的医生中的一个，并说另外一个不对。同样，他们在北京的街头也做了研究调查，结果他们发现中国人会这么回应："哦，对，也有道理。"也就是说，当中国人听到这两个都有道理的时候，会选择都不信，或都不全信，似乎都有道理，所以也就都没有道理了，所以他们会想，这个取决于不同的人。这个是中国人的应对方式。中国人天生就具有地方性的知识（local knowledge），他不是那种全或无的思维方式。而现代主义的训练是不允许出现两个都对的情况，因为慢跑要么有好处，要么没好处，在那种逻辑实证的认知方式里，是不允许有第三种选择的。而这个地方性的知识恰恰就是在讲这第三种选择。

1920 年，海森伯格提出测不准原理，发现在微观世界测量的行为会影响测量的对象，无法同时测量量子的位置和动量。就像你测量一个人的身高，在测量之前，他就站在那里；你一测量，他就踮脚一样。同样，我们在用量表去测某些对象的时候，测量这个过程本身就会对他有影响。我曾经有一个做儿童霸凌行为研究的朋友，他用自然观察的方法去观察校园暴力。他选择了一所臭名昭著的学校，让他的博士生扛着摄像机去测量、去录像、去观察那个学校的校园暴力事件。结果，录像的结果都是小孩子快乐的笑脸，根本就没有什么霸凌行为发生。这是为什么呢？因为那些孩子很少见到那种大的专业摄像机，大家都在看摄像机。后来，他找了一些学生面无表情地在班级里来回走，不开那个摄像功能，让他们适应一段时间，之后就该怎么样怎么样了，该吵就吵，该打就打。据说是这样。不过我猜测，孩子们的表现肯定不如测量之前那么自然。

2001 年，在美国心理学家期刊上发表过一篇有关后现代的文章。在这篇文章中，作者对精神病院 SCL-90、SAA、SDS 之类的问卷做了一个元分析，发现主观报告法所测量的这些东西基本上没有用，不能反映实际情况。话又说回来，如果我们自己做过这些测量表的话，也可能会有这样的直觉，因为这些你是可以学习的。特别是学过心理学的人去做那个量表时，是会通过他的知识去影响测量结果的。换句话说，你想让他觉得你有什么病，你就可以让他觉得你有什么病。从这个意义上说，如果你可以随意地改变他所读出来的结果的话，这个测量就没有意义了。那么只有在什么情况下才有意义呢？你需要放弃自己的判断，放弃相关的知识，做一个普通人，做一个非专家的人，只有这样，现代主义所创设的专家神话就被打破了。

后现代的价值体系

后现代主义由此可以推向不否认所谓的"客观事实"，但是我们关注更多的是这些客观事实对我们来说意味着什么。换句话说，就是如果有一件事情发生了，后现代主义不否认这件事情本身的客观性，但是它会更关注这件事情和你的相关程度，或者和你的人生之间有什么关系。例如，你在生活当中遇到一个挑战，如失业、失恋、离婚和孩子的孤独症、多动症等，不管怎样我们遇到了这么一件事，那么这件事对你意味着什么？它何以成了你的问题？这件事对你来说成了一个问题之后，反映了你什么样的价值观？这就是后现代心理学所关注的内容。我们会发现后现代跟现代主义和前现代主义差别很大，它关注语境，关注某件事发生的环境，关注合作，关注社区，并关注你的生活境遇。后现代心理治疗和那种温情的陪伴、倾听、分析、等待也很不一样。它会通过提问去了解。因为对于这些信息，对于你的人生来说，咨询师如果不提问，假装了解，那是不可能的。

叙事疗法就是通过提问正确的问题来让人换一个角度思考。它不是很相信那种很宏大的理论，就是用一个抽象的理论去解释所有的心理问题。如果你发现一个人在尝试用一个理论去解释所有人的所有心理问题，那他就不是后现代取向。钟情于某种放之四海皆准的体系，钟情于某一个学派的建立，那不是后现代的思维方式，而是典型的现代主义的思维方式。后现代更强调"好奇"，换句话说，就是人们不再考虑自己是否正常，而是去考虑自己这么做是否合适。

换句话说，后现代的价值体系是伦理取向的，即你要去考虑在你的生活环境里，你怎样做是对你、对别人合适的，这个合不合适具有多元性。

后现代的治疗

因此，后现代主义的治疗关注的不是要让来访者去满足社会对他的某种期待，或者是某种体制化，而是让他去选择一种适合他的、让他觉得心安的生活方式。只要他不伤及别人，他想怎样就怎样。如果他伤及别人，那就会产生一定的后果，这个后果是不是他想要的，这也是一个问题。也就是说，它更像是伦理上的关注。因此，所谓的治疗是让彼此心安，既安自己的心，也安别人的心。它不是一种夸张的改变，而是一种静悄悄的、对于治疗取向的改变，就如吴宓所言："观其全，知其通，取其宜。""观其全，知其通"就是更加多元地去看来访者的人生，去看他怎样做能行。"取其宜"就是知道怎样做对他来说是最恰当的。既然对他来说是最恰当的，所以也没有什么可推广性。那么对别人来说可能是好用，也可能是不好用。所以每一次咨询的结果都是唯一的、全新的。如此你还会倦怠吗？你还会觉得是在重复某些东西吗？肯定不会！因此，后现代的这些东西会让心理咨询成为一件特别有创造性的事情。

问题 1：后现代的思维方式是一念之转，还是需要训练？平时生活中可以有哪些训练方式？

其实你把后现代的思维方式称为一念之转也行，因为它确实是一种特殊的用心方法。你要把它叫作修炼或者修行，它可以是一种用心的方法，就是你如何来用你的心。至于在平常生活当中怎么来练习，其实每一天我们都会用到这三种思维方式——权威式的、论证式的和后现代的思维方式。在一天当中有时你比较专制，就是你说什么就是什么，这是前现代；有时你和对方说明要论证，这就是现代；有时你能够容忍别人对你的误会、多元的解释，能够更多地体会到别人，这时就是后现代思维。也就是说，你允许差异性的存在。

后现代有一个很简短的归纳，叫作"去中心，扬边缘"。现代性就有点"趋中化"，就是趋于中间；后现代是"去中心化"，不那么趋中，不强调一定要趋中。这很重要。后现代的这种所谓伦理的关注，其实就是一种彼此之间的容忍、包容，也是一种同理。

因此，我们平时应做的第一个练习就是去观察，你在什么时候、对谁、在哪些事情上会用那种比较专制的方式。当你用心去观察的时候，慢慢地你就不会被这些习气或习惯控制。有时我们会对那些特别在意的事，使用一种"前现代"的思维方式，就是我们零容忍，特别在意"原则性问题"。对于我们不太在意的东西，我们会使用后现代的思维方式。在治疗的过程当中，我们是在慢慢提升人们在对自己很在意的这些方面使用后现代思维方式的能力。有些时候这恰恰是因为我们很在意，结果却没有使用一种"有智慧"的思维方式，这是因为我们太在意了，这种在意会让我们放不下。正所谓"若不撇开终为苦，各能捺住即成名"。你撇不开，你就抽离不出来，"各"字把"捺"那个笔画去掉就成了"名"字，不要被一些习惯、观念、别人的评价牵着走，那只会让你没有办法用一种包容的、后现代的、多元的方式去看自己和别人。平时我们在分析别人的事时常常说得头头是道，但一遇到自己的事情就懵了，这是因为我们的在意、我们的情绪会让我们无法动用我们原本就有的某些智慧。所以叙事疗法在某种意义上就是让我们动用那些我们本来就有的智慧，就是"成人之美"。

至于现代的这种思维方式是不太需要训练的，因为我们天天都在用，我们在大部分时间都会觉得自己是客观的、理性的，像一个科学家。尤其是受过高等教育的人，尤其觉得自己很理性。我曾经在某科研机构给一些博士后做讲座，讲爱情和婚姻问题。有一位博士后跟我讲现在的女性心理都不正常。他是离异的，离异前他经常和他的前妻吵架，为了彼此冷静一下，他们分开各自冷静了一个月的时间，然后再坐下来谈。结果，一个月后，他说："我经过认真的思考，我发现还是我是对的，你是错的。"然后他的太太说："这点你说得对，经过这一个月的思考我也得出了同样的结论，就是'我是对的，你是错的'。"我觉得很有意思，这还需要经过一个月的认真论证吗？我经常觉得自己是对的，我不知道大家是不是也有同感？就是在和别人争论的时候总觉得自己是对的，然后你总会找到一些证明自己是对的依据。

问题 2：如果简单理解的话，"前现代崇拜权威，现代崇拜制度，后现代关于伦理体系"的说法，可以理解为更关注个体生命的现状真实呈现的由来？相对来说，后现代开始尊重生命的不同和生命成长的进度，是吗？

刚才这位学员概括得非常好！的确如此。因为前现代确实是非常强调神权、君权、父权、堂主、户主……它里面有一种人身依附关系，所以好像人们不敢发出不同的声音，以免招来杀身之祸。现代主义允许人们发出不同的声音，但是它不允许发出不同于主流的声音，也就是不允许你的观点和大部分人不一致，因为大部分人的观点是被制度化的，它会被通过法律、规章或者医学的操作规程等固定下来，所以制度可以凌驾于一切之上。

后现代的思维方式确实更加关注怎么做是合适的，而不是怎么做是对的，对和合适是两码事，这个世界不是按照对错来运作的，而是按照合适来运作的。

我觉得这个总结还是挺到位的。

后现代比较尊重生命的多元化发展，尊重各自不同的生活方式，它让我们有各自不同的活法，培养对于差异的一种包容。其实在现代主义里就存在这样的苗头，比如美国到处推广它的价值体系，它的价值体系里有一套强调保护文化的多元性之类的体系，但是它在讲"文化"这个词的时候自然地延伸到差异，那么它就会通过保护来强调、分化文化之间的差别。这点和中国的"大同思想"不一样，中国的"大同"是保护了差别的大同，而美国文化的多元性通过强调文化的差异来突出美国主流文化的优越感，所以这是两种完全不同的思维方式。因此，我倒是觉得，中国的传统价值观里包涵了许多后现代的苗头，就是求同存异，就是"大同"的思维。

第 3 章

聆听：听听问题的另一面

现在我们谈论一个很有意思的话题，就是叙事的倾听。

可能很多人会觉得倾听是基本功，没有必要专门花时间来讨论。我觉得还是有必要的。因为倾听的方法直接决定沟通的方式，而沟通的方式直接决定来访者对自己的理解。

所以，我之前经常跟大家讲，心理咨询师与其说是把来访者"说好的"，不如说是把来访者"听好的"。在生活当中，不管是做心理咨询还是做教育工作，抑或是做日常工作，我们总会听到形形色色的人去讲述各种各样的事情。这些讲法看上去是一种描述，或者一种解释，但是我们往往都会感觉他们是依据某些客观的东西去讲的。就像前面我在讲后现代的观念时所提到的三个裁判在谈究竟是好球还是坏球这件事儿的时候，第三个裁判说："有好球也有坏球，但是在我说出来之前，它什么也不是。"虽然大多数人在听到这个说法时都会很惊讶，但它恰恰就是后现代叙事对于语言或者言说的一种态度。

或许你会产生一连串的疑问：这怎么可能？我们讲话难道不是去讲客观的东西么？当我们在讲述自己的人生故事的时候，不是去描述一个实际上已经发生过的事情吗？我们在听别人讲某件事的时候，他不就是在讲自己的人生吗？我们听到的就是他的人生啊！

其实，从后现代的角度看，可能并非如此。所以我们在听的时候可能要抱持着一种尊重中带着怀疑的态度。简单来说，就是我们知道我们的来访者、家人、朋友向我们讲述他的人生时使用了一种独特的讲法，而这种独特的讲法是基于他可能早已形成的某种习惯，可能跟很多人都这么讲，但对他来说未必是最佳的，也未必是他想要的。现在我结合讲法来讲一下倾听的方法。

如果我们对这个理念不够敏感的话，那我们会觉得听是无关紧要的，或者听是一件极其简单的事情。很多时候我们会觉得，不管来访者讲什么，我们只要抱着包容、尊重的态度去听就可以了。比如我们学人本时，心理咨询会教我们怎样用一种非常尊重的、共情的方式去倾听。可是，叙事的听法除此之外，还有一些别的技巧。

讲法和听法之间的关系

首先，我来说一下这个讲法，因为这个讲法决定我们的听法。不过前面我说过，我们的听法决定来访者的讲法，这么说也是对的。我这里所说的讲法决定听法指的是我们对于讲法的理解，会决定我们怎么去听别人讲。如果我们把他讲的内容当作事实去听，那我们的听法会比较侧重验证或者包容等层面的东西。但是从后现代的角度来说，来访者所讲述的并不是事实。那难道是他在撒谎么？也不是。下面举个例子，大家就会有感触。

我最近在翻译大卫·丹伯乐（David Denborough）的《复述我们

的生命故事》（ *Retelling the Stories of Our Lives* ）一书。在这本书中，他举了以下这个例子。

> 你可以想象一下，有这样一个小孩。他独自一人坐在山顶上，这是第一件事；这个小孩的同伴都下山了，但是，他不能和他们一起下山，因为他有比较严重的哮喘，而且小孩的同伴要几天以后才能回来，所以这个小孩要一个人在山上待好长时间，这是第二件事；第三件事是这个小孩子大概四岁之前都不能像其他孩子一样正常地说话，一般人都听不懂他说的话。直到他四岁半以后，别人才慢慢能听懂他的话。

听了这三件事之后，你对这个孩子有没有一个判断或者理解呢？

你的判断和理解在叙事疗法中被称为生命的主题，或者说是情节。就是说，我们在听到几件事之后，就习惯化地根据这几件事去形成一个意义，或者是主题，或者是情节。因为你把这几个本来孤立的事件放在一起，它们就有可能凸现出某一种意义来。尽管每一件事情都没有提到这种意义，但是将这几件事放在一起，就会形成一种意义感。

例如，当你听了上面这三件事后，你对那个小孩子大概会有一个什么样的判断，或者会想象一个什么样的画面呢？你有没有可能会觉得他不是一个很正常的小孩，甚至觉得他是一个有自杀倾向的小孩？或者至少觉得他是一个与众不同的孩子。因为他坐在山顶上，而且是一个人。你会对他形成一种自己的判断。

接下来，我再补充几个细节。丹·布罗加了三个细节。

第一个细节是，就在那天下午，那个孩子写了一首歌，那是他人生中创作的第一首歌。然后，他对着大山、对着天空唱出了那首歌。他知道他的伙伴们正在回来的路上，可以在山下听到他唱歌。

第二个细节是，这个小孩从小就经常和爸爸一起去爬山，每当爬到山顶上，他的爸爸就会给他唱歌。比如他的爸爸经常会唱这句歌词：

> 我在这个世界的巅峰，是你（这个"你"指的就是这个小孩）的到来，是你的到来所唤起的那种爱，让我能够来到这个世界的巅峰，我在这个世界的巅峰上俯瞰大千世界。

第三个细节是，这个小孩的妈妈有一种"特异功能"，也就是有一种特殊的本领——她能够听懂孩子的话，她总能找到一种独特的方式去理解孩子的话。所以这个小孩从小就没有感觉到自己被误解，或者是不被理解过。

这时，你对这个小孩的印象是否会发生改变呢？或者，你有没有感觉这个小孩的生命主题变得亮了一些、暖了一些、有希望了一些？

现在，我们回过头来看，刚才我讲的三件事是不是真的呢？是真的，那它们是不是事实呢？是事实。但是这种事实是一种不充分的事实，从这个意义上讲，它其实并不是一个描述或者客观事实。那我们的朋友、来访者、家人在向我们讲他的生命故事的时候，在短短的时间内是不可能充分地、完整地把他的经历全都告诉你，他会选择一些事情跟你讲。那我们在听的时候就要非常小心，不要因为他选择的这些事情就对他形成一些固定的刻板印象，觉得他就是那样一种人。我们通常习惯于通过来访者讲的几件事去界定他这个人，这种界定让我们看不到他在故事及生活中的另一面，尤其是当他所讲的事件刚好是我们特别在意的时候。

倾听的类型

其实，倾听大概可以分为三种：一种是被动的倾听，一种是主动的倾听，还有一种是双重倾听（又称为平和的倾听）。

被动的倾听

所谓"被动的倾听"，就是我们任由来访者所讲述的那些事件把我们带到一个地方，其实就是一个结论、一种印象、一个我们对于来访者生命故事的中心思想的概括。

我们通过几件事就可以得出"这是一个什么样的人"的结论来，但是这样的结论往往并不符合事实。如果我们基于这样一种倾听去做心理咨询，就会发现我们的方向非常不确定。因为在来访者补充细节的过程中，我们对他的理解就会不断地发生变化。每补充一个细节，我们就似乎可以看到一个不一样的人。这样一来，由于对他的理解在不断发生改变，所以我们做的所有的干预就会不断地推倒重来。

这种被动的倾听，总让我们有一种被牵着走的感觉。我可以跟大家讲我最近做的一个咨询的例子。

我的这个来访者是一位初一学生，他已经有两个星期每天都在家里，哭着不肯去上学，这是第一件事。第二件事是，他每天都会检查家里的电源有没有关好。他的父亲会一直强调，这个小孩只关心一些细节。比如，晚上电脑已经关机，可是显示器还在闪着，那个小孩就一定要去关上，要不然他就不睡觉。除此之外，这个小孩子会去检查他们家的其他地方——他不停地检查这些东西。第三件事是，这个小孩在学校里朋友不多，这是他的爸爸告诉我的。

在听了这三件事以后，你对这个小孩会形成什么样的印象呢？这个小孩是一个男生，长得白白净净的。当他见到我的时候，在我们都未开口之前，他就开始哭，哭得很惨烈，整个身体瘫软在沙发里面。他的家人都很着急，因为还有两个星期才上学，他却已经哭了两个星期了。

这时，你会不会觉得可能他是作业没有做完，或者成绩不好，或者厌学。总之你肯定会有一个对他的描述。当孩子在哭的时候，气氛就很尴尬，大家僵在那里。他的爸爸非常生气，觉得很丢脸。然后开始说我上面提到的那三件事。我相信他的爸爸说的那些都是真的，因为他没有理由骗我。可是，我的心里会有一种好像是很被动的感觉。所谓被动就是这个小孩什么话都没有说。换句话说，就是他的爸爸给我说了一个他的版本。这时我们完全没有必要去反驳他的爸爸，也完全没有必要去给他建议。因为如果你给他建议，他肯定会觉得你不相信他的话，觉得你不重视他讲的事情。就像我们在做咨询的时候，如果我们带着提建议的态度去听别人讲，来访者就会觉得我们在忽视他所讲的那些问题，而那些问题，特别是他用来界定自己的那些问题，虽然不全面，但是却是他所在乎的。

接下来我问了这个小孩一个问题："你在学校里面有没有朋友？有没有有趣的事情？"这个小孩还没回答，他的爸爸就不假思索地说："没有，他没有什么朋友，他觉得学校一点意思都没有。"那这个讲法是不是也是真的呢？也是真的，或许这个小孩在拒绝上学的时候和他爸爸说的就是这些话。

可是，这个小孩子的回答出乎我们两个人的预料。他想了想说，有一次他的老师正在认真讲课的时候，忽然有一个同学放了一个屁，然后大家哄堂大笑，他觉得这个很有意思。

然后，我就问他还有没有其他有意思的事情。这是一个起点，当他在讲刚才那件事情的时候，他的眼神就已经有些不一样了，没有那么绝望，他也能够微笑，并能够笑得出来。这个变化的过程其实也挺快的。

后来，他就分享了几件事。其中有一件事是，他们班每个学期都要出去参观游玩，参观的地方距离学校很远，而一些孩子不知道怎么乘坐公交车。但这个孩子知道，他就带着他们一起倒公交车，和他们一起安全地到达那个地方。因为要倒好几次车，所以他的那些同学就对他挺膜拜的，觉得他怎么那么厉害。其实他说他早就知道怎么走，因为他有一个爱好，就是背北京市的公交换乘图。他的爸爸说："我知道他有这个特点，他确实可以背下来，我们出去有时候也是他告诉我们出行路线。"

另外，他还有几个本事：（1）他会画中国地图；（2）只要你随机说出某一天，哪怕是好几十年后的某一天，他就可以立刻告诉你那天是星期几。

不管怎么样，加上后面这几件事情，你对这个小孩的印象可能就会发生变化。可能不会再认为他是一个不正常的孩子，觉得他有点超常，甚至是天才儿童。可能我们每个人都有自己的本事，但是这些本事因那些所谓的主流（比如和考试要考的主题）不相干而慢慢被忽略掉。然后，当我们用一个主题，就是大家都很在意的东西去界定自己的人生的时候，我们会发现，有的人不符合这个主题，这样的人就会被视为失败者。这样一来，当我们在被动地倾听时，我们头脑当中关于成功或失败的原型性东西可能就会被这些讲述的内容呼应到，我们就会被带到某一种印象中去。

因此，有时，来访者在向我们讲述他的征状，或者一些令他不高兴的事情的时候，我们就会不停地在脑海寻找，寻找一个词去描述他的事情。很多人在这个阶段认为自己是在做诊断，从来访者的讲述中去找到一些征状，通过这些征状去形成一个主题、一个界定，所以自己是非常努力的、非常主动的。然而，尽管我们看上去很主动，但其实在这个过程中我们是被动的，我们是被话语带着走的。来访者讲的那些话之所以把我们带到了某种印象中，是因为来访者很认同那种印象，而我们也认同那种印象。在这种情况之下，咨询师和来访者之间实际上既没有表达，也没有倾听。因为来访者的讲述是符合他对于你想听的某种东西的期待的，咨询师的倾听恰恰印证了来访者的这种预设。这是第一种倾听，我不认为这是一种特别有效的、治疗性的倾听，因为这不过是一种专家话语的实践，或者说是应用罢了。

主动的倾听

所谓"主动的倾听"，就是基于我们知道来访者的讲述是一种版本的前提下，我们采用一种双重倾听的方式，或者说有一点偏向于积极关注的方式去倾听。这种主动的倾听，不只去听那些问题，还要主动去听那些例外。我们要注意，例外并不完全意味着好事儿，当然你也不能说它是坏事。例外是与问题主题不相一致的事件，是无法用问题主题涵盖的事件。

就拿刚才的例子来说，刚才那个小孩讲述的不能去上学是他的主题，讲他要退学，或者上学是一个很有压力的事情。作业没有做完，作业太多了，压力太大了。而且他的爸爸也讲到，他的妈妈从小就总是对他说，如果他的学习成绩不好就不要他了，所以这个小孩的安全感比较低。这就是一种印象、一种结论。我们接受的很多训练就非常适应这样一种表达方式，所以我们很容易去接纳这样一种判断。

然而，当这个小孩开始讲述他的那些本事、那些出乎意料的能力的时候，我们看到了一个完全不一样的他。这时那些孩子安全感低、不能去上学的事情并不是不存在了，它们仍然存在，也是真的，可是，那些事情的意义却发生了变化。所谓那些事情的意义发生了变化是指这些问题主题不再是他唯一可以跟你讲的他的生活故事。例如，当讲了几件学校里有趣的事情之后，他就开始变得有点想回去上学，因为他如果不去上学，就不会经历更多有趣的事情。

然后，他会考虑怎么讲条件。例如，怎么去上学，是坐公共汽车，是爸爸开车送他，还是让家人买辆自行车骑车去上学？后来他决定买辆自行车，他的爸爸非常高兴，就答应给他买辆新的自行车。然后他们就开始谈买什么样的自行车的问题。这个小孩就说，他想改装一下旧自行车，不想买新的，重新涂漆，装饰一下。于是，这个话题就开始导向非常出乎我们意料的一个方向——这都不是我们想到的。

之所以讲这些，我是想说，当我们去听那些往往被我们忽略的、我们觉得不重要的生活事件的时候，貌似我们没有在解决问题，其实这些信息的呈现，这些生活故事的出现，本身就会改变那个问题故事的意义。当问题故事的意义被改变了之后，这个问题故事对于这个来访者的影响力就会发生改变，这就是治疗。

因此，有时治疗不一定非得针对那个问题去治疗，而是当你去用不一样的方式，看似根本就没有干预，也可以达到治疗的效果。当我们抱着一种无为的心态、通过那种无条件积极关注的方式去倾听的时候，貌似我们并没有干预，却有可能会达到治疗的效果。人本主义心理咨询就是用一种无为的心态去听，而恰恰是这种无为的心态会让很多人看到那个不一样的自己，所以人本其实是一种很好的取向。

在这里我想说的是，这种貌似消极的做法恰恰是一种积极的倾听，因为你倾听的方向是明确的，而且它的背后其实是有一种选择、有一种立场在里面的。那个立场是什么呢？就是你确定他还有一些东西没有讲，而当他把那些东西讲出来之后，他就会改变对自己的看法，这一点非常重要。

如果咨询师在内心深处不具备这样的信心，那么我们在做咨询的过程当中就很容易被一些悲惨的生活故事牵着走。有很多咨询师在听来访者讲述那些消极的事件时通常会听不下去，主要的原因是他没有想到来访者在讲述这些消极的事件时，讲着讲着就会讲出一些不太消极的事件来。你得永远有这样一种信心——人生不可能都是黑暗的。尽管在一段时间内，我们的来访者会觉得他的整个人生都是失败的，或者完全是黑暗的、没有希望的，但作为咨询师，你得有这种信心，就是那是不可能的。

在我做了五六年咨询工作之后，我就变得有希望了，相信不管看到来访者经历了多么没有希望的人生，你只需要陪伴他一段时间，不管你用什么方法，只要别总是巩固、强化、放大他的那种消极的体验，他就会从里面走出来，他就会开始讲一些让你感动、让他自己也感动的东西，然后他就会看到希望，看到自己的力量。这种积极关注的倾听方式就会产生这样一种效果。

不过，这种倾听的方式适用于对于问题故事的影响力比较轻的来访者的情况。也就是说，如果这个问题故事仅仅只是让来访者感觉并绝望到非常急于去找一个治疗的出路，那么这种积极关注的倾听方式就可以达到治疗的效果，因为他有耐心给你讲述他自己的故事。

有的来访者可能会严重到一定程度，他会没有耐心，他迫不及待地向你要一个答案。此时，你再用这种方式去倾听就行不通了，因为来访者会没有办法等，你可能需要选另外一种倾听方式——双重倾听。

双重倾听

双重倾听有很强烈的干预性，所以它不像人本主义那么柔。这个地方又涉及对叙事疗法的一种成见——有很多人觉得叙事疗法是一种特别温柔的疗法。其实，它不是那样的，它比那种人本主义方式的干预性要强一些。

这就涉及一个敏感的话题，就是："咨询师可不可以在来访者的讲述过程当中插话？"

从精神分析晚期直到人本主义心理咨询的发展，形成了一种氛围，就是认为咨询师在来访者表述的过程当中插话是一种失误。其实从后现代的视角来看——当然认知疗法也不认为不能插话，是可以插话的，尤其是提问式的插话——在人本、认知和精神分析那种方式里面，好像认为这是一种事故。其实这也是一种成见，精神分析也不全是这样的，也有很强势的那种，比如结构主义的精神分析，像拉康那种方式。

双重倾听里面隐藏着一种类似知识考古学这样一种态度，就是当来访者向你讲述他的生命故事的时候，首先，你内心应知道这是一种讲法，然后你可以从里面听到一些积极的东西，最后你要把它指出来。所谓指出来不是面质（即一种对峙式的方式，这是认知疗法的一种技术），而是通过询问细节的方式来把它指出来。所以这种倾听是一种干预性强且带有一定指导性的倾听。这种倾听的方式可以让我们在生活当中帮助讲述者以一种不同的方式去讲述他的生命故事。

前面我们曾经说过，讲法会改变一个人对自己的看法。因此，如果你可以改变你的朋友、家人或者来访者对其生命故事的讲法，包括选择讲哪些事件，以什么样的方式去讲，那么他就会改变对自己的看法。当他改变对自己的看法之后，再回过头来看他以前经常讲述的一些创伤事件，那些创伤事件的意义就会发生改变。所以有些时候原本被视为创伤的一些事件，有可能在他改变了对自己的生命故事的主题定位之后，就会变得具有力量，或者给他带来一些资源的。

我认为，痛不一定是苦的，创也不一定会成为伤。也就是说，没有必要用一种单一的视角去看我们过往的经历。而且，更有趣的是我们过往经历的意义，永远处在一种被解释和再解释的过程当中。也就是说，我们每一次去跟别人讲过去的某些事件，不是在描述那个事件，而是在解释那个事件。不知你们有没有这样的体验：你在跟别人讲你的生命故事的过程中，貌似是在跟他讲一件事，其实是在用这件事去讲某个道理？或者说，你在用这样一件事去讲你是一个什么样的人。例如，你跟别人讲了一件你非常隐忍的事，可能看上去你很窝囊，但是你想通过这件事告诉他，你是一个心胸宽广的人，或者你是一个很善良的人。再比如，有时我们会讲别人有多么不善良，其实是想以此来说明自己是善良的。慢慢地，你会发现每一个人在讲话的时候，都有一个要表达的目标、目的，有时那个目的甚至是假的、是骗你的，但是他就是会有这么一个目的。我们在用第三种倾听方式的时候，就是要去听这种目的，然后能让这种目的呈现在来访者的面前。

有时，当我们带着某种目的去讲一件事情的时候，我们看上去很在乎那个目的，但是当这个目的呈现在我们面前的时候，我们未必那么在乎这个目的。

曾有一个来访者对我讲了她的孩子不听话以及孩子的各种毛病和不足，接下来，我们在聊的过程当中就聊道："为什么你觉得小孩子的这些做法是不好的，如果他不这样的话，对你会有什么好处？"然后她就列举了小孩子听话的那些好处，如她会有更多自己的时间，她可以去画画，可以去做她想做的事情，这时你会看出她前面讲的那些问题，其实是在表达一个诉求或者表达一个目的，结果这个目的被呈现出来之后，你会发现这好像显得她并不是一个很好的妈妈，你会觉得她很自私。然后她再回过头去看孩子的时候，就对孩子有了一种不一样的印象，就觉得好像孩子也没那么差劲。

这个时候，你根本不需要去干预。因为她本来是希望你能为她的孩子治疗的，然而，当她回头去看发现她的孩子不是她想象的或者讲述得那么不好的时候，孩子就不用治疗了。

因此，有时这个解构性的对话就能产生这样的效果，即有时你谈着谈着，问题就不存在了，那也可以算是一种治疗。虽然你并没有针对问题去进行一些动手术式的干预，问题就不存在了。

正确的聆听技巧

可能大家在生活当中也有过这样的体验，就是你看起来很大、很严重的一件事情，当你的视角发生转变的时候，那件事情好像就显得没那么严重了，这是很常见的一种现象。我们在咨询里面也可以这样。

别人在讲他的生命故事的时候，我们要去看他这种讲述的目的是什么，然后指出来，指出来的方式是通过询问细节，通过去了解一些细节，去挖掘他讲这件事的目的。有一句话叫："凡有言说，必有立场，凡有立场，必有指向。"只要一个人说话，就会有一个定位，这个定位的背后就是这个讲述者的价值观、他的自我。然后，他的这个自我就会指向一个他者，就会指向一个方向。

因此，当你去聆听来访者的表述的时候，他的每一句话之间都有着千丝万缕的联系，只要他在讲话，他就是在讲述他的价值观，每一句话都含有他的价值观。

而且，我们会发现在生活当中，一个人对某个人的方式和他对所有人的方式都是非常接近的，他会复制这些模式。换句话说，来访者在生活当中的各种讲述方式，也会被他带到咨询室里面来。虽然他在咨询室里面会做一些调整，但是在深层结构上他仍然在复制，复制他在生活当中跟别人讲述他的人生故事的那种方式。换句话说，他在跟生活当中的一些人讲他是一个什么样的人的时候，他所使用的那些例子和他在咨询室里面跟你讲述他的征状时所使用的是差不多的。唯一不同的就是他在生活当中会讲得没那么全面，也没那么深，而在咨询室里面，他会尽可能地讲得比较深，而且会做一些调整，会尽可能地让他的讲述更加符合做诊断时用的那些材料。

因此，我们在咨询室里面听来访者讲他的生命故事的时候，要非常非常小心。应做到以下几点。

第一，你要保持一种放空的心态，不要急于得出一个结论、一种印象。那个主题会出现，但你不要让它固定下来，而且不要说出来。例如，在你听来访者讲了几件事之后，甚至来访者自己都有可能给你一个结论，即"我是一个什么样的人"，或者他会问你"你觉得我的问题是什么"。这时你先不要急于给出结论，否则很可能这个结论就会被后面补充的信息推翻，这不是一种非常明智的做法。

第二，我们在使用积极的方式倾听时，会发现来访者讲某一个生活事件的时候，这个事件内部或者细节可能本身就已经蕴藏了那些有力量的一面。比如，在我前面所举的那个例子中，那个小孩在讲坐公交车去参观时，并没有把这件事当成一件多么了不起的事，只是说他的家里很穷，人家有钱的孩子都打车走了，只有他要坐公交车。当他以这种方式去讲述的时候，他讲的是一个悲剧。如果你只从这个角度去听的话，他也就没有多少话可以跟你讲了，因为他已经讲完了。但是当你去问细节的时候，如问他"你是怎么知道的"，他讲的就是这件事的另一面，也就是我说的要去听故事的另一面。这并不影响他平常或者说他之所以喜欢研究公交地图，是因为他没有钱这个事实。这给他带来了一种荣耀感，当时他说好多学生看到他可以那么清晰地、那么确定地带着他们走，都用一种很崇拜的眼光看着他，他现在想起来的是另一面，那一面就会给他力量感。

所以说，对于事情本身，你去听哪一些、哪一面，就会把那个讲述者听成一个什么样的人。如果我们采用那种很快地得出结论的方式的话，那来访者可能连表达的欲望都没有了。为什么？因为他觉得你已经知道了，那他就没有讲的必要了。所以你要放空地听，去听那些出乎意料的东西，然后你慢慢地就会发现这些出乎意料的东西会把这个人描绘成另一幅场景，他在你脑海中的画面也会随之发生改变。

因此，我们要学的是这种倾听态度和倾听技巧。有时我们可以用被动的倾听方式，有时可以用主动的倾听方式，但是这两种方式最后都要归于双重倾听这种方式。叙事疗法采纳的就是这种倾听方式，而且这种倾听方式不仅在心理咨询室里好用，在社区工作、班级管理、企业管理等领域都可以用，甚至在家庭成员之间也可以用。

答疑部分

问题 1：如何换个角度听，找哪些细节比较容易突破来访者不停地陈述负性事件？

我们在咨询当中听到来访者不停地去讲述某一件或某几件负性事件的这种现象其实是挺普遍的。很多人也因此会感觉到，咨询工作压力特别大。正是因为需要不停地去听负性事件，所以我们该怎么破解它？这确实是一个非常好的问题。那我在此想给大家讲三个技巧。

如果你用被动的倾听方式去听那些负性事件的时候，你就会被带到某种场景中，而你的心也会被带到某种场景里。这时你想再换个角度，去找那些细节就很难了。所以第一个技巧就是，你不要让自己沉浸在那种负性事件所描述的场景里面。

第二个技巧就是，你要带着一种置疑的态度去听他讲这个负性事件，听他的一些例外。就是说，他讲的这些负性事件里，有没有哪一种东西让他在讲的时候还有点兴奋、有点高兴？当然有可能你自己都不太认同他讲的那个事件，不过这都不要紧，关键是他讲到哪一些细节的时候看上去很高兴、很兴奋，你要去问那些细节。不管这个事件有多么恶劣，在这个过程中，都有可能存在某些让他有那么一点点兴奋、高兴的东西。当然，这种高兴、兴奋与价值观，和我们通常意义上认为的那种对错不是一个层面的东西，所以你不要急于去做这种评判。

第三个技巧就是，你要去看来访者讲那个负性事件是为了什么。讲这个负性事件，有时是为了表达愤怒，有时是为了表达委屈，有时……不管怎么样，这些负性事件的背后隐藏着一个他想表达的东西。如果你透过这个负性事件，去看那个表达，那个表达能够被呈现出来，他就不会反复地去讲了，这点非常非常重要。

负性事件被他不停地去讲述，不是因为说了没有人听，而是因为说了没有人懂。没有人懂，是因为没有听出他讲的这个负性事件背后的动机。有时，来访者去讲一个负性事件，他的动机有可能是非常积极正面的。例如我做咨询的时候会遇到，有的人会把他的某一段历史讲得非常不容易、非常悲惨，可是他讲这个不容易的目的是为了表达他挺过来了。如果你能听出这一点，就是你用双重倾听的时候。当你用第三种倾听方式去听他所要表达的这个东西是什么时，他就不会再重复讲了。也就是说，如果我们要表达一种诉求而这种诉求一直得不到呼应，那么我们就会不停地表达这种诉求。那个消极事件的反复，往往是因为那个消极事件背后所表达的诉求没有被听到。这就是可操作的，就是技巧。

那你怎么去突破呢？其实我刚才讲的这三个层面的叙事倾听，刚好针对你刚才问的这个问题。就是第一种技巧，即要采用那样一种放空的方式，你不要被卷入那个画面中。因为我们有的学员可能共情能力很强，也很有想象力，就是很有脑补的能力，所以很容易在来访者尚未表达的那个地方，自己脑补一些细节，然后把那个画面做得非常形象，让自己沉浸其中。结果来访者已经走出来了，咨询师仍然还困在里边，这样的话，他是很难突破这个东西的。至于找细节，我们就去找找我举的那个孩子的例子，他讲他的同学在上课的时候放了一个屁。他的爸爸就觉得很奇怪，他怎么能喜欢这种事情？小孩子的那种兴奋是没有什么理由的，不要去解释，他就是觉得这个很有意思，这就足以，就可以让他去讲一讲。

大部分咨询师可能就会觉得这不是一件好事吧？这个不完全取决于道德上的评判。有时，它取决于在什么情境里面。就是一件事、一个细节是好的还是不好的，要取决于针对谁以及放在什么问题背景当中去讲。所以不要去找什么客观的绝对的细节去讲，这是没有必要的。

问题 2：发现例外是否还得先有主旋律？这样似乎违背了积极倾听的初衷。

这也是一个非常好的问题啊！

发现例外，是否得先有主旋律？否则的话就没有一个对照，当然也就不存在例外，那这就似乎违背了积极倾听的初衷。好像这个看上去很有道理，但是你仔细琢磨一下，它是不违背的。

发现例外，是要有主旋律的。只不过，你不要把这个主旋律当作客观事实就好了。我们在听来访者讲述他的一些事件的时候，要想完全不形成某种印象、某种主题，在我看来是不可能的。唯一的建议就是，你要记得那是你的一种印象就好了。不要试图去论证你的这种印象，也不要试图通过累积其他的事件去巩固或者强化你的某种印象，这样做就好了。可以让他保持那样一种可变性或者是被改写的可能性。

我在咨询中有时会遇到一件事的意义被反复改写的情况：

我有一个来访者很有意思，她来我这里做了好几年咨询，后来她出国读书，就用视频的方式做咨询。她讲了一件事，就这么一件事，她反复讲了很多遍。我现在回忆起来，她每一次讲这件事，意义都不一样。有时她把它当作一个创伤，有时她把它当作一个恶作剧，有时，她把它当作她欺负别人的一件事。总之，她讲了好多遍，每次都不一样。

然后，我在想这种不一样的解释有什么意义？后来我发现还是有意义的。因为她对每次讲述的解释背后都有一个语境。她讲的这件事是一个材料，然后她会用这个材料来支撑她要讲的那个道理。

当然这件事说出来大家可能会觉得很恐怖，那就是她和一个和她父亲年龄差不多的男人上床。现在这样看好像就是一件大事，但是她有时很调侃，觉得这件事是件小事，有时又反过来觉得这是一件大事。这完全要看她要讲什么。所以这里边是有主题的，只不过你要允许那个主题在这个时间之流上发生改变。

问题 3：共情属于被动倾听吗？

这个问题非常好啊！

严格来讲，共情不能完全和倾听对等，所以你不好说它属于什么倾听。因为共情和倾听不是属于一个层面。

你可以在倾听当中带有共情的态度，也可以不带有。所以，它们不是一个从属关系。我们在学人本治疗的时候，对共情是有一种界定的。其实，这种界定按照卡尔·罗杰斯（Carl Rogers）

的判定，有三个层面：第一个层面是，别人在讲什么你要了解，知道他的感受是什么，即你能够知道别人在讲什么；第二个层面是，你要能够跳出来，即你要知道那是你对他的感受的一种判断；第三个层面是，你要能够反馈给他，你要让他知道你了解他的感受。这是共情的三个基本要求。在倾听的时候，不管是用积极的倾听、被动的倾听，还是双重倾听，我们都可以带有这种共情的成分，甚至可以说，都应该带有这种共情的成分。但是，共情更多的是在情绪情感这个层面的一种呼应，而倾听除了涉及这个层面，还会涉及事件层面。

这两个层面是不太一样的。

问题 4：第三种倾听是双重倾听，为什么又被称为平和的倾听？

这也是一个很好的问题。倾听大概可以分为三种，分别是被动的倾听（消极的倾听）、主动的倾听（积极的倾听）和双重倾听。这个"双重倾听"指的就是"平和的倾听"，这个"平和的倾听"就是"双重倾听"一种新的说法。

它是用一种更加中立的方式——用既不积极也不消极、既不主动也不被动的一种方式去倾听。说它是被动的，是因为在这个过程当中，你抱持着一种期待，对于出乎意料的东西的那种期待；说它是纯主动的，是因为这个双重倾听其实有一部分是按照一种随意的表达去进行的，而不是去引导的。从这个意义上讲，它是一种中正平和的倾听方式。所以第三种情况指的是这种平和的倾听，也指的是这种双重倾听。

我们在生活当中尤其是做咨询工作时可以去试一下。当你在听对方讲几件事之后，你注意看你是否会浮现出一种场景，你抓住它。这个现象有一个概念叫 word picture。word 的意思是词，picture 的意思是图片。就是"词像"。在对方讲述的过程中，你要抓住那个词像，看看那个词，那个图像／景象会不会在他接下来的讲述过程当中发生改变。大部分日常生活当中的对话，在形成第一个词像之后，人就懒了，就固定在那上面了。当来访者讲一些新的细节进来的时候，听者会选择性地忽略掉。

这是个问题。咨询师有时可能也会犯这个错误。就是选择性地忽略掉，好像去维护一种新形成的某种印象，一种"先入为主"的成见。其实所谓放空，也就是慢慢放下那些所谓成见。把那些通过听前几件事情对这个人所形成的印象"悬置"，"悬置"就是挂在那里，即可以有这种印象和成见，但是不要把它当作一个引导性的东西。允许一些新的细节去改变那样一种印象。就这么简单。

在生活当中也可以试试看，如果用这样一种方式去倾听孩子说话，去听朋友说话，听家人说话，你会发现平常对方的一些特点就被你忽略掉了，有可能是很善良、很温和的一些维度。

问题5：咨询师习惯于听来访者的述说，转换不容易，平时怎么训练，就是除了听细节外还有什么方式？

还有一种方式——动机分析疗法，就是去了解一个表达背后的动机是什么？他为什么要去说这番话？他这么做是为了什么？

在平常训练中，首先你要找到来访者的动机，然后你看看自己是怎么看他的这个目标的，也就是你是否认同这个目标。平常我们有时候不是不懂来访者要表达的目的，而是我们会听不下去或者听不进去，其中一个重要的原因就是不认同，觉得他的那个目标是不对的。这就会阻碍我们听下去。

换句话说，就是我们在训练的时候就要去看"凭什么我们觉得我们的那个判断就是对的。"这是第一步。

第二步，如果你仍然觉得你那个判断是对的，你就要去看一下你的那个判断，比如说张三讲一件事情是为了表达他的某一个目的，而你觉得他的那个目的是不对的，你觉得他不应该那样做。那么，你就要找找你所做的那个判断的来源是什么，在你的成长史里有什么东西让你觉得他做这件事情是不对的，你是对的。通俗来说，就是防止我们将自己的人生当作来访者人生的一个尺度。

我觉得，对于倾听，最大的障碍就是我们的结论来得太早、来得太快。即当我们的结论未经检视就成为我们咨询过程当中倾听的一个指导思想时，我们就很容易用自己的人生作为来访者人生的尺度。

我甚至觉得，作为一个叙事治疗师，在平时的训练当中，需要不断地检视个人的成长过程中那些自己信以为真的作为指导思想的理念体系是怎么形成的。当然，有些学员可能会很紧张："这样的话，会不会把我的那些知识体系、那些相对完备的自我体系破坏掉？"不会的。你经过更加审慎的思考之后，反而会更加自由。选择之后，因为你不防御，你不需要通过别人的人生来论证你的那个选择是对的，所以你就不会把它当作你的指导思想。简单来说，你觉得你的那个是对的，别人的那个是不对的，但是在你这里，你能够容忍他的那个不对。换句话说，你不需要用别人的不对来验证自己的对。即使你认为自己是对的，你也会允许别人的不对存在。用精神分析的术语来说，就是你允许那个矛盾性的存在。

我们生活当中有很多人确实是对的，但是他不允许、不能容忍别人的不对。当别人不对的时候，不管跟他有没有关系，他很想把别人的不对给纠正过来。这个时候他的那种对在他那里就是不稳固的。也就是说，他需要一些外部的支撑力量去证明他是对的。

我们在做咨询的时候，就要小心规避这种风险。我们掌握、了解了各种不同的人生，但是这些不同的人生不应该成为一种是非对错的尺度，而应该成为一种不同的可能选择的资源库。

来访者也是一样的，当他一直抓住自己的不易或者委屈的时候，可能就看不到自己其他方面的可能性。而我们做咨询，当听过各种各样的人生故事，了解各种各样的心理学理论后，会看到还有很多其他的可能性。因此我们会比较淡定，可以听进去来访者各种各样的讲法。这样的话，你再去转化就会变得容易一些。所以从根本上讲，还是取决于多听，你听得多了、见得多了，转换起来就会容易一些。当然，无论是从核心的角度去训练，还是去看你对于自己人生的一些反思和审查，一定要用自己很真实的一些观点和别人去分享。

你们是否见过那些信奉某种宗教的人，极力想把这种宗教分享给别人，结果却引起对方十分反感？还有一种情况，就是父母总是希望把一些自认为最好的东西强加给孩子，结果这种爱就变成了一种强加、一种控制。在咨询室里，也常常会发生这样的情况，就是我们喜欢把自己特别认同的一些观念、价值观分享给来访者，结果一不小心就会引起对方的反感，其实，把自己特别看重的一些东西视为所有人都看重的东西，这本身就是一种自恋。而对对方来说，由于他的视角、或视野、或格局、或生活的层次没有达到，你认为更好的东西他没有见过，那么你的这种强加就会成为一种控制，就比较麻烦。

因此，在咨询室里，我们想把一些我们很珍视的观念分享给来访者，就是我们咨询师人格当中的那种自恋成分在作怪，这样是会影响咨询的效果的。你要允许别人与自己不同，不把别人的不同当成自己的困扰，这是从你的这个标准来看他是不对的，你这样认为很可能是因为你对他不够了解。例如，坐轮椅的患者下轮椅的方式都是千姿百态的，甚至他们彼此之间有时也会互相取笑。但是一个人的做法就刚好适合他的身体状况。所以你不好说他那个姿势对不对，适合他的就是对的。如果你了解他了，你就觉得他那样是对的。

第 4 章

外化：人生是一个动词

外化这个词，学过叙事的人都很熟悉，它是由迈克尔·怀特和大卫·爱普斯顿提出来的，但它必须基于一定的语境才能成立。关于外化这个词，弗洛伊德、霍妮也讲过，所以学精神分析的人也听说过。现在，我就从两个层面来讲外化：一是从比较基础的角度来介绍它的来历；二是介绍它的发展，其中包括一些大卫·爱普斯顿也没有涉及的内容。这也是本书独特的地方，它并不只是对迈克尔·怀特和大卫·爱普斯顿已发表的叙事相关内容的介绍，而是会做一些延伸。

如果没有迈克尔·怀特和大卫·爱普斯顿做的这些具有历史性的启发性观念和叙述，今天也不会有那么多人在叙事领域做一些后续的研究，所以他们的研究是具开创性的。但是我们不能停留在他们所开创的基础研究上，我们要结合自己的生活、工作，对叙事的理念进行一些发挥、推广和延伸。

对于"外化是一个动词"或者"人生是一个动词"，我想表达的主要含义是：外化是一个动态的过程，而不是一个僵化不变的东西。很多人问我什么时候可以外化，什么时候不能外化？这个问题以前也有很多人问过迈克尔·怀特，他回答："外化是一种理念。因为外化在整个叙事治疗过程当中都在被使用，所以不存在什么时候用、什么时候不用的问题。"那什么叫随时用？我今天就来跟大家演示和解释一下"什么叫随时用"。另外，外化不只是一种理念，它还是一种操作规范。外化在叙事疗法的实践中有非常具体的操作流程，那我就从这个流程开始说。

心理学中的"外化"

有很多人只学过精神分析，没有学过叙事，就会对"外化"抱有一种成见，会就此来评价、评论叙事疗法的操作。反之亦然，没有学过精神分析的人，也可能会觉得精神分析这个评论不成立。解决这个问题的方法便是两边都要了解。

精神分析中的外化

在精神分析中，"外化"被视为一种防御机制。当"本我"和"超我"发生冲突的时候，需要由"自我"来调节、来平衡。那么，自我靠什么来平衡呢？靠防御机制。这些防御机制基本上扮演了和事佬的角色。借助这些机制可以让"本我"达到目的，也可以让"超我"以某种方式达到它的目的。所谓的某种方式是什么呢？在后现代的语境里，就是所谓的"象征化"，或者说是"隐喻"。从这个角度去讲，精神分析和叙事好像是一脉相承的，并不矛盾。只不过这个解释停留在对防御机制比较保守的评价上，会认为防御机制是个问题。

其实这其中有一个误解。虽然有很多问题或者症状是由防御机制，特别是如攻击、否认、退行、冷漠等比较原始的防御机制导致的，但是，反过来这个逻辑就不成立了。也就是说，虽然很多问题是由防御机制导致的或者是防御机制的体现，但因此说防御机制就是问题，那是不成立的。因为没有防御机制，人是没有办法生活的。因为我们在某种程度上都是靠防御机制存活的，所以防御机制并不是一个坏东西。当然，当防御机制导致一些困扰的时候，我们可以去处理，但这不表示所有的防御机制都要去除。所以不用刻意地去消解防御机制的价值，这从精神分析的角度也是成立的。

从这个角度去理解，人们对将精神分析的防御作为防御机制外化的成见，会让他们戴着有色眼镜去看后现代的这些疗法。他们会认为叙事疗法是一种防御机制。尽管这也不是不成立，但是因此就去贬低叙事疗法是不能成立的。

叙事疗法中的外化

那么，叙事疗法所讲的"外化"是什么意思呢？按照迈克尔·怀特和大卫·爱普斯顿的观念，就是把问题对象化，包括拟人化、具象化。通过象征或者比喻的手段，把问题当成一个具有独立认知边界的对象。叙事疗法是通过问一些问题来达到这个目的的，而且在这个过程中，有一些问题很像心理咨询师考试课程中"具体化"的技术，但不完全一样。中科院心理研究所著名心理专家祝卓宏先生曾经在一次讨论会上和我讨论过这个问题。他问我："叙事外化过程和具体化有什么差别？"

我认为，其一，具体化和外化的方向是不一样的。具体化是去了解这件事情的客观事实，去更加具体地规避那种抽象的描述方式，让我们更加具象地去了解它。它的方向越具象越好。但是叙事疗法不是这样的，它的目的不是具象化，而是象征化。所谓象征化，是越有助于理解越好。它不太纠结于客观事实。

其二，它们的目标也是不一样的。外化的目的不是为了还原真相，因为很多时候还原真相对于问题的疗愈，不但没有帮助，而且有坏处，比如暴露疗法。有很多研究发现，特别是创伤后应激障碍问题，还原当时的真相对受害人的伤害其实更大，会强化他受伤的那种感受。所以要先把二者分开，外化并非具体化。

下面我们来讲一下外化提问及其目的。

外化要问的问题是什么？问这些问题的目的又是什么呢？当来访者来向你寻求帮助，通常是因为他在生活中遇到了某种困扰。通常咨询师首先要做的就是了解这个困扰是什么，或者是什么问题让他来到咨询室寻求心理帮助。这个问题是什么？这既是要问的第一个问题，也是咨询师要进行咨询的第一步。要回答这个问题，就不能用描述性的词，因为这是一个疑问句，要求用名词来作答。在回答究竟是什么问题让来访者来到咨询室的时候，问题就会从一种描述性的感受落实到对象化的指称上。它会变成指称的对象，即变成一个客体，而不是主体。

我们在给别人讲自己遇到的困扰时，通常很难规避描述我们的感受。例如，来访者遇到了一个难题，然后他感觉非常压抑。当咨询师问他："你遇到的是什么问题啊？"来访者就会说："我很压抑。"这是很常见的一种描述方式，但是"我很压抑"不是一个问题。问题是什么东西让他压抑。这就是接下来咨询师要了解的第二个问题。来访者之所以很压抑，是因为那个问题对他的生活造成了影响。如果咨询师不用这种外化的提问方式，"我很压抑"就会把压抑的这种感受变成问题，而这种感受的主体是"我"，"我"就成了指称的对象，即"我"成了治疗的对象。在治疗性对话里，通常会以来访者作为指称的对象，也就是说咨询师似乎在和来访者说话，而来访者所描述的那种感受又是他不想要的，因此就很容易把来访者变成对话中的罪人，或者说"评价者""批判者"和"责任的承担者"。

这个方向有可能是错的。也就是说，来访者在描述他的感受的时候，其实是在讲那个问题给他带来的影响，而不是在探讨那个问题。如果我们连这个问题的影子都没有抓到，那么整个咨询过程就会变得很被动。这样是没法达到治疗的效果的。因此一定要把来访者和他的问题分开来看，也就是把问题和人分开，这样你才能谈到来访者所遇到的这个问题给他的人生带来了什么影响，或者阻碍了他的什么愿望的达成。

如果我们感觉我们在生活中所遇到的一些人和事物是问题，那么按照叙事疗法的观念，就是这些人和事物阻碍了我们某些愿望的达成。比如说我们要去某个地方，结果路上堵车，那我们就会觉得堵车是个问题。为什么呢？因为它影响了我们去那个地方的愿望的达成。它让我们的时间浪费在了路上。但是你设想一下，假如你根本不去那个地方，就宅在家里，那么这个问题对你来说还是问题吗？

所以只有当我们将问题和人分开之后，就比较容易看到这个人在意的东西是什么。外化就是如此。

第二步，当我们看到这个人想要的东西的时候，咨询的方向就会凸显出来。

那么第三个问题就是，外化让我们去了解这个人的愿望。比如我们可以问来访者："这个问题给你带来的这些影响，你觉得如何？你觉得是好的，还是坏的，还是不好不坏的？你能容忍这些影响吗？"对于这个问题，绝大多数人的回应肯定是不好的。

不过这里存在一个风险，就是当你去了解一个人遇到的问题给他带来的影响时，他会忍不住去描述那个问题。

第三步非常重要，有很多人在使用叙事疗法的时候往往会在这一步上被卡住。第一个原因是，来访者在这里倾向于跳回去描述问题，而且会用内化的语言去描述问题。所谓内化的语言就是主语是"我"的语言，就是"我怎么样，我怎么样"，而不是"那个问题让我怎么样"。用这种内化的语言去讲，来访者就会越讲越无力，越讲越无助，因为他会用问题来攻击自己。有很多来访者会拿自己遇到的问题进行自我攻击、自我贬低，当然也可能拿它来攻击别人。攻击别人在某种意义上也是自我攻击。不知道你是否有这样的体会：你在攻击别人的时候，你的心率会发生变化，那种变化和别人攻击你、你大骂别人的时候差不多。也就是说，攻击别人和防御的时候差不多。所以攻击别人也就是攻击自己，实际上它们都是由那个问题导致的。

咨询师在进行到第三步的时候，也很容易被问题的描述所吸引，因为我们都很关心来访者所讲述的问题，甚至会想象一些细节，来补充来访者没有讲到的问题的一些表现，所以第三步非常关键。

第四步是要去帮助来访者或者和来访者一起探讨他的某个选择。例如，来访者说那个问题对他的影响不好，我们就可以问他："你为什么觉得它对你的影响是不好的？"这时他就不得不解释这个问题阻碍了他的什么愿望的达成。第四步是一个转折点，是从被动状态转向主动状态的一个转折点。来访者之所以觉得这样不好，是因为他觉得那样好。也就是说，在来访者解释为什么那个问题导致他不可接受、是不好的时候，其价值观就呈现出来了，其所希望的样子呈现出来了。那个东西会指引你整个咨询的方向。如果你知道来访者想要的东西是什么，你才有可能和他朝着那个方向共同努力。如果你不知道他想要的东西是什么，你就很可能会教给了他你想要的东西。因此，咨询师要非常小心，你不要教给来访者你想要的东西，也不要把来访者转变成你想要的样子。

第四步其实也很关键。心理咨询师究竟要采用什么样的价值理念来指导自己的工作，究竟是一种修正式的方式还是一种陪伴式的方式，都会在此有所体现。在咨询过程中，当咨询师和来访者都达到了一定的互信和相互理解，但是在核心价值观上两个人的方向不一致的时候，咨询师往往会在此被卡住。咨询师希望来访者朝着自己所期待的方向发展，但是来访者则希望朝着另一个方向发展。此时，外化就显得尤为关键。而且通过这个外化的过程，来访者不可避免地就要去讲一些他生活当中没有被问题控制的地方、一些东西，或者是一些没有被问题覆盖的领域。因为没有那些，问题就无法凸显出来。有时来访者抱怨的问题反而是那些在他的生命中占据的时间和空间比较少的东西。这样问题才能被凸显出来。

不知道你有没有听说过一个关于河与岸的关系的隐喻：你看到那条河，是因为有岸，你看到岸，是因为有河。同样，你看到问题是因为有很多不是问题的经验存在，而你之所以看到那些例外，或者不是问题的经验，是因为有这个问题的存在。从这个角度去看，来访者遇到问题本身是正常的。只要你不用问题来界定他这个人，而是用外化的思维去看就没有那么麻烦，也没有那么恐怖了。

"外化是个动词"的内涵

不过话说回来，这个理念说起来很容易，从逻辑上也很容易理解，但是做起来就没那么容易了。因为我们每个人都有一个自我——"自我感"，我们会把我们的记忆当作界定自我的部分来源，我们所做过的事情，就是我们在人生当中留下的痕迹，那个痕迹好像就是我们自己。超个人心理学家肯·威尔伯在一次讲座中讲到一个很有意思的现象。他说：

> 我们有一种体验，就是我们在感受和观察外部世界的时候，外部世界是在外面，而观察者是我们。可是当我们去观察这个观察者的时候，即当我们去看'我们'是什么样的人的时候，会发现其实这个'我们'并不是一个主体。换句话说，他不是一个观察外部世界的存在，而是一个客体。

什么叫客体呢？就是观察的对象。当我们去认识自身、反审的时候，我们会发现所有的可以被称为"我"的东西，都是一些描述词。而这些描述词总处于一种流动变化当中，也就是说它是非常不稳定的。

内涵一：讲述的人生是不断生成的过程

我们在叙事疗法实践中会看到来访者每次讲述他的生命故事时，都有一个"讲述者"（narrator），而这个讲述者就是他想象中的自己。他觉得那是"自己"。不管他沉浸在哪一类讲述当中，在那个讲述过程中，他都会非常真实地去呈现这个讲述者的感受。因此在咨询室里，来访者给我们讲述的他的生命故事，是他非常真实，也是非常真诚地"编辑"成的一个作品。换句话说，就是来访者不可避免地把他生活中的某些片段删掉，然后添加某些片段，把这些片段讲成一个连续的、有主题的、可以理解的故事。当然大多数情况下，这个主题都是与疾病、创伤、一些不幸的事件有关的。但这并不表示那个讲述者能够完全覆盖所有故事，他只是讲述了这个故事的一面或者是众多故事中的一个。因此我们在听的时候就要随时注意，这就是我说的那个"外化是一个动词"的意思——你要随时保持一种警觉，不要把他讲述时的讲述者和在你面前讲述的这个人等同为一个人。

不知道你是否在工作或生活中遇到过这样的情况：你在和一个人聊天，他可以用一种旁观者的心态或者形象去讲述他自己的人生。他可以把他的人生讲得很惨烈，但是他的脸上却带着微笑。或者说他在很平静地讲述他成长的历史、他的过去。此时你会觉得他讲的似乎是他自己，但又似乎是在讲述他人的历程（progress），仿佛他跳出自我在讲述。这就是那个历程。

如果你忽略了这点，不用外化的态度去看，那么你就很难理解这种矛盾：来访者和来访者所讲述内容当中的那个"我"，不是一个人。这样一来，我们是针对谁在做治疗呢？我们是针对面前的这个讲述者，还是针对面前这位讲述者所讲的故事当中的那个"我"呢？这就成为一个问题。

我说"人生是一个动词""外化是一个动词"的时候，我讲的就是这个意思。因为来访者在讲述的时候，貌似在讲一个事实，或者一段历史，实际上他是在不断地根据他讲述过程当中的语境，包括环境和你（如果你是咨询师的话，你是环境的一部分）——你的输入、你的情绪表达、你的点头或者摇头等，生成他的讲述。因为这些都会影响他的讲述。也就是说，他的人生或者他讲述的人生，是一个不断生成的过程。

内涵二：自我是流动、变化的

我稍微延伸一些，跳出心理咨询的语境。在日常生活中，我们每天在扮演很多不同的角色。每扮演一个角色，都会有一个"我"出来。然后有很多人会觉得最健康的人总是以同一种心态去扮演所有的角色。其实我觉得这是挺恐怖的，并不是人格统整的表现。恰恰是你干什么像什么，才是人格统整好的表现。也就是需要你严肃的时候你要严肃，不需要你严肃的时候，你就不要那么严肃。这就好像心理学上讲的"角色固着"，你不要固着在某一个角色上。例如，你在学校里是老师，如果你回家还要当你爱人和儿子的老师，那你可能就会遇到一些困扰。所以有很多孩子都抱怨，父母是老师不是什么好事情，因为父母对自己会比较苛刻、严格。很多老师的孩子会抱怨老师这个角色会对他的父亲或母亲产生影响，让他的父亲或者母亲固着在这个角色上。这个角色转化的问题相对还是比较容易的，难的是角色背后那个"自我感"的转化或者流动。你能否把自我过成一种不断变化的状态，还真的需要一些训练或者需要一些智慧。

在叙事疗法看来，"我"永远是有一个对象才存在的——这个"对象"不是通常所说的夫妻或者恋人，而是"我"和物总有一个对应关系。当我们描述某一个我们喜欢或者不喜欢的人时，这个人就是我们的阴影，就是我们这个"我"的一个对立面，因为那是我们的对象。前面讲过，所有的言说其实都会有一个对象，有一个指向，有一个方向。而要有这个指向，他就必须有自己的立场。"凡有言说，必有指向；凡有指向，必有立场"，这中间就是自我。所以我们在做外化、做一个连续的稳定的外化时，要随时观察，我们是站在什么立场上说话。即使我们在心理咨询过程中也难以规避这样一个风险，那就是我们会站在某个角色的立场上去说话。所以有人说心理咨询师在不同的阶段要扮演不同的角色：既是父母，又是老师，还是朋友……不管怎么样，这种描述方法就是在告诉我们，我们在说话的时候，立场是在不断变化的。而这个变化的过程就容易导致一个困扰，那就是我们认定了某一个角色，认为这个"我"是最好的我。如果说你有一个稳定的自我在那里发挥作用，那么你的咨询就会僵住。这是"刻舟求剑"式的心理咨询。

其实一天当中，这个"我"在不停地发生变化。自己是一个什么样的人，取决于我们在做什么。你可以想一下：从早晨到现在，你会以什么样的形象呈现在别人面前？你在不同的人面前所呈现的自我是不是一样的？当然，你可能回答说："一样啊！"你不妨仔细观察一下，你对所有人说话的神态、语气都一样吗？你穿着的习惯、走路的方式都一样吗？所以，我们在不同的人面前呈现出来的"我"是不一样的。

有一种说法叫"行不更名，坐不改姓"，觉得表现得不一样是不好的，可是这种说法本身也是一种立场。你慢慢地就形成了一个具有控制力和影响力的价值观。你不是天生就知道那样是不好的。这时就回到了叙事疗法的理论源头——米歇尔·福柯讲的："社会机制就是通过话语所塑造的那种自我监督来实现权力让渡和社会管理的。"他说："现代社会和传统社会的差别在于，现代社会不再使用一些强制手段来让人服从，而是发明了一种叫作'自由意志'的非常有趣的观念来让人服从。"在现代社会，人们都觉得自己做的事是自己的选择，这就是自由意志。自由意志会让人感觉自己的选择是建立在具有自我担当这一前提下的，即"我选择是因为我有能力去担当这个"。注意，我之前说过一句话"我选择，我担当"，它会给人带来一种力量。但是在外化阶段，在那句话之后还有一句话，那就是：你选择的那些选项，不是你可以做决定的。我们要去做人生的选择，但是你可以从哪些选项中去选，是由你所处的文化决定的。米歇尔·福柯认为，这种自我监督（self-monitoring）貌似是主动的，但实际上是社会话语所造成的一种假象。有时你貌似在做选择，实际上是使用某种社会话语枷锁在自我监督。我们每天都生活在各种各样类似的枷锁里。你该做什么事，该以什么样的方式去做什么样的事，统统都有其选择的空间。但你却只有这几种选择，而外化最大的贡献就在于对此的解构。关于这一点，很多书都不会去提及，它恰恰会让你思考这个选择的范围是不是可靠的。凭什么你就只能在这几个选项里面选择？绝大多数遇到心理困扰的人，却连这几个选项都不想选，即便他可以选择，这些也都不是他想要的，所以他就没有办法了。他不想要，又打不开视野，看不到有更多的选择。那叙事疗法在何种意义上能产生那种让人打开一扇窗的效果呢？那就是让来访者看到他可以有别的选择。

我们每个人在生活中都有感到没有出路的时候，其实并非没有出路，而是没有一种与以往不同的、出乎意料的选择。如果我们做外化想要达到这种效果，就必须让来访者找到这个东西，让他可以站在一个不同的自我立场上说话。要做到这一点，前提是咨询师可以不拘泥于来访者某一个自我表达的立场，而且有能力去观察到他站在哪里说话，而那个"哪里"就是来访者自我的发声。

我们引经据典的时候，就是站在那个人那里说话。我们每一个表达所指向的东西，都是基于我们所选择的立场。不过有趣的是，来访者在咨询过程中讲同一个问题的时候，会从不同的立场上去讲，甚至这些立场之间是相互矛盾的，这完全是有可能的。例如，一名女性可能一会儿站在一个母亲的角度，一会儿站在一个女儿的角度，一会站在一个太太的角度去讲某件事。如果咨询师不能清晰地去觉察识别来访者站在哪个角度说话，就不知道他想要的东西是什么。因为他的这个自我在不停地发生改变。我说"外化是一个动词"也包含这层含义。咨询师要以一种动态的、变化的方式去看待来访者的自我。

内涵三：来访者的诉求是一个变化的过程

自我是一个过程，所以来访者的诉求也是一个过程。文学作品里有很多描述，把某一个人物的诉求，当作他永远的诉求、一直想要的东西。其实不是这样的，随着时间的推移，随着年龄和境遇的变化，不见得所有的人都想要那个东西。例如，在生活中，有的男士会发现，在恋爱阶段，买朵花或者买个钻戒给女朋友，她就会很高兴。当他们结婚好多年后，自己突然花钱买了一朵花送给太太，她也很高兴，但是她同时也会觉得你在浪费钱。很多人会认为这增加的是"爱的杂质"，是不应该有的。其实不然，她之后的爱的表达已经变成了生活当中的这些东西。她在不同的境遇里表达爱的方式是不一样的。

内涵四："得其环中，以应无穷"——咨询师的位置

不管怎么样，来访者的自我总是处在一个自我的流动变化中。而咨询师必须具备识别这个变化过程的能力，也就是外化。咨询师自己要能够识别来访者现在在哪里说话，他站在这个立场上想要的东西是什么，而且不要尝试去整合他的东西。因为没有一个高高在上的可以整合的"我"存在。"我"总是处在一个变化的过程当中。

可能有的读者会因此感到尴尬：来访者处在一个流动的过程中，这样一来，我该怎么做咨询呢？没有一个固定的方向，就像没有见过一条河从发源地径直、不转弯地流到大海中，这个"自我"的河流也是这样，它虽然弯弯曲曲，但是似乎还是有一个方向的，就好像你将一个磁铁放在某个地方，然后拿着指南针在这个磁铁周围走，它的指针总是会指向磁铁的方向。那个东西就很重要。那它到底是什么呢？它就是"意向性"（intention）。虽然不同的自我会指向不同的方向，但是所有的这些方向似乎都有一个总的方向。那个方向既不是"我"，也不是某一个自我，而是故事延展或者展开的一个主

题。那就是改写过程要用的，是作为改写目标的期望故事（prefereed story）。那个吸引点就是吸引他的点，可以将这种力量延伸到他所处的所有的点、所有的自我立场上。这就是我要讲的"得其环中，以应无穷"[①]，就是你能看到一扇门旋转时所围绕的轴的核心点，你去看它的变化，你就能看到所有的变化，应对所有的变化。

外化技术的两个层面

我认为，"外化"和佛教里的"出离""出离心"是很相似的表达。佛教讲"出离心"，涉及两个层面：一个是"离苦得乐"的心，你特别不想处在某种苦的境遇里，想得到快乐；另一个是"离欲无我"，达到涅槃境界。

我要讲的第一个层面的"外化"技术就是"离苦得乐"的外化。通过这个方法，你可以解决你在某个问题上的特定困扰。它让你看到其实那不是你生命的全部。不管你遇到什么样的困扰，你都可以从中走出来。总有一个"我"要作为你要走出来的地方。我将在后面讲的那个"我"就是走出那个走出来的"我"，那个放下者。这是什么意思呢？就是你可以看到这其中作为"吸引点"的欲。你只要想要，自然就会有各种苦。如果你看到这一点，你就能从中走出来了。否则的话，你就会在不同的欲中流转不定。所以有人开玩笑说，第一个层面的外化，有点像把一个人从火坑里拉出来，又把他拉进另一个火坑里，让他换一种苦感受这样的感觉。但是当你发现这个方向可以被解构的时候，那你就真的可以"离欲无我"了。换句话说，就是来访

[①]　出自《庄子·齐物论》。

者或者咨询师有一个特别想成为的"我"，那往往是问题的根源。

当然，处在问题当中的人可能很难接受这点："我怎么可能无所追求呢？"可是只要你用心去追求，就会有烦恼，这是没有办法规避的。如果一个东西你很容易就追到了，那你就会产生新的烦恼——你会不停地换烦恼。因为如果某个东西特别容易得到，你就不会很珍惜，此时就会产生烦恼。换句话说，在轻易追到和有这个烦恼之间存在一种必然的关系。但是话又说回来，如果你把这个当作一个你要成为的某个"我"的标志，那即使你什么都不"追"，这也会成为你的一个"追"，从而成为一个烦恼的根源，因为你会发现你很难做到不去"追"。

所以，外化就是要通过两个步骤去达到疗愈的效果。第一步可能是实现治疗的问题，解决这个层面的目标；第二步就是要达到人格成长或者人格整合的目标。这两个目标有一个共同的效果，就是适应社会。

觉察自我立场

叙事疗法小练习

你可以做一些觉察自我立场的练习，因为人的自我变化很快。你可以选择一个小的片段，比如和别人发生冲突、争执的时候，问问自己："我是站在一个什么样的立场上说话的？"有可能你是站在领导的立场上，也有可能你是站在什么道德制高点上……然后你再问问自己："我是不是真的想站在那个立场上说话？"问完这两个问题后，你再看看这个冲突是否还存在，或者有没有什么变化。

有时我们会因一个不经意之间采纳的立场把自己放在一个很尴尬的境地。例如，你觉得你是在为别人争取什么东西，结果别人不买账，他觉得不需要你去争取什么。所以在我们生活中有很多时候是在替别人担忧，把很多别人并不想要的东西给了他们，这种现象在很多关系中都是存在的。比如，在亲子关系中，你很想给孩子的东西，不一定是他想要的。再比如，在工作关系中，你煞费苦心地想做一些事，结果发现别人根本不买账。那这时你就要看一下你的立场是什么——你是不是在替代他的先生、太太、爸爸、妈妈或者儿子的角色？在生活中，当我们感觉很委屈的时候，我们有时会说："我又不是你的××，我为什么要管？"是的，你就要问自己这个问题："你又不是他的××，你为什么要站在那个立场上说话呢？"就是你为什么要管？然后，你就会发现一个深层次的问题——你觉得你可以是他的××。

答疑
部分

问题 1：外化的具体操作还是挺不容易的，尤其是当我们探讨来访者真正在意的东西及其价值观时，就可能面临来访者的问题如何继续探讨下去的困难。他的困惑和冲突就是他的价值观，而他恰好就不知道如何应对。接下来，找例外的过程，常常会面临来访者急于找到解决办法的焦虑，我也会跟着焦虑起来。放空自己也是一个修行过程，也很难。老师，我理解的对吗？

没错，可能这个过程中最难的部分就是你说的，来访者焦虑的时候你也会跟着焦虑起来，因为来访者会把他的价值观讲得好像普世的价值观一样。我们在平时聊天时也可能会遇到类似的情况，就是讲述者会向你索取支持，他会跟你确认"你说是不是这样""你说作为太太或者作为先生，她/他是不是不应该怎么样"或者"作为一个老师，他不应该怎么样""怎么会有这样的人呢""一个正常人难道不应该这样做吗"，好像他会告诉你，你也应该支持这样的观念；而且有趣的是，当他这么说的时候，咨询师往往不太敢坚持自己原来的观念，也许你并不完全支持他的观念。但你会觉得如果你说不支持，也许会对他造成一种攻击，所以就会觉得他好像是对的。这有点像被催眠的感觉，慢慢地就会感觉他说的都是对的。然后咨询就会变成一种情绪的纠缠，就是当你发现你开始和他一样感到无助的时候，多半是因为你跟他站在了同一个立场上。有人说："那不就是最好的方式吗？那不是共情吗？共情不就是好像穿上对方的鞋子走路一样的吗？"

其实这是对罗杰斯所讲的共情的一个误解，罗杰斯本来是想用一种隐喻去讲共情的体验，但很多人把它当成了事实，就好像只要穿上对方的鞋子，他就会发生改变一样。有时当他感到自己好像是被尊重、被接纳的，他就会发生改变，但有时即使他找到了更多的支持者，他也不会改变。

因此，外化不只是去帮助来访者外化，还包括咨询师自己的外化。咨询师在咨询的过程中也有可能在说某句话的时候是站在某位心理学家的立场上的。有这样一个笑话：

一位钢琴演奏家给一位音乐大师做即兴表演，这位音乐大师在听的时候不停地把帽子摘下又戴。这位钢琴家演奏完就问他："你为什么要不停地把帽子摘下来又戴上呢？"然后这位音乐大师就说："我在致敬。我一会儿听到了肖邦的曲子，一会儿又听到莫扎特的曲子，我这样做是在向这些大师致敬。"

同样地，我们在做咨询的时候，如果仔细观察，也会在咨询师身上看到他所学过的那些疗法的影子，以及他所学过的那些咨询理论大师的影子，所以外化在某种程度上还包括这个层面的外化。要从自己学的东西中跳出来，就不能把自己当作那个流派的人，甚至有时不能太把自己当成咨询师，因为咨询师有时也仅仅意味着一类角色，或者一种说话和做事的方式。如果那样的话，就没办法外化了。

问题2：李老师，和来访者一起去看文化的局限性、对人的约束性，以及人对选择的局限性，这些也是外化的作用之一，这样的理解对吗？

这个理解是对的。不过我们要小心，在这个过程当中，我们要做的是和来访者一起去看，而不是指出来让来访者看。也就是说，咨询师并不能做一个指导者或者建议者。假设你的来访者说"我怎么可以怎么样呢"，你不可以说"你怎么不可以，为什么不可以"。你可以问为什么不可以，但是你的目的是了解是什么东西阻碍了他怎么做、而不是为什么不去这么做。有可能你看到的那个阻碍他的东西，反而是他很珍视、很宝贵的东西。

因此，不可以给来访者提建议，提建议有可能让他绕过了他本来很珍视的东西，而接受了你的暗示。例如，来访者跟咨询师说："也就是我，换了别人早就自杀了吧！"这时咨询师可以问："那你可不可以说出来你为什么没去自杀？"这是一种问法。也可以问："那你怎么不去自杀呢？"这两个问法暗示性就很清楚了，后一种问法可能会让来访者觉得"你在暗示我去死呀"，而前一种问法会让他思考"是什么东西让我活了下来"。

不同问法的方向是不一样的，所以这样理解是对的，但是要稍微注意一下，咨询师应该和来访者一起去看的，而不是去建议。其实智慧就是看到原来没有看到的东西，知道原来不知道的东西。如果让他看到原来他没有看到的那些他很珍视的东西，咨询师就能使他达到疗愈的效果。

问题3：老师，你说的外化的几个步骤，能再简单说一下吗？尤其第二步不是很清楚。

外化的几个步骤其实很清晰、很简单，一共四个步骤：第一步是命名，要知道那个问题是什么；第二步是了解那个问题的历史，了解它对来访者的生活所造成的影响，你可以把它简称为影响；第三步是让来访者去评估这个影响，即评估这个影响是好的还是坏的，还是不好不坏的；第四步是论证评估，让他解释一下他为什么是好的。

问题4：我感觉叙事的态度和技术，对咨询师来说更是一种人生态度或者说是价值观的调节和颠覆。如果自己不能透彻地理解并接纳，基本上不可能用来帮助来访者。这个说法对吗？

这个说法我觉得还挺对的，尽管听上去好像很让人绝望。坦白说这个观点并不是很新颖，心理咨询师需要更多地掌握价值观的调节和颠覆，这一观点罗杰斯就曾经反复强调过，罗杰斯甚至觉得包括存在主义的其他疗法。例如，罗洛梅等普遍都认为心理治疗可能并不是一个技术运用这么简单，它暗示着心理咨询师确实要和普通人不太一样。

很多人会合理化一些说法，会觉得心理咨询师也是人，也有自己的烦恼，也不想在工作之余还要去扮演一个心理咨询师的角色，也不需要在价值观上扮演一个圣人的角色。这句话说得对不对呢？只对了一半。咨询师确实不需要在咨询室之外还要以心理咨询师的角色去生活，但是心理咨询并不需要做价值观上的调整。

作为心理咨询师，你在临床工作中就会发现，如果你不调整自己的价值观，不使用更加弹性的自我去工作的话，那你在咨询时就会遇到各种各样的挑战。因为寻求心理帮助的人大部分都有一套自己独特的价值体系，这种价值体系是不可能跟你的价值体系完全吻合的。但是至少有一点，你要能跳出来，不要被他的差异所干扰。也就是说，如果来访者讲的他所在意的一些东西和你所在意的东西存在太大差异，甚至完全相反，你也不要因此而生气。假如你是一个特别孝顺的人，而且认为孝顺是一种重要的品质，而来访者却讲了很多他的不孝做法，而且认为他那么做是多么正确，你还能保持那种平静吗？这是很考验人的。你的人格弹性就在这里。

叙事就是让你去了解是什么因素让他那么看重这个观点。也就是说，你不要停留在他讲的事情本身上，你要去了解形成那个观点的故事，他在意的那个东西的故事。放心好了，咨询师是绕不过以下这些功课的：自我修行，自我修炼，每天跟自己的心对话，不断让自己的价值范围变得博大。

此外，很多心理咨询师可能都会有一个期待，那就是："我把一种疗法学得很好，就可以一劳永逸了，我就可以不再用心了。"这种懒汉思想很恐怖，会把咨询师害了。如果你觉得你可以在掌握一项技能之后就可以一劳永逸，永远去使用它，反复去使用它，做咨询就可以做得很有棱角，你就可以真的一天接很多个案，而可以不用心了，这其实并不是咨询师的最佳状态，还是要用心，既要有深度，还要有一种特定的温度才行。

问题 5：老师能再具体讲讲"离苦得乐，离欲无我"的意思吗？刚刚讲的时候没听清，这个和外化一样吗？

这个离苦得乐，就是佛教中所讲的各种各样的苦，当然佛教中有专门的术语叫八苦："求不得、爱别离、怨憎会、五阴炽盛"，还有生老病死等，这些苦其实都是象征的说法，是我们生活中各种各样的苦。那离苦就要有这样一种动力，处理就是外化，你要先知道那个苦的第一义，知道"苦"是什么，苦在哪里，这就是外化的第一步。

还有就是"离欲无我"，它是在一个更深的层次上，其实苦和乐都是"我"的造作，都是因为有"我"，有这个"我"去受苦，有这个"我"去享乐，才会有这个苦和乐。那这个"我"，在佛教看来基本上是无明所致的。你没有看到这个我是不固定的，是由欲望导致的，无明就会导致各种各样的欲望，离欲无我就是真的破掉各种苦受、乐受，你要把这个"我"破掉。如何破掉，那你就要去看，观察你的心，看看这些心从哪里来，到哪里去，在这个过程中慢慢破掉种种欲之后，那种乐就是"妙乐"，它是没有对立面的。

因此，"离欲无我"是一种更深层次的出离。"出离心"不是指跑到家庭之外或者出家之类的。如果你的心不出离的话，你到庙里还一样是个俗人；如果你的心做到出离，你可以更加灵活、更加流动地去看各种事情，一心不乱，不入任何境，就是各种境界的变化你都不起念。

问题 6：能不能这么理解，外化就是透过层层迷雾，发现真相的过程？

从后现代的术语上看不是这样的，后现代术语认为没有一个真相在那里等你去发现，所以不存在透过层层迷雾看到真相一说，但是从佛教的术语上看又是这样的，我对于智慧的主要的东西感到迷惑，有一层我，就有一层迷惑，所以透过层层迷雾看到的真相，就是无我的。外化就是让我们至少在心灵层面不受旧物，或者关系的打扰，达到一种宁静的妙乐。

问题 7：做好外化训练就用老师让做的练习，总会被来访者的叙述吸引，打破方式就是多听他的诉求方式，可以吗？

我觉得我的建议的第一步还是要走流程，你先按那个四步流程去做，然后看看会卡在哪里，基本上开始学这四个步骤时都会觉得这个很清楚，用的时候就会觉得这个很难，基本上难在哪里？那里就是你外化的地方。不是光听他的诉求，你还要看他的诉求会让你的内心产生什么诉求，来访者的诉求是会让你产生一些判断和诉求的，咨询师的心很容易被来访者带走，很容易被来访者的祈求带走，那个也是要破的。

问题 8：用叙事的方法去生活，其实是件看起来简单却不容易真正做到的事。在中小学生的教育工作中运用叙事的理念感觉很好，但是要做到真正娴熟起来，并且能够运用好外化这个动词还是感觉很棘手，尤其是在跟学生谈话的时候，往往还是会僵化于教育的常规模式。那么怎样才能运用外化的技术去做好教育工

作呢？有没有什么技巧可以传授一下？

这个问题就很具体了，但是不要怕难。获得幸福不是那么简单的事情，要知难而上。如果你想从此过上幸福的生活，要学会不怕难，要对自己的心做些工作。然后在跟学生谈话的时候，如果你觉得很棘手，那你就去观察是什么东西让你没有办法利用你所学的叙事的态度去跟他谈。会不会有某种东西，比如简单化处理，或者"不要跟他浪费时间"等阻碍你这样做？你可以问自己："我愿意跟他谈话吗？我喜欢跟他谈话吗？我喜欢这个犯了错误的孩子吗？"

也许是一种情绪、一种愤怒或者一种什么东西让你没办法做到，而不是你不想做。换句话说，有可能你的内心还是很在乎这个孩子的，要不你不会和这个孩子谈话，但是你的情绪会让这种在乎打折扣，或者让你的在乎一点都没有体现出来，就像很多父母恨铁不成钢，那种"恨"会让他们对孩子的做法和说法出现偏差，让孩子一点也感受不到他们的爱，尽管他们本身的出发点是爱。

你去看是什么东西让你做不到，其实你做不到不见得是你不愿意去做，有很多事情你是愿意做的，但是由于某些东西成为障碍，让你没有做成，然后你再看看那些东西是从哪里来的，这大概会有一些帮助吧！

第 5 章

改写：做自己人生的作者

如果说外化是叙事疗法一直伴随的一种态度，那么改写是在整个叙事疗法过程中一直存在的一个方向或者一个目标。因为不管是一种什么样的疗法，最终都是希望能够帮助来访者实现改变，尤其是那种创造性的、向着积极方向的改变，因为我们很难想象一个做了很多努力之后，来访者没有丝毫改变的疗法还可以称之为疗法。

改写就是叙事疗法对于改变的一个设定或者说是一个方向。有许多刚刚开始学咨询或者刚刚开始学叙事的人会觉得在这个阶段效果非常神奇，但是有时对于这种神奇的效果是如何产生的却没那么清晰，那么现在我们来学习改写的机理以及一些操作上的技巧吧。

诠释学对叙事理论的影响

我在前面讲过，叙事疗法的理论渊源比较深远，主要是受后现代思潮的影响。除此之外，也受诠释学的影响。诠释学（hermeneutics），有的被翻译成解释学，它是过去经典解释研究领域的一门学问，诠释学的研究对象是文本，就是经典意思应该怎样去解释。简单来说它是哲学的一个分支。它以前还不能算是哲学，应该算是文学，就是我们怎么去读懂、怎么去理解一个经典的文本，这有点像中国传统训诂。但是这个经典诠释学后期的发展越来越倾向于去思考和理解何以发生，或者说这个文本的语义在历史的语境当中有没有可能会发生曲解或者转变，这就涉及翻译——转译和转化这样的话题。

这样讲可能有点抽象，你们会感觉这与心理治疗没有什么关系。大家可能需要做好心理准备——心理治疗是一门关于理解的学问，就是我们如何理解别人，如何被理解，如何在一个相互理解的对话中实现对彼此的影响。那么我们在讲改写的时候，这个词本身就是源于叙事的诠释学的思想渊源。

改写的"写"，指的是对于文本的再创作，那么改写的是文本（text）。在诠释学中，文本有狭义和广义之分，狭义的文本就是指作品，主要指文学作品，广义的文本是指一切由书写所建构起来的存在者，当然也包括人。

我们每一个人不管有没有接受过教育，有没有受过那种文本的熏习，都会带有我们所生活的文化背景中的文本影子。哪怕一个从来没有上过一天学的人，他身上也会带着他所生活的文化背景中的由文本建构起来的语义体系的痕迹。怎么讲呢？就是他和他身边的人的生活，都不可避免地要去借助他出生之前，以及他生命过程中直接或者间接影响他的那些文本的框架，而且他也需要借助这样一个框架。

当我们使用这样的一种思维方式去看待咨询过程的时候，每一个来访者都可以被视为一个文本，甚至一个作品。那这个作品的作者是谁呢？那就不一定了。所以我要讲的就是要做自己人生或者传记的作者，你自己来决定你的人生该如何书写。那么我们在理解个体的过程中，就需要借助其所处的文化和生活背景，就像我们要读懂一篇小说或者一部伟大的文学作品，就得对这个文学作品当时所处的历史文化背景有所了解一样。遗憾的是，来访者在向我们讲述他的生活故事时，他会做一项"跨文本"的工作，就是他把某几件事情，或者是他生活当中的重要他人所说的某几句话完全孤立地从他的生命体验中凸显出来，而把当时的那个历史忽略掉，向你呈现他的生命故事。像这样的例子比比皆是，来访者经常会用过去某个人说的某句话来证明他过得有多惨，多么不幸，可是他不去讲当时还发生了什么使得对方去讲这样一句话。当然话又说回来，我们的孩子、孩子的老师，或者孩子的同学在向我们告状，向我们述说那个孩子有什么不对的时候，其简短的描述中也存在这样一个跨文本表达的问题。所以，你要实现改写，要实现对于这个人的生命故事的一种重新认识，你就不能不回到当时的那个语境中去。

我们换一个视角，刚才的视角是谈别人的人生，而我们自己的人生故事的脉络也同样如此，需要有一个历史的背景做支撑。当我们去认识我们自身的成长经历，并且基于这种成长经历去勾画我们未来要如何生活时，就涉及我们是在复制某一种生命故事的主题，还是在创作我们自己的生命故事的主题的问题。如果我们对于我们自己的生命故事的历史背景，或对我们产生深远影响的那些关系，我们能够从发生时的那个语境当中去经过长时间审慎的思考，那我们就有可能发现，我们是在被某一种情绪、欲望或者某一种心理机制推动着、左右着，也就是说，我们并不是在主动地活出自己的人生，而是去扮演我们生命故事当中的某一个角色。

有时，我们的这些生命故事貌似是由父母来书写的，好像父母给我们做了一些安排，我们去完成父母的这些愿望，去扮演了父母所投射的某一个角色。当然，父母的阅历也有可能让我们内化了许多别人的生命故事，这些生命故事的主题就慢慢变成了我们鞭策自己或者惩罚自己的一些依据。例如，虽然我们的父母没有希望我们的婚姻按照某一种方式发展，但是当我们看到父母的婚姻或者他们的生命主题时，就会推断我们的生命主题也应该如此或者截然相反，不管是什么样的，我们通通没有去做我们生命故事的主人或者作者。也就是说我们没有办法去改写我们那种习惯化了的或者说被格式化和历史传奇化的生命故事，我们是没有办法从历史主题这样一个生命的洪流中走出来的，也没有办法改写。

读者也许会觉得我这里讲的和以前所讲的改写技术有些不一样，这一改写技术不是要去找例外吗？好，我们思考一下什么叫例外，这个例指的是什么？那个外又是指的什么？这个例指的是成例、习惯、范例、范式，指的是习以为常、习焉而不察的某些习惯化的反应模式，用比喻的说法，就是对于某一种文本的复制，即对于生活方式或者某些表达的独特解释，将被应用到自己的生命故事中去。

如果我们要改写，那就要从例外开始，就必须先走出这样一种模式复制的怪圈。这时，你就必须借助一些诠释学的智慧了。不过，有的人说我找到了那个例外，可还是没有办法去让来访者有一个很明显的改变呢？这其中有一个可能的陷阱，那就是你跳到了它那个问题故事的主题的对立面。例外故事的主题未必是问题故事的反面，它有可能是一个创造性的跃迁。也就是说，它和那个问题故事的主题可能不相干，而不是它的反面。

文本创造性诠释

那诠释学是如何看待这样一种现象的？对哲学感兴趣的读者可能读过傅伟勋先生的《创造性诠释学》，了解了与创造性诠释学相关的研究。所谓创造性诠释学，就是虽然我们通常会认为阅读是一种被动性的东西，但是在阅读的过程中，肯定要去领悟，这就是最佳的阅读。例如，我们读《道德经》，就要去领会这本书的作者的本意是什么。为了了解他的本意，我们就要去考证那些字、当时的语境，以及作者的年代等，这些都是为了辅助那个目标的。后来创造性诠释学的研究者慢慢发现这些都不是阅读的最佳状态，这只是第一个级别，或者说是一个比较粗的状态。

文本创造性诠释第一层：实谓

我们要去看一个文本，它有好多种指称的层面，第一个层面就是实谓，即实际上所说的。我们通过恢复语境和考证去了解一个古典的文本在讲什么。可是当我们把它放到心理治疗的语境中时，就会发现有时那个语义就是你所说的并非你想表达的意思，尤其是当你处在某种情绪当中的时候。例如，你的父母在你很小的时候说过几句狠话："我不要你了，你真没有用，我真后悔把你生出来。"如果你把这些话记住了，把它作为一个向别人讲述生命故事脚本的一个证据，那就有问题了。为什么呢？这个文本的实谓的意思是父母说不要你了，但这个并不是父母要表达的意思，父母只是很生气，他们想表达的是希望你有所改变。换句话说，文字本身的意思可能并不一定是表达者要表达的意思，所以我们即便能够恢复一个文本的本意、实谓，也未必能够懂那个作者的意思。

文本创造性诠释第二层：意谓

第二个层面的表达是什么呢？就是所谓的意谓（intention），即虽然他说了 A，但他想说的是 B。改写的时候有行动蓝图、意义蓝图，那就是他的实谓。从诠释学的角度来看，某种说法、做法或某句话都是文本，而这个文本要表达的意思通常不是文字或者某个做法本身的意义，所以改写的时候要特别小心，不要被实谓所误导，要去关注意谓，就是他想表达的那个东西是什么。

文本创造性诠释第三层：蕴谓

现在创造性诠释学的说法还有一个更深层的研究，就是从历时语境中去看。注意这个地方涉及一个共时性和历时性的问题，这是语言学家索绪尔所做的一个重要区分，就是从时间的维度上，从过去、现在、未来这个思路去看被称为历时性，在同一个时间的切面上它的语义的横向表达被称为共时性。

那么我们就会看到，就是某一个文本的作者，在某个历史时期表达了他的某种意愿，当放到历史的语境中看时，我们就需要考虑，如果他今天去说，那他有可能会怎么说，或者他在讲这番话的时候，在他的话语之外蕴藏了什么样的含义，也就是说透过文字猜测意向、猜测他尚未表达的意思，那个尚未表达的东西叫作蕴谓。这就是创造性的第一步。

比如，电影《燕子李三》中有一个环节是关于燕子李三的大师兄和师姐的感情故事，师姐很喜欢大师兄，但是大师兄没有反应。有一天师姐就和大师兄说了这么一句话："你就是块木头。"在这里，她的实谓，也就是这句话的实际意义是大师兄是块木头，但是她的意谓却是试图让对方理解自己的心意，她是想用这句话来激发对方了解自己心意的动力。那她为什么要让对方去了解自己的心意呢？这就涉及一个蕴谓，她隐藏了对他的那种深切的爱、那种关切。这涉及三级表达，尽管那个语词是有攻击性的，可是那个意谓是温暖的，希望对方能够了解她的心意是温暖的，而关于她的那个蕴谓，也就是她的那个心意是什么，在那里，她是直白地表达的。

文本创造性诠释第四层：应谓

这时读者就会想，你刚才不是讲要从历时的角度去看吗？她有这样一种蕴谓，在今天的语境里，如果我们从历时的角度去看她应该怎么说？也就是所谓的应谓，应该怎么说。这时就已不是原作者在表达，而是读者在表达了。所以来访者跟我们讲的每句话，他说的话的文字本身是实谓，他通过那些文字所表达的意愿叫意谓，那个意愿背后所隐藏的目标是蕴谓。那么在你当下的语境当中，他更有效的表达方式在你看来是应谓，那个应谓是读者的猜测，而创造性就是从这种猜测开始的。

我们在了解我们自己的生命故事，以及我们生命过程中重要他人的生命故事的时候，有没有考虑这些东西呢？有没有考虑过当时是为了什么？或许我们小时候的某种做法现在想起来仍然让我们很尴尬，甚至是很内疚、很愤怒或者怎么样的，等等，但是你要回到当时的语境里去看，当时你那么做时你的谓蕴是什么。这样一来，很多问题可能在这个过程中都能得到疗愈。

但这还没有完，创造性诠释学的最后一个境界或层面叫必谓，就是必然、必须这样说，就是你只能这样说，到了这个阶段，它就是改写了。

文本创造性诠释第五层：必谓

必谓的变化过程就是一个改写的过程，即一个从读者变为作者的过程，也就是我们自身或者来访者在我们的文化背景中，从承载者到延续者再到开创者这样一个变换的过程。

从诠释学看改写

这个过程要仔细做下来的话，每一件事都会很有意思，我们从每一件事中都可以看到很多例外。你在不太快乐的事件中可能隐藏着良好的意愿、愿望。在生活中，有时夫妻吵架的时候，他的实谓可能是攻击性的，他的意谓甚至也是攻击性的，但是他的蕴谓却可能不是攻击性的。例如，太太因为先生抽烟而跟他吵架，吵架的时候用的词是攻击性的，语言背后似乎也有着那种迫不及待、恨铁不成钢的意愿，但她的目的，或者说蕴谓却是好的，就是希望丈夫能够身体健康。

读者读前两层，却不读后面一层，为什么呢？因为前两层可以诱发他的情绪，而他的情绪会阻止他去读后面一层。我们在工作和生活中，这个外化的阶段就是找到那个阻止我们深入解读很多生活事件的因素，并从中抽离出来。也就是说不被那些情绪、防御机制、问题故事阻碍的主题，反而会让我们主动去解读，创造我们希望的生活方式，或者生活的意义。在这个过程中，你只有读到"蕴谓"这个层面才有可能去考虑怎样说才好，进而才有可能进行所谓的"必谓"，也就是你要去用某种方式换一种说法。

我给大家讲一个我自己所经历的很好玩之事。

有一次我在公交车站等车的时候，可能正在思考什么哲学问题，没有站在站台台阶上，公交车一下子停在我的面前。当我意识到的时候，那个车已经离我很近了，不过那个车门正好停在我面前，我还挺高兴的。门开了之后我就上了车，此时，那个售票员很愤怒地对我吼道："你找死呀！也不看着车！"当时我也很愤怒，但是有趣的是，我虽然很愤怒，还是没有忘了去做话语分析，我当时也很大声跟他说："我知道你说这番话是为了我的安全考虑，难道你不能换一种说话的方式吗？难道非要用这么大的声音，而且用这种攻击性的指责的话语吗？"具体的措辞我记不太清楚了，大概是这样的意思，当我说完之后本来很生气的售票员愣住了，然后整车的人都笑了，有个人就说："这人太有意思，是不是学心理学的？"

我当时差点就承认，我真是……你可以感觉到那种分裂的状态：一方面我很生气，我被他的情绪激怒；另一方面我又保持着分析性的态度。其实我那时说的那番话，就是从蕴谓到应谓，应谓就是：你这样说可能更好，就是做一个解释。而我的这种做法就是必谓的过程，就是独特的、与众不同的、自己的应对方式。

所谓"改写"就是你与他、与过去的自己的应对方式不同的一种创造性应对方式。所谓的创造性就是与别人不同，与过去的我不同，从而活出一个新的自我。当这个新的自我具备一种习惯化的东西时就会形成一种人格，那你就和以前不一样了——那是真正意义上的改写，因为你开始主动去左右和创造你的关系、你的情绪、你的生活状态等。那就具有创造性的一面。

所以当我们去讲必谓的时候，必谓不是语言层面上的，是行为层面上的。

如果我们可以通过这种从实谓到必谓的分析去看到一个文本的表达、他的语意的生成过程，以及他的语意落实到我们的生活行动本身这样一个反向的过程，我们就会不再被动地去复制过往的话语模式，那个由问题故事主题塑造的自我也就烟消云散了，我们不再从问题故事的视角去诠释我们所面对的现实。

例如，我们身边就会有这样的人，假设他很自卑，而自卑就成了他解释的框架，也就是他的问题故事。当有人夸他的时候，他就会把夸的那个语词解释成贬低或者嘲笑。那你想想看，如果你的儿子、老公或者太太，老板或者下属带有这么一种转译的、翻译的机制，你怎样对他好都可能没有意义，因为你对他的好到了他那里就会变成别的意思。当然换个视角也一样，有时我们觉得某个人对我们说的话具有攻击性，有时却不一定，因为如果我们以一种防御作为解释的体系的话，那么我们在解释别人的话时，就并非是在解读，而是在翻译。

这个翻译和转换的差别就在于，如果我们不经过创造性诠释学这样一个过程，去改写我们对于这个世界的理解的话，那我们就有可能一直在维护着某一种翻译的解码体系，不管看见的、听见的还是读到的，我们都会把它解释成某种固定模式的东西，这就是没有改写的表现之一，那个问题的影响就一直在那里，并有所体现。所以在做咨询的过程中，我们要很小心地去观察来访者的解释体系是什么，他的滤镜是什么。比如，有些人很自卑，并带有一种民族歧视，只要提到国产的东西，他就说不好，至于为什么不好，他也说不出什么理由，反正他就是觉得不好，基于此，他再去找些理由来说哪里哪里不好。我在国外的时候很反感一帮人，所谓逢"中"必反，就是一讲到中国就是不好的，各种各样的不好，什么中国式过马路，中国式××等，只要是中国的，他就觉得不好，就觉得有问题。客观地讲，我们有些东西是不好的，但也不至于逢"中"必反。这就是一种解释体系导致的，一切的表达，或者一切的文本就归咎或者归纳为不多的几个结论。

我这里有一个案例特别有意思。

> 来访者是某著名大学的博士，他毕业后去参加工作面试时，如果工作单位同意聘用他，他就会跟导师说："这个单位肯定不怎么样，像我这样的人它都要。"如果工作单位不聘用他，他也会说："你看人家不要我吧，说明我就是很差劲。"

这里面包含他的一个解释体系，就是把所有别人对他的方式，都归咎为"我很差劲"这个结论上。这个就是改写的难点，那么你要抓住任何一个表达的故事，和来访者一同去了解当时的那个语境是怎么发生的，并让他去了解实谓、意谓、蕴谓、应谓和必谓这样一个过程，当然你不一定要说出来，做咨询和上课不一样，是不需要把背后的理念说出来的，你只需自己知道就好了。

我们用的技术，就是由当前的一个事件看到这个人的意向、意愿，即他想要的东西是什么，过去还有没有什么表现，他当时的意愿是什么，然后通过把这几个意愿放到一起看他到底是什么样的一个人。对于他这样一个人，现在怎么处理、准备如何规划他未来的生活，这就是完整的对于诠释学的思路，或者是对于这个理念的应用，那么通过对这个理念的补充以及所举的例子，你对于改写的技术以及翻译或者转意的思维方式，是不是会产生一些新的认识呢？你看到我们有没有带着一种有色的眼光把一切的表达都解释为几个主题？这几个主题通常都是我们的问题故事的主题，所以改写并不难。

当然，你也不必总是想着去找那个问题的对立面或者反面，你只需用解构的方式去看这个问题故事的几个层面，就可以让他看到他那种翻译的做法。他在看到翻译的做法以后才有可能考虑到最后一个环节——转化问题。转化问题和消除问题是两种思维方式，叙事疗法不是硬碰硬地把问题消灭掉，而是要我们把这个问题解剖开来，然后由来访者做出愿不愿意被这样一种解释的模式或者让这个问题主题继续影响下去的决定。

这个时候既是一个契机，也是一个风险，因为有可能来访者无法承受这种转变所带来的压力。尽管很多来访者在遇到一些心理困扰的时候，他的主观体验很不好，但是他很习惯于那种不快乐的状态，倘若真的要发生一些改变，对他来说反而更难、更具挑战性。就像很多被从家庭暴力中解救出来的妇女和儿童，他们会再跑回那个家庭中去，让解救他们的人很难理解，甚至会让很多解救他们的人感到很寒心。其实从叙事的角度来说并不难理解——很多苦难和不幸的事情的发生都和我们的习惯有关。佛教把这个叫作业力——"业力所成"。而要破这个业力，并不是一件容易的事情。智慧是需要担当和勇气的，我们看到了这个过程，和我们能够把自己清晰地看到这个过程，并将之转换成一种新的让我们的人生朝着一种更有希望、有力量、温暖的方向前进之间，仍然需要一种重要的东西，那就是力量的来源——我们敢不敢、有没有勇气过上我们想要的生活。

很多时候我们一直在期望某种生活，当我们真的可以过上这种生活的时候，我们又有点恍惚了——这真的是我们想要的吗？所以有时改写，即最后的转化这一步存在着很大的风险，就是做咨询到这一步会很受挫，来访者明明讲了他要过什么样的生活，为什么他又不去过呢？这就涉及从翻译到转化的问题，他原本习惯于某种翻译的状态，他把这个习惯又翻译成了他原来的问题，也就是说他会把他当前发生的变化也用这个问题故事所限定的主题去进行翻译。改变也会被视为一个问题故事所设定的解释框架下的一个对象或者说是一个文本，当下的叙事分析、当下的改变也会让他处于一种怀疑的状态，不相信自己会发生改变。

现在我越来越意识到这个问题，并一直强调，如果你不相信你可以做到，那你就做不到，那么这个转化的过程要解决的就是最后这个问题。那该如何解决呢？我们就要采取同样的解释过程，即叙事分析的过程。当一个人说这样挺好的，你不要想当然地认为他知道了他这种新的做法是好的，他的这种改变好在哪里。

有时来访者对于那个"好的"解释，会让你大跌眼镜，你会发现来访者用来解释的那个"好的"价值体系是他旧有的解释模式，其实并不好。

罗杰斯经常强调他在做咨询时不给来访者提建议、不指导、不干预，以一种无为的心态来做咨询。我记得有这样一个视频，记者采访了罗杰斯的一位来访者，并问他罗杰斯的咨询是否对他有帮助。如果有，是什么因素对他很有帮助？然后问罗杰斯觉得自己的咨询对这位来访者是否有帮助，如果有，是哪些做法会对他有帮助？然后，记者把两段录像放在一起，罗杰斯的回答是："我温暖的陪伴、信任、无条件的积极关注，这些因素肯定对他是有帮助的。"他的来访者说："罗杰斯博士太帅了，给我的建议也特别好用，我也觉得特别信服，所以我完全是按照他给我的建议去做的。"罗杰斯一看，就觉得很尴尬，他俩都说好，但这个"好"背后的解释体系却大相径庭。所以在叙事疗法咨询中，咨询师会不停地问来访者："你为什么觉得好，你可以解释一下吗？"你不能让他觉得是因为你不相信他，所以才问他这个问题，你要去问他那个好在哪里，为什么他觉得是好的。这时，你再把他翻译的过程变成一个转化的过程，就是转化为新的解释体系的过程。那么在这个过程中，来访者就有机会去选择他要还是不要去活出新的生活脚本，也只有在这个地方你才能看到他是在主动生活，是在改写、创作他自己的生活故事，而不是在继续复制他原来的生活故事。

我的意思就是说要有行动取向，而且要丝丝入扣，一点都不要放松，不要轻易觉得已经完成了这个咨询工作。其实改写这个技术还挺难的。

我们习以为常的解释体系和生活模式，是不会轻易离我们而去的。有时候，咨询已经到最后一步了，来访者看上去已经发生了很多改变，但是如果你不去做从转意到转化的工作，他回到家就会立刻恢复原样，因为他没有想过可能会遇到这种挑战。

大家在做儿童青少年咨询时是否遇到过这样的问题：一个孩子决定要以某种方式生活，结果他回到家被父母，或者老师，或者同学等按原来的方式骂了一顿后又恢复原形了，在咨询室里好不容易培养的那点耐心、那点勇气、那点魄力也消失殆尽了。有时可能只是大家根本不相信他会发生改变。当然夫妻咨询也是这样，这个"不相信"对承诺的那个人来说是一个巨大的挑战，因为他平常就是这样的。当他有一点希望用不同的方式去生活的时候，结果别人几句话就打回原形了。特别是对那些成瘾行为，尤其是小孩子的自控能力差等说法，最后一步是关键中的关键，不要因为你的不相信而前功尽弃。

那你在做干预的时候，你也要考虑"一些人的不相信"对来访者的影响，"当别人不相信你的时候，你准备怎么应对？当别人调侃你的改变时，你准备怎么应对？"我做咨询的时候经常会问这个问题。比如说有个小孩子平时很调皮，当他意识到不能再调皮了，调皮就考不上大学，考不上大学将来就没有前途时，为了自己的前途他下决心一定要好好学习，然后我就问他："你平常就很调皮，那你回去拿起书学习的时候，那些小伙伴不会笑话你吗？如果他们笑话你，你准备怎么处理？"他必须考虑这个问题，否则他会因别人一说，就放下书本，又回到原来的样子了。例如，为什么很多人会复吸？因为他在那样的群体中，他的那一点点改变会得不到支持。

最后，想和大家讲的就是，这个转化要由内而外，而且要得到一种行为层面的支持。例如，你得跟他去探索当他遇到这样的挑战时，他从哪里可以获得这种支持性的资源，这时改写才算完成。所以改写并不是你找到一个让人兴奋的闪光点，然后你不断丰富就结束了。那个丰富的过程其实上是一个升华的过程，这个单纯从技术的层面来说是不能理解的，你必须考虑从创造性的诠释学角度去讲。如果你真的看透了所有事件实际上都是一个文本，是对一个文本的编辑，那么只有打破那种从翻译到转意这样一种文化困境或者悖论，你才能从真正意义上实现做自己和别人生命故事的主导者。

问题 1：罗杰斯的那个案例，是不是能说明他的那个咨询不彻底？

罗杰斯的这个案例还真不好说他做得不好或者不彻底，只能说这是人本主义心理咨询和叙事疗法的一个差别。由于叙事疗法是透明的，咨询师会把自己的思路和来访者分享，告诉来访者自己是怎么想的，又是怎么做的。而人本主义更多的还是在关系构建过程当中，直接使用他所认同的价值体系。这个价值体系在他看来是不言自明的。所以就会存在这个问题：你给他的是无条件的陪伴，而他看到的是另外一个东西。这就是我以前给大家讲过的，你是在表达共情的自我暴露，你讲你的故事，但是你的来访者很有可能把你的话理解成暗示或者建议。他会解释或者诠释你的意义，会从你的语义层面、你的意向、你的目标、你表达的深层次的动机各个角度去考虑你为什么这么讲。

你们在咨询当中有没有感觉到：你的一举一动在咨询室里都

会被你的来访者过度解释？如果你不去了解他的叙事结构，不把他的咨询本身当作一个文本去解读，就很难避免被误解。其实早在 1998 年，就有人设计了一个实验，就是对叙事疗法取向的咨询师和来访者录一个咨询的片段，然后各自放，当他们觉得哪里会有帮助的时候就可以暂停，记录下来。那里面重叠的地方也有，不重叠的地方也有，甚至有的地方是相反的。很可能咨询师觉得这个地方对来访者是有帮助的，而来访者并不认同。设计这个实验的目的是要说明向来访者询问"这个问题是不是对你有帮助"的做法有多么重要。

因为我认为，叙事疗法和其他很多流派的咨询方向是反的：叙事疗法是咨询师向来访者咨询，怎么做对他是有好处的，而很多流派则是咨询师应该给来访者做咨询。在叙事疗法中，咨询师发自内心地认为，来访者有这个权利和能力来告诉咨询师怎么做才对他有帮助。这就是一个创造性的诠释——换了一个视角和体系。

当然，你要敢于用这种方式去面对自己的咨访关系。

问题 2："五谓"是不是可以理解成"现象 - 本质 - 一致性表达 - 行为"？

这个说法可能就要小心一点了，因为叙事疗法会受到诠释学、本质学等后现代取向的学说的影响。现象学其实不是很主张现象背后有本质，而是会认为现象背后还是现象，一切都是一个生成的过程，并没有什么本质。它不认为语义背后还有更真实的语义。虽然我讲的时候是这样讲的，可能会产生一些误导作用，但是它们都是并列平等的关系，你不好说哪一个是更真实的。那个攻击性的语言本身也是真实的。我们要注意，有时会有轻视现象的情况，我们会说去伪存真，去粗存精，会觉得现象是粗的，其实这倒不一定。

当然了，后面这个说法确实是一致的，在哪个层面存在都是很真实的。就像我们的来访者在跟每个人讲自己的故事时，讲法是不一致的，甚至意义是相反的，但他都是真的。所谓真的就是他要配合那个语境，要特别适合那个语境，否则的话他就没法去讲。从这种自洽性方面来说，他都是真的。所以这个地方没有办法用跨文本的方法去解释和评判哪一个是更真实的。

问题 3：老师，"应谓""必谓"听得不是很明白，能再说一下吗？

这个问题问得很好，很重要。应谓是读者把某个文本作为一个对象去阅读，去揣摩作者的本意，从这个层面讲就是被动地解读，直到你觉得他应该怎样说，才是转化的起点。"应谓"是他应该这样说，还没有那么确定，是在"信"的层面说话，"必谓"就是他必须这样说才符合他本来的意愿。这会和他原来的文本差别比较大。

第 6 章

叙事与人本主义心理咨询

本章我们要讲的是叙事与人本主义的汇通。我发现，把叙事和人本放在一起讲还是很有道理的。原因有以下两点。

第一，可能很多学叙事疗法的人会有这样的体会，觉得叙事疗法的很多工作方式，本来就跟人本主义疗法很像。也就是说，叙事是挺人本主义的一种疗法。

第二，从理论渊源上来看，作为一种后现代思潮启发下的疗法，叙事疗法本来就受存在主义哲学的影响很深。我们知道后现代思潮的源头有不少跟存在主义哲学有关，所以我觉得这个话题是一个很自然的话题。

我觉得，在该议题中，有很多方面还是值得我们去思考的。二者既有一些共性的东西，也有一些非共性的东西。例如，叙事疗法和人本主义疗法在态度和理念等方面是相同的，但是也在某些方面存在细微的差异。我觉得，能把它们的共性和细微差异的部分搞清楚对我们学习叙事疗法是很有帮助的。

叙事与人本主义心理学的共同特征

大家知道，人本主义心理咨询是四大咨询流派之一。它是在反对精神分析和行为主义的基础上，由马斯洛提出来的。当然，马斯洛在基础理论方面的贡献比较大，而罗杰斯在临床方面的贡献可能更大一些。罗杰斯曾经作为发起人和马斯洛一起建立了美国人本主义心理学会，也就是如今的人本主义心理学会（AHP），但是不像以前那么活跃了。当时罗杰斯的很多观点都在美国引起了比较大的轰动，被人们广为接受。他的很多基本理念被视为心理咨询的基本原理，被视为"金科玉律"，所以现在所有的疗法都会采用人本主义疗法的一些理念。换句话说，就是人本主义疗法的趋向慢慢被融入到各个流派当中，而失去了独立存在的形式。所以从很多方面来看，人本主义疗法都是日渐式微的趋势。

当然，这个说法其实对整个心理咨询业来说是一件好事，但对人本主义疗法这个流派本身来说又不是一件好事。不过话又说回来，如果我们跳出门派之争来看，这是一件好事，也就是说，人们在心理咨询这个领域逐渐发现一些具有共性的基本的原理，对于这个学科的日臻成熟是有推动作用的。

下面我们从哲学传承的角度来看人本主义心理咨询的基本主张。"以人为本"的说法在现代汉语语境里也是耳熟能详的，不管是专业人员还是普通老百姓都很认同这种说法。可是这种说法从哲学的角度看是一个不精确或者说表意不清的概念。为什么呢？因为"以人为本"的说法没有界定人的概念，也就是究竟以什么人或者以人的什么属性为本。不同的人在使用这种说法的时候，会有独特的理解。

　　其实，一切以人为研究对象的学问，皆是以人为本的。它们的差别只在于对人的界定不同。如果有的人对人的界定是和动物没有根本差别的，那他就会通过研究动物来推断人的行为问题。但也有人把人比作计算机信息处理系统，那么，当他在研究人的时候，对人性的界定就会仅仅从这个角度入手。

　　因此，当我们用"humanism"来表示人本主义心理咨询的时候，其实它是有特指的。它是指在一系列有关人的界定的指导下所进行的一系列心理实践。它最经典、最核心的一个观念就是人是不可以被简化的。心理学界普遍用简单的心理现象来研究复杂的心理现象，也就是用简化论（reductionism）的方式。因为人的心理现象很复杂，要直接研究复杂的心理现象很困难，所以大家就有这样一种共识：以数学家的思维方式，把复杂的问题变成简单的构成部分，然后再一个一个去研究。而人本主义心理学就认为这是不可能的，人的基本属性恰恰在于其复杂性。所以一旦把它简化的话，说的就不是人性，是不对的。所以人本主义心理学的第一个主张就是人的不可简化性。

　　这个主张在叙事疗法里面是有呼应的。叙事疗法认为人是不可以被界定的。我也经常说："人是不可以用一个标签来界定的。"因为这个界定会不可避免地简化人本身具有的复杂性。如果人本来就是复杂的，那你可以用一种简化的方式来看，但你首先要回答的一个逻辑上的问题就是，这种被简化的人性还是不是人性。这是一个很实在的问题。

　　过去，因为哲学的发展不够精细，在研究人性上，哲学有那么一种"偷懒"的倾向，就是用研究物理的方法来研究人性。这是一个有问题但是真实存在的倾向。

人本主义心理学的第二个核心理念是整体论。所谓整体论和简化性稍微有一点不同。整体论不仅要从个体的不可还原性入手，还要考虑人际关系等因素。在这一点上，叙事疗法比较关注个人所处的宏大的语境对于个体叙事的塑造所产生的影响。因此，考虑到这个因素，你会发现叙事疗法在这一点上和人本主义是一致的。

人本主义心理学的第三个核心理念是人本主义心理学是现象学取向的。所谓现象学取向是指它比较主张就事论事，比较反对通过一个事件推寻某种本质。因为现象学会把一切显现的现象当作研究对象，所以要保持现象的原汁原味，而不是通过一定的解释体系将它去伪存真，去粗取精。现象学认为，透过现象，你看到的可能还是现象，只是看到的是你更加希望看到的现象，而不是背后有什么本质。也就是说，我们通过一个人做的某一件事去判定这个人的本质，在人本主义心理学看来是一件有风险的事情。这在叙事疗法看来也是一件不可接受的事情。叙事疗法认为通过一个人做的事情本身，你可能无法判定他是一个什么样的人，而且即使你通过叙事的对话去了解他做这件事的起心动念、意愿和想法，你也不能去判断他就是某种人。因为这个人不可避免地总处在一个不断生成的过程当中，他会不断地变化。他在某个时候、某一个语境中、某一个情境当中是会随着其境遇的变化而发生变化的。所以从这个意义上讲，人是不可以被界定的。

这种现象学的思路会让我们对人性抱持一种生成性的期待。大家知道卡尔·罗杰斯有一部经典的作品叫《个人形成论》（*On Becoming a Person*）。从书名上，你就可以看到他的一个很关键的趋向，那就是他会认为人是处在一个变化的过程当中的。假如我们可以将人用其属性来界定的话，那心理咨询就没有存在的必要了。因为所有的解决在某种意义上来说都是虚假的解决，所以不能从根基上去改变。

然而，如果从过程论或者生成论的角度去看，就不一样了。从生成论的角度来看，我们所有的来访者都处在一个通过对话来生成一种新的生活方式的过程当中，那么治疗就会显得很重要。因为你以什么样的方式去交流，以什么样的方式去对话，将会决定这个人变化的方向和程度。所以这个时候心理咨询的重要性就凸显出来了。

将人本主义心理学的这几个特点汇集到一起，就会凸显出人本主义心理咨询过程中经常用到的一个问题，那就是咨询师会经常性地问来访者的感受："你感觉怎么样？"这一点在别的一些疗法里会显得有些突兀。也就是说，来访者的感觉在很多传统的疗法中是不重要的。当然，你不要用行为疗法等疗法的新的发展来反对这种说法。因为其他流派后期都整合了人本主义的一些观念，所以使用其他流派疗法的咨询师也会询问来访者的感受。严格来讲，美国人本主义疗法协会说现在没有别的疗法了，所有的疗法都变成了人本主义心理咨询的疗法，也不是没有道理的。

叙事疗法：比人本还人本

从以上角度来看，叙事疗法与人本主义疗法非常像，那么叙事疗法还有什么独特之处吗？它有什么贡献呢？有人说，尽管叙事疗法和人本主义疗法很像，但是它是一种比人本还人本的疗法。那这种说法从何而来呢？其实这就会涉及叙事疗法和人本主义心理咨询在理念上的细微差别。

人本主义心理咨询的思想根源

叙事疗法是一种建构主义的理论取向，所以它反对从本质论的角度来预设人性。人本主义的现象学取向其实也是这样的。可是我们又不能不看到人本主义在临床上对人性还是有一些预设的。比较经典的一个预设是：罗杰斯认为人是有类似本能的成长性的。所谓类似本能的成长性指的是什么？罗杰斯认为，所有的人，只要你给予他足够安全和包容的环境，降低价值条件的作用，不评判、不指导、不去影响他本来的那种发展趋势，那么他就会做到自我实现。或者说，他自我实现的本能会让他最大程度地使用他的心理资源，从而让他成为他本来应该成为的样子。请注意，虽然这种表达方式很精巧，但是它还是预设了一些东西，比如那种先天的、本能的、自发的成长性。

这当然可能会受时代精神的限制。罗杰斯这个理论的提出，是受到了中国道家思想的很多影响，但他并没有进行太多的反思。道家的思想对于心理咨询来说，其实是有一些价值取向上的差异的。从"道"的层面去讲，的确如此——没有价值的评判，没有什么好坏，所以一切顺其自然就是最佳的状态。所以大家知道，人本主义心理咨询师是以一种尽可能无为的方式在做咨询。

这是和罗杰斯早年的经验有关的。

罗杰斯早年和他的家人生活在一个大农场中。这个农场非常偏僻，周围也没有什么邻居，他们都比较孤独。罗杰斯主要是通过阅读、童子军训练来获得教育的。由于他的父亲是基督教清教徒，所以反对享乐，强调刻苦努力地工作。由于受到宗教教义的约束，他的童年很多时候都处于对神的亵渎的恐惧和紧张当中。举例来说，他读大学时第一次喝到苏打水就感觉很不安，因为那个苏打水是有味道的，不符合他们的教义。按照他们的教义，喝水只能喝什么味道都没有的清水，如果喝那种可以带来快乐感的有味道的水，或者含有酒精的饮料，就是对神的亵渎。后来他在哥伦比亚上大学，本来是学教育的，但是在童年种下的宗教种子让他对宗教产生了浓厚的兴趣，于是他就去了那边的一所协和神学院学习，后来成为这所神学院的年轻学者。本来他毕业后应该去当牧师，但是在当时学校中存在一种奇怪的革命精神，包括罗杰斯在内的部分学生对上帝产生了怀疑，于是他们希望学校能支持他们去游学，以便更加自由地去探讨学问。没想到学校竟然支持了他们的这个要求，于是他们在学校的支持下来到中国考察。有文献记载，罗杰斯曾在日记里写到，他们坐船来到了中国，然后他在上海的城隍庙吃小吃，并受到一个会说英文的道教徒的影响，对道教产生了浓厚的兴趣。虽然罗杰斯在后期没有特别强调道教，但是他和马斯洛一样还是会经常引用道家的一些说法。

我提及罗杰斯的这段经历是想说明，人本主义心理学的无为而治的思想还是有它的思想源头的——中国道家思想。这从自然哲学的角度去讲是没有问题的：一切都是自然而然的。

人本主义治疗的理念

人本主义治疗心理疾病的理念是，人们之所以出现心理问题，就是因为没有按照自己本来的样子去发展。具体来说就是外部评价让人们受到了价值条件的作用。所谓价值条件的作用是指别人对你的爱是有条件的，这种有条件的爱使你扭曲自己内心最真实的想法去满足别人的期待，形成两种比较矛盾的自我。这就形成了所谓真的自我和假的自我，以及所谓理想自我和现实自我之间的差别。

这种理想自我和现实自我的形成过程在罗杰斯看来是一种人为的东西。他觉得这种理想自我与现实自我的张力是在人际关系中形成的，主要是早期的照料者（caregiver），如父母，对孩子的期待会塑造孩子较矛盾的理想自我和现实自我的体验。这样一来，治疗就会变得很简单，治疗的目的就变成了缩小理想自我和现实自我的差距。

人本主义心理治疗生效的三个条件

那么，如何缩小理想自我和现实自我的差距呢？在罗杰斯看来，就是在咨询室里由咨询师去创设一种特殊的人际关系，让这种人际关系唤起来访者做出改变的内部动力。这种人际关系需要具备三个条件：（1）无条件的积极关注；（2）真诚一致；（3）共情。他认为，只要能够建立起具备这三个条件的人际关系，咨询就一定会生效。他将其称之为咨询生效的三个充分必要条件。对于为什么咨询必然会生效，罗杰斯并没有过多提及。他是通过观察，或者说基于他做的案例提出的这一理念。如果非要他做出解释的话，那他会说："就是这样的，我的经验就是这样的。"

既然如此，我们就要从叙事疗法的角度去重新审视这一理念。如果存在这样一种现象——通过建立这样一种人际关系，来访者就可以发生积极的改变，那我们不禁要问，这种人际关系是如何形成的呢？人本主义可能向我们展示了一些现象，而后现代主义叙事疗法其实是在批判精神、质疑精神的指导下，帮助人们去了解这种现象的机制形成的原因。

人本主义心理治疗的过程

我们知道，在前面所提到的人本主义心理所创设的那种包容、安全的环境里，人是会去探索自我、了解那些未知的部分的。罗杰斯把心理咨询的步骤分为 11 个阶段，大概的过程是这样的：刚开始的阶段，来访者会将咨询师理想化，会觉得咨询师是他的救星，当他有求助愿望的时候，就可以建立这种求助关系，让他感受到温暖、包容、无条件的爱……慢慢地，他会接纳自己的不理想。在接纳自我之后，他才开始去探索自己内在的东西。然后逐渐放下戒备，开始活出一个全新的自我。

以上是对过程的描述。因为人本主义心理咨询要求咨询师尽可能少地去干扰来访者，所以咨询师在治疗过程中说的话是很少的，他常用的技术就是倾听、镜映（reflexion），不论是对内容的反应、情感的反应，还是共情等，都不是很强调技术。它的技术就是尽可能地让我们不要去用任何技术。因此，存在人本主义取向的心理治疗比较反对技术取向，主张不要太强调你在使用什么方法。它的好处在于，来访者会感觉到比较被包容。我们在临床经验中也会有这样一种体会：如果咨询师确实非常有定力，他既不会给你建议，也不会给你指导，更不会给你评判。他总是像一面镜子一样，温暖而坚定地站在那里。

在此过程的某个阶段，来访者是极其痛苦的，会非常慌乱，那就是来访者的理想化被破灭的时刻。来访者本来是想去寻求一种支持，一种主动积极的支持，但咨询师为他提供的却是一种被动的支持，也就是告诉来访者："你想怎样都行。"这就像如果你的孩子回来问你他应该选择哪所学校，然后你跟他说，你选哪一所都行，这时你的孩子其实不一定感到自己获得了力量，这有可能对于他的迷惑没有太大的帮助。

叙事治疗与人本主义心理治疗的分水岭

人本主义咨询师"知道"的立场与叙事疗法咨询师"不知道"的立场，便是人本主义心理咨询与叙事疗法的分水岭。人本主义心理咨询会从咨询师的角度去界定什么东西对于来访者是有帮助的，也就是说咨询师认为自己知道什么东西对于来访者是有帮助的。而叙事疗法与此恰恰相反，它会采用一种不知道的立场，它会认为心理咨询师其实并不知道怎么做对来访者是有帮助的。从具体干预来讲，这种"不知道"的立场本身也是一种知道，即你知道自己不知道，这本身也是一种知道。你知道自己不能够决定你怎么做才是对来访者有帮助的。

从这个意义上讲，叙事疗法会鼓励咨询师向来访者请教自己怎么做是对来访者有帮助的。因此，我们在做咨询的过程中，可以经常问这样的问题："我这样说对你有帮助吗？"或者说在一次咨询结束的时候，我们会去问："这次咨询对你有没有启发？有没有帮助？哪些话对你是有帮助的？"在过去，人本主义心理咨询师是不会问这类问题的，好像这其中就涉及一个话语权，那就是以谁为核心的问题。实际上，在"用什么方法对治疗过程有帮助"这一点上，人本主义心理咨询是以咨询师为中心，而不是以来访者为中心的。咨询师知道怎么做对治疗过程是有帮助的。

从这个角度来讲，叙事疗法是更近了一步。它把咨询师的专家姿态放得更低，其实是比人本主义疗法更为人本的一种疗法。

人本主义的反智主义倾向与叙事治疗的探索、创造

另外，我想和大家讲的是，人本主义心理咨询还会有一种特别强烈的反智主义倾向。我们可能会发现，国内有一些同行在学人本主义心理咨询的时候很容易倾向于过分强调体验，好像来访者不管怎样都是对的。这种做法似乎并不是罗杰斯所主张的。对于来访者，他还是会说一些略具评判性的话，也会问一些问题，任何疗法都是这样。流派的创立者对于某些方面的设定未必那么极端，但是后继者可能会把它放大，放大到失去本来效用的程度。你会发现，很多流派的大师、创立者都特别有名，治疗的效果也很好，但后继者却一代不如一代。人本主义似乎在这方面更为典型。所以大家一提到人本主义，能想到的似乎也就是马斯洛、罗杰斯、罗洛梅，之后几乎也没有什么人可提了。

即使有一些后继者，也都改叫不同的疗法，在治疗取向和技术上也有很大差别。所以人本主义心理咨询在这方面的生命力其实并不是很强。我觉得导致这种现象的一个主要原因在于，它有一些反智主义的倾向。所谓反智主义的倾向，就是故意让你使用非理性的东西，特别是到后期，一些超个人心理取向的人就走得更远了，有点走向玄学了。其实，从整个思想史的发展来看，人类理性的发展

其实是一个巨大的进步，而不是退步。所以这种反智主义的倾向对于思想史的发展，我倒认为是一种阻碍。

大家如果有兴趣的话，可以了解一下在罗杰斯那个时代美国的反智主义思潮。当时战争的频发让美国的那一代人看不到什么希望，他们觉得科技的发展似乎不但没有解决人类心灵上的一些困惑，反而带来了生存的灾难。因为那时正是美国和苏联的冷战时期，美国人觉得自己生活在恐惧当中，所以有很多人自暴自弃，比较著名的嬉皮士就是在那个时代出现的。

反智主义的倾向就是在这种背景下呈现出来的。随着社会语境的变化，大家慢慢看到，其实反智主义过度强调性、体验等，是有一点非理性的。因为人本主义很强调反智主义，不主张问"为什么"，所以有些人在面对叙事疗法咨询师时，甚至会觉得紧张。为什么会紧张呢？就是叙事疗法咨询师经常会问"为什么"，而这个问题在人本主义心理咨询里是一个禁忌。因为你在问"为什么"的时候，似乎来访者就必须迎合某一种外部价值体系去解释他的一些体验。在具有人本主义取向的人看来，体验就是体验，可以没有为什么，这么说也对。例如，你很愤怒，有时愤怒未必有明确的理由。但是从叙事的角度去看，来访者似乎并不是很满足于这种没有理由的体验。

从这个角度来看，叙事疗法也是比人本更为人本的。叙事疗法强调，只要我们有所体验，就一定会伴随出现一定的评价体系。也就是说，我们是没有毫无意义的体验和行动的，即我们做的所有事情，内心多多少少都会有一个指向。换句话说，我们所说的都不是空中楼阁、无中生有的，都是会有一个背景作为支撑的。我前面所讲的"凡有言说，必有立场；凡有立场，必有指向"，讲的就是我们在做一件事情的时候，不管我们当时是否了解我们是为了什么去做的，但总是有一个目的。例如，如果我们愿意去解构那些想当然，那么我们就会把一些泛化的解释具体化、本地化，将其变成自己人生的一个本地化的解释。

大家可能也听过"本地化知识"这种说法，就是我们要去做一件事，就会有具体的表现，每个人都会有自己的生活经验作为支撑。从这个意义上讲，问"为什么"是有意义的，而且是有建设性意义的。换句话说，叙事疗法在外化、改写、见证等干预中，不只是去呈现，还有创造。具体来说，来访者对一些做法背后的理念以前可能没有那么想过；可是在对话过程中，来访者不但那么想了，而且信以为真，并觉得本来就该那么想的，而且很多年来其实自己一直都是这么想的。当然有人可能会有疑问：在这个过程中，这个新建构的意义究竟是事实，还是只是自己的臆想？

有一些刚刚学叙事疗法的人会有一种担心，觉得我们通过对话所找到的这样一种意义是真实的吗？这种担心的背后是结构主义的那种定位，即这个体验是有真有假的，是有事实和暗示区分的。从后现代角度讲，这个问题其实是不成立的。当然从临床上，你也会发现这个问题是不存在的。我做了很多的案例，几乎没有什么案例的当事人会觉得他所新发现的自我是假的。来访者不会有这种担心，因为在这个对话的过程中，他所使用的"材料"是他的生命体验。所以我经常会问我的来访者："你真的觉得你是这样一种人吗？"例如，他发现自己还是一个很善良的人，我就会问他："我们很认真地去思考这个问题，你觉得自己真的是一个很善良的人吗？"绝大多数来访者都会跟我说："是啊，确确实实是这样的，我只是以前没有发现我这么善良罢了。"他或者会说："我以前没有从这个角度思考过我做的这些事。"为什么他会有这么一种自信，或者是这样一种稳定的持续的自我评判呢？从后现代的角度去看，因为我们所有谈话的体验都是他的生命体验，是真实的生命故事。这些故事是在他的生命中曾发生过的事情，只是他没有用我们在咨询室里所共同建构出来的这种方式去解读，或者说没有去把这些串成一个自我故事罢了。所以从单纯理性的角度去推理，我们可能会存在这种担心，但是在临床上并不存在这样的质疑。

我觉得叙事疗法比人本主义心理咨询走得更远的一个原因就是它不但呈现，而且创造。换句话说，人本主义心理咨询中最理想的那种生成性对话，正是叙事疗法所做的——通过改写、见证，让人们活出一个出乎意料但是又在情理之中的全新的自己。我们在使用改写技术的时候所要去询问的那些例外事件，在来访者那里都是事实，这就是所谓历史建构的自我。我们借助的是事实，是个人史，所以这个建构的过程貌似主观，实则很客观；貌似历史唯心主义，好像是我们想成为一种什么样的人就成为什么样的人，实则不然，倒有点历史唯物主义的意味。因为我们的来访者在举这些例子的时候，是很难撒谎的。我们会去问很多问题，要他去解释当时发生的事情。因此，他就要去回忆当时发生的那些事情的细枝末节，把那种体验，以及那些特别贴近身体体验的形象、气味等因素呈现出来。这种呈现的过程是不允许他编造的，所以他其实是挺客观的。

那么，这个全新的自我既然是客观的，为什么来访者早没有发现呢？对此，我需要解释一下，这点也是叙事疗法和人本主义心理咨询的差别。人本主义心理咨询虽然也强调生成性——人格的生成性、个人的生成性，但它毕竟存在"人性是善的"这样一个假设，认为每个人都是善良的，都具有先天的成长性的本能或倾向。罗杰斯甚至将其称作机体智慧，就好像"我们这个有机体本身就具备这样一种智慧，可以判断我们的内外环境是否有利于我们的自我实现"。这是他的原话。可是，这种判定就是将人本主义心理解释成人性本来就是好的。因此，治疗时只需去掉在学习过程中、在个人的成长过程中所习得的由外部条件所导致的问题。这个态度是好的，让所有人都会感觉到被包容，被接纳，但是在技术层面，有很多人其实是不能容忍这种包容的。我不知道大家有没有遇到过这样的人：他们不太能够容忍别人对他好，如果别人对他很不好，他会不高兴，但是他很习惯。他适应了那样一种自我，他很认同那样一种被别人贬低的自我。当别人突然要夸他的时候，他就会退缩，他就会否定。总之，他不认，不能够容忍。对于这类来访者，用人本主义心理咨询的工作方式来对他进行帮助就会很困难。因为来访者是有权威主义取向的，而咨询师又坚持不给建议，不给指导。

对此，可以用叙事来解决。因为叙事其实是以一种"去专家化"的方式来维持一种探索的自由度。因为我不是专家，所以我可以去探索。因为可以探索，在这个过程中，来访者甚至不得不去配合这个探索过程，从而成为他自己人生的专家。其结果是，他的主体性在这个过程中就会从善或恶这样一种判定、概念化，转化为一种反思。例如，一位来访者因为我刚才说的那些问题，希望能在咨询中获得建议和支持，甚至希望咨询师给他一个评判，给他一个诊断，或者给他一个解决方案。而且他特别强势，特别坚持。用叙事疗法就比较容易解决这个问题，你可以去了解他提出这样的要求是为了什么，他的哪些经历使他必须要有一个诊断才能安心，在别的地方有没有类似的表现。这样的话就可以让人从当下切入，去看当下所反映的历史，而不是从人性切入，去看他本来的属性。这是两种完全不同的取向。

所以在叙事治疗室里，什么都可以问，什么都可以谈，只要你抱持一种对可能性的包容态度，这个谈的过程就会具有建构性。

这就有点像一个人本主义取向的咨询师在打电脑游戏的时候，他是看过整张地图的，比如说红警之类的电脑游戏的整张地图他都有，所以他具有高度的自信和稳定性。叙事疗法的思路却不是这样的，它不认为我们咨询师对整个心理治疗的变化过程非常清楚。当然，它也应该有一个地图的隐喻。

大家可能看过迈克尔·怀特的《叙事疗法实践地图》（*Maps of Narrative Practice*）一书，书中就讲到地图这个隐喻。这本书是迈克尔·怀特去世前的遗作。他的这张地图在工作中是被当作一个方向性的东西，但是它并不是操作手册类的东西。换句话说，迈克尔·怀特曾经解释，就是借助这张地图，咨询师是在为自己探索来访者的人生提供一种潜在的导向。

但实际上，我们在工作中是不受制于这些地图的。因为这种地图实际上提供的是一些提问式的结构，迈克尔·怀特是用他小时候的一次经历来做这个比喻的。他说在他小的时候，他爸爸买了一辆旧车，准备带大家出去玩。大家都很高兴，晚上就看地图做计划，第二天准备出发。但是他发现爸爸其实并不会完全按照事先规划的路线开。地图只是一种可能的方向，给你提供一些可能的选择，但是最后选了哪条路线，走到哪里，其实是不确定的。

叙事疗法在使用旅程或者地图这样的隐喻时，想表达的一个意思就是我们陪伴来访者经历变化的过程，实际上是一个没有设定目的地的旅程。这就和人本主义心理咨询不一样了，人本主义心理咨询其实对于旅程是有设定的。人本主义心理咨询是将治疗分为 11 个步骤。叙事疗法其实并没有这些步骤。对于来访者，咨询师是没有任何限制性的，甚至从一般意义上的价值论来看，咨询师都没有一个认为来访者怎么做算是好的关于来访者改变的设定。咨询师是跟着来访者走的，来访者觉得怎么样对他来说是有帮助的，那么咨询的方向就可以朝那个方向去发展。咨询师在这个过程中是不干预的。

所以我觉得在这一点上，叙事疗法也是做得比人本主义咨询更彻底的。

当然，如果人本主义咨询让你有点受不了，那么叙事疗法对你来说可能是更大的挑战。很多人学叙事都会觉得在这一点上很困难："我觉得他那样做是好的，可是他就是不往那个方向去改变。哎呀！我太着急了，所以干脆我就放弃各种技术，直说了算了。"这时就是咨询师把地图当成真实的场景了，想当然地把自己相信的某种价值体系当成了一种放之四海而皆准的事实。

叙事疗法的训练在某种意义上就是尽最大可能地去降低这种冲动，不让自己成为像精神导师一样的人，不让自己觉得自己知道来访者应该往哪个方向改变。人本主义心理咨询在这方面会更清晰，改变的方向是比较清晰的。罗杰斯曾经清晰地描述了改变发生的表现，即什么样算是发生了治疗性的改变。

在叙事疗法的文献里，几乎没有一本书、一篇文章去描述治疗性改变的表现有哪些，因为大家都会比较小心。不是说没有改变的表现，而是说它没有一种固定的改变倾向。

我最近接的一个咨询案例是关于一个十几岁的孩子，他好像前后已经换了十几个咨询师了，每次都搞得不欢而散。不过在找我做咨询的过程当中，他好像还是挺愉快的，并且经常会要求我继续给他做咨询。至少他不觉得我对他的一些提问对他是有攻击性的。当我问他"在咨询过程中哪些提问对他是有帮助的"时，他也会告诉我，我的很多提问让他从一个全新的角度去思考他以前的一些做法。他觉得很有意思，他以前从来没有这样想过，一直都觉得以前的做法都是不成熟、幼稚的，其实后来想想也没那么简单，而是很认真、负责的。

通过这个例子我想跟大家讲，在儿童和青少年咨询中，这些探索对于儿童和青少年来说，有时候是具有开创性的，或者说是生成性的，他们之前没有意识到自己有那么好。

答疑部分

问题 1：学了叙事疗法之后，我似乎更多地想去探究一个概念的内涵和外延，搞得和别人交流的时候都有点不会说话了，这是不是叙事疗法搞的事儿？

其实不是叙事疗法搞的事儿，是你搞的事儿。再者，即使是在咨询过程当中，我们也不是打破砂锅问到底，需要根据来访者的需要而定。所以切不可总是对概念是怎么来的、它有什么意义等问题抓住不放，满足自己做叙事疗法的需求，这是一个问题。为了叙事而叙事其实是挺不叙事的。

一开始学叙事疗法的时候，有人会觉得学了叙事疗法都不会说话了，一直提问题，显得咄咄逼人。我给大家讲，这中间有很多问题，是有很多技巧在的，不是说什么事都要问。很多时候，如果你善于倾听，你很想问的问题就包含在来访者给你讲的内容里了。他的思维方式就是那样，不用去问他就会给你讲。所以要慢慢学会内心有数，但是在说话或者观察时都要保持很随和的状态。你在内心里要明白，叙事疗法的这些框架和地图是给咨询师用的，不是给来访者用的。

问题 2：您说的是反智吗？

是的，就是反智，反智力、反理性、反对知识，总体上被概括为去专家化（anti-intellectualism）。其实这个"去专家化"也有其语境，即当时对专家话语的一个较低的评价，即对专家话语的质疑。反智主义既有其历史渊源，也有其局限性。的确，有很多专家的做法会让一些来访者感觉很无聊。但是如果来访者掌握着话语权，那么导致的后果其实更严重。我在美国的时候看到一本书就叫作《反智主义》，看过这本书我才了解到这其实是跟冷战当中人们的绝望情绪有关系。这种绝望感会让人觉得一切都没有意义，包括知识。反智主义的传统就是这么来的。在叙事疗法中，我们是不采纳那种反智主义的倾向的。或者说叙事疗法不怎么主张那种大而化之的接纳、包容、认可。我不是说不要去包容，而是说我们要包容得有道理，是经过审慎的思考和选择的包容，而不是只因为宏大话语的作用而去包容。与其说叙事疗法鼓励接纳，不如说更鼓励反对、推翻，也就是要有革命精神，要去反思，要去问。只有问清楚为什么要包容的包容才是负责任的包容，否则就是虚假的包容。

问题3：老师刚才提到人是不可以被界定的，但总还是可以被界定的吧？因为人毕竟是人，不是其他的什么。

"人是不可以被界定的"这句话不是说人不可以有定义，人是可以有定义的。只不过这种定义必然受制于界定者的文化和视角。从这个意义上说，你要允许人的多重定义的存在。多重定义，也就意味着没有定义。假如说一个东西可以被界定，但是界定总在变，这说明这个界定不是定义——如果一个义可以被改，它就不是定下来的义。

从这个角度来讲，每个人当然都可以有自己的理解。那么哲学理念对于临床心理学的好处是什么呢？就是我们不要用某一种特定的、对人的理解去指导我们的咨询过程，而要在咨询过程中抱持开放性和多元性。如果我们在脑海里有一种成见，那么在咨询中你就不可避免地会使用一定的技巧，让来访者循着你所界定的那个方向去改变。那么从这个角度来看，治疗就不是以来访者为中心，而是以咨询师的界定为中心了，进而推出治疗是以咨询师的概念和自我为中心的，所以叙事疗法强调要防止单一故事出现的危险性。

我觉得人生应该有一个尺度或者有一个节奏，而这个节奏对于不同的人是不一样的，适合所有人的节奏并不存在，或者没有可以固定下来适合所有人的节奏。也就是说，我们承认每个人对自己的人生节奏都有一个界定，我们自己也可以有这种界定，但是不可以把它作为放之四海而皆准的定义。这样一来，我们对来访者的变化才能真正抱持一种尊重的态度。例如，来访者对于什么是工作有自己的一套理念，但是你可能不一定认同那是工作，你可能认为他是在逃避责任。如果你有这样一种观念，你在咨询中就会觉得自己很失败，而当他朝着他所认为的方向去发展时，你又会觉得他并没有发展。可是随着社会文化背景的发展，很多原来不被认为是工作的事情，似乎慢慢成了一种工作，也就是说它具备了适宜其生长的土壤。所以叙事疗法的发生、发展并不是没有社会语境的，它是有自己的社会语境的。

问题 4：老师讲这次课的目的是让我们更理解叙事疗法吗？

对。如果我理解正确的话，这个问题是问讲这次课的目的是什么。为什么我要讲人本主义疗法和叙事疗法的比较这个议题？是为了更深入地了解叙事疗法的理念。的确如此。不过话又说回来，这对于我们重新理解人本主义疗法的表达也是很有帮助的。因为我们还需要多学一些疗法，通过比较还可以看到一些细微的差别。这样做的目的不是一比高下，而是让我们在内心对于异同、知识结构、立场和目标有一个更深入的认识。

问题 5：关于梦，叙事疗法是如何做咨询的？

从文献上看，叙事疗法其实并没有太多关于这方面的咨询，但是如果来访者要给你讲他梦到了什么的话，那也是没有问题的。工作的方式和我们之前讲的那个流程和技术没有差别。你的主要目的不在于解释那个梦，而在于通过梦去了解那个人表达的那种意向性，他讲那个梦是为了什么。通过这个梦的呈现去了解他所要达到的目的，你就可以获得有关他的心理治疗方向或者治疗目标的一些信息。你要跟来访者去确认这些信息，可以通过外化、改写等其他技术实现他的治疗目标。

不过这确实是一个有意思的问题，在叙事疗法的文献里，确实没有关于梦的一些东西。

问题6：这两次的课都有点难懂，应该怎么做才能有利于学习叙事？

我觉得还是两个思路吧。就是我讲的这些内容会提到引自哪些书，你要去看那些书。看过那些书之后就没有那么难懂了。再者，要做咨询。如果不做咨询的话，那要有类似咨询的对话作为你学习的支撑。也就是说，要"学而时习之"。如果没有这些相应的知识储备，虽然我会用一些比较贴近咨询实践的表达方式来解释这些理念，但还是会有一些难度，那么这个知识结构就显得很重要了。

另外，要记住，这些理论都是基于临床实践的。如果大家完全没有做过咨询，那可能对于某些说法不见得特别理解。我们这个叙事疗法的学习课程还属于应用心理学、临床心理学的课，它不只是一套理念，还是一套工作方法。所以它的技术性是比较强的。要尽可能地结合自己的临床或者护理之类的工作去尝试。如果这两个条件都不具备的话，也没有关系。你就先听一下，之后在学习到一些类似的东西或者差别很大的理念的时候，这些知识也会自然而然地被唤起。

第 7 章

正念叙事

叙事疗法不是一种简单的疗法，只是入门的时候简单，然后你会发现越学越深，你会发现它背后的哲学理念、一些文化支撑其实并不那么简单。不过，我将要跟大家讲的基于正念的叙事疗法（mindfulness based narrative therapy）要简单一点。所谓的"简单"就是看上去简单，我其实已经酝酿了很久，而且在国际研究中也存在着一种把冥想（meditation）引入叙事疗法的倾向。

我曾经读过一篇题为《在故事中添加一些冥想》（*Adding Silence to Stories*）的文章。silence 这个英文单词有安静、静止、没有声音的意思，但在这个语境里，silence 就是指冥想，冥想有时也被翻译成静坐或打坐。它的历史非常悠久，只不过长久以来叙事疗法的工作方式都会给人一种只停留在语言层面的错觉，它都是通过提问、讲故事，以及每个人对自己生命故事重新反思等方式来达到疗愈的目的，似乎不是很深刻。尤其是对于东方传统文化熏陶下的心理学工作者而言，似乎不是很深刻。但是如果我们了解叙事疗法诞生的过程，就知道它并不只是停留在这个层面的。

后现代也不像很多人讲的那样是一种特别调侃的思潮，而是一种对于刻板化的、反人类的机械主义很严肃的反叛，因为它看上去反对一些宏大话语，所以让人感觉它似乎是比较调侃的。为此，我需要以此为一个背景、一个语境，给大家澄清一下为什么本节要讲这个题目，讲这个题目的重要性在哪里。

正念的起源

提到正念大家都耳熟能详，在心理咨询领域，甚至在整个心理学研究领域，正念都越来越受到推崇。甚至有各种各样的正念，如爱的正念、正念禅修等。其实正念本来是佛教四圣谛和八正道（正见、正思维、正语、正业、正命、正精进、正念、正定）之一。正念在佛教里也是被特别看重的修行部分，特别是在南传佛教中，这种关注格外明显。很多有关南传佛教的课程，比如内观、葛印卡的传统、阿姜查的传统、马哈希的传统等都很强调这个"观"。当然，隆波敦（也叫隆波帕默）的传统也强调正念，更强调观心，但是不管怎样，它们都强调那个"观"，止观。佛教的修行，尤其是小乘佛教，都强调止观双运，要止息，然后再加上观想，就是奢摩他和毗婆舍那（即 Samatha 和 Vipassana）。奢摩他就是定、止。不管怎样，这个止观双运的传统在小乘佛教中也一直是一个支柱，特别重要。

正念和叙事疗法的汇通

为什么我要把叙事和正念做一个结合呢？在我看来有以下五个原因。

文化背景

第一个原因是，佛教在东方文化的语境中，对于人心的研究探索和调试的贡献特别大，影响也特别深远。要做叙事本土化的工作，如果不触及佛教基本的修心方法，那总归有点说不过去。这也是文化背景使然。我们的文化背景让我们没有办法完全忽略这种止观的修行和叙事疗法的结合。

理念的汇通

第二个原因是，二者在理念上的共通性。如果我们必须解释一下这个共通性表现在哪里，那我们就必须回到那个止观、正念修行的目的上去。我们学习正念的目的就是为了如实知自心。在《佛说遗教经》里有这样一句话："诸恶莫做，众善奉行，自净其意，是诸佛教。"那么你要做到"诸恶莫做，众善奉行，自净其意"，靠的就是这个如实知自心。如实就是实事求是，是什么就是什么，就是如实地去认识自己的心。那么这和叙事有什么关系？前面讲叙事疗法的外化，就是要让自己从这件事中跳出来看，这个观察者要和观察的对象分开。为什么要做这项工作呢？如果我们在生活中遇到一些困扰，并停留在这些困扰中，那观察者和观察对象就是混在一起的，而我们用所遇到的困扰来界定自己，比如，我们遇到一件倒霉的事，然后就觉得自己是一个倒霉的人，那这时观察的眼界就被这个"倒霉者"的自我界定给遮蔽掉了。所谓遮蔽掉是指他不再能够如实地看自己的人生。其实我们在生活中会遇到这样的情况，当我们遇到消极的事件，我们觉得那是真实的；当我们经历一些幸福的时刻，我们觉得那是不真实的。

　　我在中国社科院研究生院做讲座时，有个学生就提了一个问题，他觉得心理学是对现实的一种逃避。我回答道："对于很多人来说，通常我们所认定的真实其实是一种幻觉。为什么这么说呢？就是基于刚才我说的那个原因。我们每个人都有一种自我感，觉得有一个可以认识这个世界的主体，而这个主体在未经思考的时候就不是一个可以当家做主的主人翁，他其实是一个客体，是一个被社会文化塑造的对象或者东西，或者说是一个固定化的单一视角的自我。这个单一化的自我并不具备认识自己和环境的能力，可是我们却每天用这样一个不具备认识能力的自我指引我们的人生。叙事疗法的外化技术就可以达到解构这个并不具备认识能力的自我的目的。"

　　我在中科院心理研究所给研究生做答辩时，有的学生在论文中写到正念，写到以己为景（就是以自己为景），就是把自我作为一个语境去了解很多事情。那么这时，它让我们从所遇到的一些事情入手，去看到这些事情对我们来说之所以成为事情是因为自我。

　　当然，我想讲的重点不是这个，而是当我们在外化的过程中，貌似去解构问题，同时也在解构我们的自我。因为自我是因问题而生的。前面也和大家讲过，一个问题对你来说之所以是一个问题，是因为你的某种自我觉得它是问题，但别人不一定觉得那是问题。从这个角度看，这个问题是一个问题、是一个主观事件，而不是一种客观的现象。当我们把问题进行命名，然后去了解这个问题对自我的影响时，貌似有一个作为问题对象的真实自我存在，同时它也在解构那个自我的真实性。因为当这个问题变化的时候，自我也在变化，从这个意义上来讲它也是在解构这个自我。

　　我再换一种说法，在佛教的唯识宗里有一种说法——三性三无性,《唯识三十论颂》第一句就是"由假说我法,有种种相转"。它的意思是说所谓的我和法都是空的,是个有假、假名,因名假立、随缘施设。当我们说有一个问题的时候,在佛教看来,这个"我"和"我所遇到的问题"都是假的,因为有"这个问题"所以有这个"我",因为有这个"我",所以才有"这个问题"。我是由我的问题所界定的,这是大部分人的状态。可是它在讲三无性(遍计所执性、依他起性和圆成实性)的时候,认为之所以"我"和这个"法",即我和我所遇到的这个问题都是空的,是因为这两者都是依他起性,因彼此的存在而存在。自我和问题的关系就是比较典型的依他起性,我因问题而成,问题因我而成。

因此,从这个意义上讲,我们就可以看到正念这种静静观照问题的生成过程的做法,和佛教、东方文化心理学,还有叙事疗法几乎可以说是同义词,讲的是同一个东西,只不过没有人这么说罢了。我们把它们放到一起,就会对佛教的修法、叙事疗法的技术都有一个深入的认识。这是我讲的第二点。

叙事理念和禅宗修法的汇通

第三点,我想和大家讲叙事疗法的许多理念和佛教禅宗的一些修法也是有着很深入的汇通的可能性的。临济宗有参话头传统,所谓参话头就是把一些逻辑上的悖论拿出来,把它当作一个疑情。什么是疑情呢?就是一个不可解的困境。比如,许多人在参念的佛人是谁(就是这个听课的人是谁),父母未生时自己是什么模样(就是自己还没有出生时是什么样子)。禅宗的这种做法是把许多听上去不合逻辑的问题拿出来,去抓住人心,让"心"专注在这个疑问上很长时间，直到突然看到这个疑问所诱发的这个"心"是从哪里生发出来的，也就是看到那个"心"的源头。注意哦，参话头不是要参那个语言的开头，而是参"心"的源头，就是"心"在未生时和已生时的刹那，这就很有意思。我们在叙事疗法中也会通过改写、见证、回溯等技术去看到我们今天受制于其中的，或者说深受其影响的一些心理活动的观念是从哪里来的。例如，有的人觉得自己很自卑，那这种自卑心是从哪里来的？通过什么方法去了解呢？其实回溯、见证这些技术是把参话头的技巧具体化，不同的人用的技巧也不一样，更多的是没有什么技巧，直到产生那种桶底脱落、大地平沉的开悟体验。

因此，我们在使用这些叙事技术的时候，是有点把平常靠经验来完成的参话头的过程可操作化、具象化了。但前提是我们不否定日常生活中的观念实际存在的属性，它是确实存在的，叙事疗法也不认为它是假的，叙事疗法是不太主张那种自我是假的，根本不去讲这样的话。因为你设定一个假我，其实也就设定了一个真我，从这一点讲，它实际比佛教讲得更彻底，即你不去设这个假我，也不去设那个真我，就不存在真假对立的可能性。没有一个假我和真我，都是我，但是这个我本身又都是假的，所以对于在生活当中给我们造成各种影响的那些话头、观念（比如，我一定要怎样，我必须考北大，在家里我必须当家做主，必须找什么工作，等等），我可以将其作为一个对象拿出来观照，去问自己："是这样吗？为什么是这样的呢？"

例如，你现在有一个烦恼，你觉得老婆（老公）应该听你的话，那你就把它写下来：我老婆（老公）应该听我的话。这个观念是从哪里来的？当我们开始思考那些天经地义的观念是从哪里学来的、是什么时候学来的、是跟谁学来的时候，我们就开始去了解它的来龙去脉、它的历史了。而这些历史对我们来说，就具有一种解构的作用或者是一种解放的作用。因为当我们从自己的历史当中看到生发出来的这一系列束缚我们的观念并不是铁板钉钉的时候，我们才会看到自己可能很长时间都陷在一种观念的牢笼里。当你看到它的源头的一刹那，你就会有一种开悟的体验，就会觉得这么多年都是在这样一种紧箍咒下生活。这不是一件很可惜的事情吗？那你不觉得这和佛教有很强的互通共性特征吗？

佛教是通过一些经验性手段去打破那些长久以来让人陷于其中的观念牢笼。如果我们能够打破平常脑海里给我们带来困扰的那些观念，就能够得到解脱。因此心理治疗在这个程度上和宗教又合而为一了。佛教在某种意义上是非常高明的心理治疗，所以我讲叙事疗法时就会讲到正念。

接下来就可能涉及观某个话头的来龙去脉，它并不是一件很容易的事情，并不是说你想观就能观得的。许多时候并不是我们不想做到，而是我们根本做不到。是哪些因素让我们做不到呢？一个非常重要的原因就是我们正念的本事比较差，我们很难在相当长的一段时间内将我们的困扰停留在那个观念上面。比如，现在我们很烦，不能够和这个烦恼停留在一起，我们会去逃避。当我们有烦心事的时候，几乎都会有一种不想面对的倾向。例如，我们跟家里人发生矛盾，观点不一致，我们怎么看都觉得自己是对的，经过很认真的思考还是觉得自己是对的，其结果就是无法沟通，沟而不通，在这个过程中有自我的一种放纵，正念其实就是一种收心的手段，让我们慢下来，去体验这些细节，停留在身体的体验上。如今，有很多研究主要是停留在这个层面，即身体层面的体验，如正念葡萄干训练、正念行走、茶道等。可是大家要小心，只停留在身体感受或者觉受上的改变是不稳定、不持久的，除非持续的时间很长，否则无法实现那种稳定的、持久的人格转变。

那么，叙事疗法用什么方式去实现这种人格的转变呢？它是通过价值观的转变来实现人格的转变的。叙事疗法在来访者的价值观层面，是让来访者通过反思，在他的问题当中发现他所在意的东西——他的价值观的背面就是这个价值观产生的背景。了解它是怎么产生的，然后去找到改变的契机。任何一种心理治疗如果没有碰触这一点，是不会实现真正意义上的转变的。我经常引用威廉·詹姆士的一个观点，他认为你所在意的一切就是你的价值观，当把"你喜欢"或"你在意"这件事本身作为一个对象来反思的时候，你就有机会去重新评估你所在意的东西是不是真的。很多时候我们觉得自己在意这个，在意那个，我们可以把自己所在意的东西写下来。比如，你很想买一辆汽车，就把它写下来放在这里，然后看着它问自己："是真的吗？我真的非常需要一辆汽车吗？我真的百分之百确定自己必须要有一辆汽车吗？"通过这种审慎的思考你可能会发现，想有一辆车的这种想法的历史并不是很长，可能只是最近几年或者是今年才有的。这时你就会发现：那自己之前的二十几年、三十几年都没有过这种想法吗？当把这种在意放在一个历史的语境当中去看的时候，它可以是新生的也可以是过去的；既可以是一种生成的状态，又可以是过去的状态。你可能第一次感觉到你生命故事的流动性和建构性。它是流动的、不断变化的，这样一来，就会变得有趣得多。

放大细节，提高心理分辨率

再讲第四个理由，这个正念认知或者说正念基础的叙事疗法在某一点上是完全一致的，那就是去放大细节，提高心理的分辨率。玩游戏、玩电脑的人都知道，分辨率低的屏幕都是一块一块的小方块，像马赛克一样很无趣，分辨率高的屏幕就能看得很清晰。我就以此来打个比方。

叙事疗法通过了解一些细节，让我们不马马虎虎地去过。所谓"马马虎虎地去过"，就是指当你讲述你的人生的时候，讲得很粗，没有多少细节可讲。叙事疗法里有个术语叫单薄的叙事（thin description），thin 就是瘦的意思，没有细节、没有料，你讲述自己的人生时讲得没血没肉，很骨感，就是我们在向别人介绍自己时没几句话就说完了。在叙事疗法看来这就很麻烦，因为越骨感，我们越容易觉得那些给我们带来困扰的观念是真实的，一些没有细节、没有例外、没有和那个主题不一致的体验会让你觉得那些好像是真的，比如"我是一个自卑的人或者我这个人很倒霉"的观念。然后，你总是举那几个非常熟悉的例子，好像你的生命里除了那几件事就没有发生过别的事情，那你就会觉得不是很有希望。其实不管你觉得你是一个什么样的人，你只要了解一些细节，就会发现那些判断根本就不能成立。为什么这么说呢？因为那个判断总要剥离掉或者过滤掉一些很重要的片段，比如，你曾经很幸福、很成功，你都忘了，然后你觉得自己现在不幸福，曾经也没有幸福过，而且很有意思的是，你会因现在的不幸福而把曾经的幸福重新解读。你会说原来觉得幸福是因为幼稚，然后把当时的幸福体验都否定掉。

当我们提升心灵的分辨率后，就能够很细腻地看待我们成长的过程，能够用一些很细腻的细节去填充那些宏大话语（所谓宏大话语就是那些大块的、界定式的语言）中间的那些空档，就可以把那种单薄的生活故事过成比较丰厚的生活，变成丰富的描述（rich description）。这种丰富的描述可以让你看到你生命的多样性、丰富的可能性。当你再面对一些困境的时候，你选择的余地就会大得多。例如，你认定只有怎样才算成功，或者只有怎样才算一个正常人，或者只有怎样才能算是一个合格的母亲或者父亲，等等。用那个"只有怎样"的标准去评估你做得怎么样，貌似是一种很科学的方法，其实是一种很虚幻的做法。因为那个"只有怎样"的标杆本身就很主观，是从我们的语境、我们的社会文化当中提炼出来的，很可能是过时的，或者已经被验证是不正确的，或者是你自己也没有考虑过正确与否的。为什么有很多人在孩子青春期的时候感到自己对孩子特别无能为力呢？其实很简单，就是孩子的心里对于那个理想人生的尺度和你对于理想人生的尺度已经不一样了，凭什么你就觉得你的更对呢？你可能会说"因为我是他爸（妈），所以我更对"，那你不妨试着把这句话写下来，问一问自己："我是他爸（妈），我就一定更对吗？"你可以思考一下这个说法是否成立。

有时，当我们的分辨率特别低的时候，我们会跳跃着去看待自己的人生，像是阶段性地看人生。我现在觉得把人生分为几个阶段的做法其实是挺不靠谱的。人生是一个连续体，所有将其阶段化都是主观的。我觉得将中国思想史按照朝代来分也不靠谱，因为你一定是认定了那种宏大的结构，所以才会有这种分段史的思维方式。

将特别重要的事物放在一起，它们重要与否又取决于你的解释框架，当你的解释框架改变的时候，这个重要与否就发生了改变。我们经历过的事情的意义并不是由这件事情本身决定的，而是由当下我们的心境和解释框架决定的。可是这个解释框架在历史当中也是动态的、变化的，所以过去事件的意义并没有决定性地完成，将来发生的事情就有可能让我们重新评估过去发生过的某一件事的意义。

例如，一对夫妻关系特别好，不久妻子生了一个孩子。当这个孩子 17 岁的时候，丈夫发现这个孩子和自己根本不像，从中发现妻子给他戴绿帽子好多年了，他突然就感觉非常崩溃，他很生气，就去告妻子并向她索要抚养费之类的。在这种新的框架下，他觉得过去发生的那种亲密关系的体验都是假的、虚无的。我现在假定：过一段时间他发现那个医院的检测结果是错的，其实孩子是他亲生的，那又该怎么办呢？他的那种真实性是不是又回来了呢？

因此，有的时候，过去的某些体验的意义并不完全取决于过去，因为现在发生的事在不断地使过去的事情产生新的意义的可能性。看到这一点有什么好处呢？它可以让我们对于自己的成长经历不要看得那么重，不要总觉得过去发生的某些事情都是创伤或者阴影，或者认为父母的教养方式不够好，才导致自己生病之类的。这样我们就可以放过我们的父母，放过我们的童年。当你的解释框架发生变化的时候，你就不再以某种单一的解释框架去看自己的过去或童年了，你就不会觉得那是一种事实的创伤。

心理咨询师要有这样一种心理准备：你对于来访者的过往要抱持一种开放的态度，因为你在咨询过程中所做的工作、来访者的过往都有可能意味着别的东西，而这就需要在你的帮助下，尝试让他的心灵分辨率有所提升，就好像选一个节点把那个细节多看一看。我们在叙事疗法中用的技术就是发童子问，就是那种带有建设性的、尊重的、好奇的发问，以此了解这个人的成长经历给他带来的力量、温暖，以及那些资源性的体验。你问得越细，他了解得越细，那么他对于那个东西的意义的解释就越丰富，从而就有可能使这种解释给他带来无穷的改变力量，所以我们所有人的过去都具有无限可能的解释空间。

就像你写了一篇文章，之后这篇文章的解读就跟你没关系了。文章是在解读的过程当中产生意义的，一万个人读哈姆雷特就有一万个哈姆雷特；一万个人读你的人生故事，也会读出一万个你来。当然，你也可以成为读者之一，你既是作者又是读者。通常的咨询情境是来访者写了一个以问题为主题的人生故事，他把自己的人生理解成由一系列问题所组成的作品，并呈现在咨询师面前。在咨询师和来访者共同阅读的过程中，咨询师的阅读可能也会对来访者的阅读产生一些启发和影响，进而让来访者发现原来他的人生可以解释成别的东西。哪个是真的呢？都是真的，完全没有必要觉得原来的某种单一解读是真的。

而且你仔细观察一下，就会觉得特别令人烦恼的那种解读是别人做出来的。比如，你没有考上大学，你觉得自己是失败的，因为大家都觉得考上大学是和成功画等号的；读大学后可以多挣钱并拥有一定的社会地位、占据一些资源，这些都会成为一些所谓成功人士的标志。当你不具备这些的时候，你就会觉得自己好像是失败的。这个观点很普遍。但是如果你用高分辨率的心灵去思考它，那真的是这样的吗？那些占有资源的人一定是读过大学的吗？显然不一定。

但是有人就会说，尽管很多人不是，但是比例还是挺高的。这就会使原本不想读大学的人被迫去读大学。这就是被别人的话推着走。

然而，如果你是一个内心特别粗糙的人，你是看不到这一点的，因为你觉得这都是事实，你只有用静默（meditation）这个技术，坐下来静静地观照这些想法的来源，而且会专注在这些想法上很长时间，你才能深入地体验。所谓深入的体验就是能够产生那种人生的荒谬感，原来自己必须怎样的做法竟然这么荒谬。

我曾经接待过一个学生，她是福建人，家里是卖茶的，她家里很有钱。她大四毕业以后非要去找工作，可是她的学习成绩又不是特别好，所以也没能找到特别好的工作，于是她就觉得特别伤心。她的爸爸说给她一家公司让她去管，让她当董事长和总经理，她又觉得这事很扯。我讲这个是想说，有时我们会忽略掉我们已拥有的一些资源，总是要满足别人的一些期待。当她所有的同学都在找工作的时候，她就觉得她必须找工作，她忽略掉了其实她根本不需要找工作。

这是第四个理由，我们要让我们心灵的分辨率提升，这样可以让我们比较仔细地、近距离地（比较能够看到细节地）去看我们生命中关键的生发过程，以及它们对我们的影响。外化就是去了解它们究竟给我们带来了什么样的影响，并决定我们要不要让这种影响持续下去。

正念认知对叙事疗法技术的提升

第五个原因是正念认知可以让叙事疗法的许多技术的痕迹变得很弱。换句话说，如果你能够把正念做得很好，那么叙事疗法的一些操作性方法或者技术就会自然而然地发生。其结果就是你在做咨询的时候或者在用叙事疗法的这些技术的时候，你就会发现你本来就在做外化改写等工作，根本不需要去进行有形地操作。对于这个说法，我是很有体会的。当静下心来能够听下去的时候，你慢慢会发现其实在使用叙事疗法的时候，你不用做什么就可以达到疗效。你的话会越来越少，你只会在关键的节点上提一些很简单的问题就可以达到比较好的疗愈效果，这是真的。

这特别像禅宗里的禅师对答，就是机锋对答。你有没有发现，禅宗，特别是临济宗，有很多法师之间的对话？对话其实就是提问题，在关键的时候提问一个问题，其实叙事疗法也可以是这样的，只不过我们现在还不能说它是完全对等的，说它可以是这样的，即我们完全可以借助禅宗公案里的很多提问方式以及选择时机的方式去达到疗愈的目的。可是很多人在讲佛教公案的时候，不足之处或者错误恰恰就在于此，好像那个公案里有一种单一的解释，宗门或者教下的解释就是经典的一些解释。其实恰恰不是这样的，禅宗的活泼之处恰恰在于它的解释是放空的，是真正意义上的放空。叙事疗法有一个立场叫"不知道"立场，就是它从来不会固定去解释某一个对话，从而使得每一个对话都是活泼的，具有疗愈作用。一旦一个对话的解释被固定下来，依据某一个流程或者某一个结构性的东西去解释，它就失去了疗愈作用。这就像很多做精神分析的人那样，他做的都对，但是没有达到治愈效果，原因是什么呢？就是它太对了！对到特别符合教科书而完全忽略了对面那个来访者。

因此，我前面跟大家讲过，心理治疗是一个创造性的过程，是一个生成性的过程，绝对不是用来访者的经历去验证咨询理论的正确，或者是用来访者的苦难去成就咨询师的伟大，这都是不可取的。
在禅宗对话（即机锋对答）中确实存在这样一个问题，即对话是比
较灵活的，以彼此的当下作为机缘。机锋的"锋"就是锋利的、转
瞬即逝的，到那个时候是放空的，绝对没有说谁要教谁什么东西，
这点就和叙事疗法的对话极其相像，绝对没有一种保守的、固定化
的谈话的方式叫叙事，那不叫叙事，那叫认知。很多人把叙事疗法
讲得跟认知似的，其实并不是那么回事。这是我要跟大家强调的最
后一点理由。当你剥离掉结构性的痕迹，你就会发现对话就是对
话，在这一点上我倒是挺喜欢合作性对话。合作性对话（collaborate
conversation）的目标也是如此，它的方向性就在这里，以尽可能放
空的"不知道"立场去对话。不是谁要劝谁什么，也不是谁要教谁
什么，而是抱持着一种自然的、在特定对话语境中展开的情境性对
话，这样的对话就是合作性对话。

正念叙事疗法和佛教中的正念区别

我还想和大家讲一下，虽然我在前面讲过正念叙事疗法和佛教
有汇通之处，但是它们还是有些不同的。至少有三点差别：第一，
正念在佛教的语境里是一种出世间法，是解脱法，解脱法就是通过
这种对于我们心念的把控以及对于心念的稳定性的培养，让我们看
到一切都是虚幻的，都是因缘所生的、虚空的，然后慢慢地可以从
世间的贪恋当中解脱出来，也就是让我们不再贪恋世间，从而产生
出离心，达到解脱涅槃的境界。但是叙事疗法显然不是这样的，叙
事疗法不是要教我们去解脱，而是教我们入世。入世就是以正常化
的生活模式去安排自己的人生。我们对正常化实践有反思，但并不

是对正常化本身进行绝对的批判或抛弃。叙事疗法是一个比较中道的疗法。所谓中道的疗法是指，一方面它对于有些东西进行解构，另一方面它不去破坏。解构是为了让我们看清宏大话语带给我们的一些标准、指南是如何形成的，但同时又不去否定它。不去否定的意思是尊重业已形成的、由社会建构的一些东西，习俗是用来认识的，不是用来抛弃的。通过认识，你可以看到一些不足之处，进而去做出选择，并不是说你可以轻易地抛弃习俗，叙事疗法并不主张这种做法。这是第一点差别。

　　第二，到目前为止，我们能够看到关于正念的文献和研究都没有在叙事和象征层面做工作，主要是在身体层面做工作，正念大多和认知是同义词。叙事疗法则不一样，叙事疗法多是在象征和意义的层面工作，从脑生理的角度来讲它们对应的脑区域可能都是不一样的。这也是很重要的一个差别，不过它并不是不可弥合的，因为最终佛教的修行也不是停留在身体层面的。我执，俱生我执，你就是要破，要进一步去破其他的法，一些其他的执着。从这个意义上讲，我甚至会认为，叙事疗法的正念或正念的叙事比那种正念的觉知训练还要深入一些。因为你只在身体层面做这个，所以它的功效是非常有限的。你可能也听说过有的人去闭关，时间为七八天甚至更长。在闭关的过程当中他很愉悦，但是一回到现实生活当中就乱套了，那一套就没用了。有的人甚至因闭关很多年、闭关时间过长而非常厌恶过正常的生活，这个其实就是限制在了我执、俱生我执的那种解脱的、轻安的境界中。这是不行的——还是要放在一个更大的语境里，对世间的这些东西还是要有一些观照、接纳的，而不是排斥。排斥不是佛法应有的态度。这是第二点差别。

　　第三，正念认知或者正念研究越来越贴近于或者倾向于基础的、生理层面的，或者向科学心理的那种研究范式靠近。可能我们国内有一些做正念研究的方向对西方文化是有很大贡献的，是一种去宗教化的心理研究，对传播正念的影响也非常大。像卡巴金教授和斯坦福大学、剑桥大学都做了很多这样的推广，对正念在西方世界的发展功不可没。不过，这种研究方向使正念和临床走得越来越远，它不以解决问题为目标，而是以验证正念的好处为目标，这个目标是有问题的。叙事的不同就在于它是以解决问题为目标的，我们知道了正念是好的，就不用再验证了，它是基于这个信念来做咨询的。当我们回顾我们生命当中的这些生命故事时，我们抱持着"正念对自我觉察是有好处的"这样一种基本信念，因此就不需要去验证。在这一点上，我觉得叙事疗法比正念走得更远。

答疑
部分

问题 1：参话头是参语言 / 观念 的源头吗？

　　参话头这个参不是参那个话，它的重点不是那个话，而是因那个话而生的那个心，是观心。这个就和我们观呼吸不是为了观那个呼吸而是为了观心是一个道理。当我们去观察语言或者观念的源头时，我们可以打破那个真实性。它是客观的，我们用历史的眼光去看它。当然在这个过程中需要你的心很专注才能够持续下去，很多时候，我们很难在一个话头或者一个疑问上停留很长时间。例如，你认为"我怎么这么倒霉"，你就把这句话写下来，作为一个源头。我们在生活当中经常会遇到一些问题，于是我们产生了一个疑问，而我们恰恰是把心放在那个疑问所造成的后果上了，所以就没有办法从那个疑问中走出来。疑情这个东西大多数时候是不用专门去找的，它一直就在那里，只不过很多人不肯面对，不肯面对生活当中自己的一些疑问罢了。

你有没有感觉到有的人的生活方式很奇怪，奇怪到让你难以理解，这本身就可以被当作一个疑情，不妨看看：你为什么一定要理解他，为什么他的这种做法不能让你理解，你真的要理解他吗，理解不理解他对你来说真的很重要吗，等等。所有关于心的变化都可以让你看到它的故事性，这是非常有趣的。

问题 2：对以己为景（风景）我还是有点不太明白，老师能再解释一下吗？

以己为景是对 ACT 技术中的一个理念的翻译，就是我们在认识一些事物的时候，很多时候会把自我的框架或者自我的背景隐掉，觉得这是自然而然的，结果导致观照自我都没有起到作用。通过仔细观察，我们会发现我们在认识一个事件、一个认识者、一个认识的对象时，还有一个对认识过程的观照，让我们能够看到我们在认识这个世界。这就是所谓的"元认知"，ACT 很重视观照自我的作用。当我们把自我也当作一个景致、一个风景、一个对象来认识，这个自我和认识这个观照自我的功能就体现出来了。当认识这个观照自我的功能体现出来的时候，我们就很容易跳离这个问题的影响。

问题 3：叙事在改变来访者的价值观的同时，就能直接改变来访者在问题叙事过程中的"习惯思维"吗？或者可以理解成："来访者在改变价值观后，在未来的生活过程中，再遇到与问题叙事有关的事件时，就会自觉地改变其思维或行为吗"？真的能

改变吗？如果没有改变，那是不是说明前期的治疗无效？

不是这样的。叙事疗法是让人对自己的价值观产生一种觉察，多数人自己会发生改变，当他们看到某个价值观给自己带来的影响不是自己想要的时候，他们就会改变。但也有一些情况，就是他经过审慎的思考和细致的觉察后，发现这种价值观虽然给自己带来的一些体验是消极的，但是也给自己带来了消极体验背后所隐藏的、牺牲的价值感。例如，我们要为家人去做一件事，这件事是要做出牺牲的，而这种牺牲让我们觉得很不爽，可是我们经过很认真、很细致的观察后发现，这种不爽虽然让我们觉得很愤怒，但我们会觉得也正是这种不爽反映了我们对家庭的责任或所做的贡献。这样一来，我们可能就会决定不改变自己的价值观。举例来说，有的人很在意孩子的成绩，而经过很认真的思考后，他发现他可以担当这种在意，他不会去改变。虽然这仍然会弄得他和孩子的关系很紧张，但他觉得这种紧张是必要的，是必须的，这不就行了。

因此，叙事疗法的主要任务不是去改变，也不是说这个给来访者带来不好的体验是个问题，所以我们要改变它，而是说我们要把责任交给来访者，让他去看到这种影响。例如，这种影响是不好的，但是并不意味着就要去改变。在一个案例中，来访者说这件事对他的影响是不好的，但是他不准备去改变。那我就要去问他为什么。换句话说，我不是劝他改变，而是去了解他不改变的理由是什么。这时他就要讲出不改变的理由，或许这个价值观比刚才那个价值观要深一些，所谓深一些就是他也在意，只不过他以前没有注意到这点。

不知道你是否有这样的体验，有时候你特别烦恼，但你没有意识到这个烦恼背后所隐藏的价值，所以你反复因为这件事烦恼。如果你用叙事的方法静下心来去思考"为什么这件事特别烦，我还总是去做呢"，那你就会发现，还有一些别的事是你之前没有注意到的。当你注意到以后就不一样了，你再为此而烦恼的时候，这个烦恼就变得有意义，很有道理、很值得。你只要肯去观察，就会发现哪怕在一件小事里，比如你喜欢吃什么，或者你走路的一个姿势，都可以反映出你的价值观。

问题4：正念与叙事结合的研究算是发展中的创新吗？发源于谁呢？

这个问题提得很好。如果说这种结合以前没有的话，这当然是创新，发展中的创新。要说这个创新发源于谁，那大概是发源于我吧。而且我觉得叙事和许多东西汇通形成新疗法的可能性还是很大的。我觉得也可以考虑学一学叙事与催眠、叙事与沙盘、叙事与舞动，以及叙事与其他的表述性治疗等。我尝试用叙事和沙盘相结合的方法去做咨询，效果挺好的。不要拘泥于沙盘某一种单一的用法，就是一个盘布置起来，它本身就挺有故事的，而且再在这个故事中加入一些象征化的思维、观念，你会发现叙事和沙盘的结合可以用得很巧妙。

问题5：怎么将正念无缝应用到叙事治疗中？是治疗师本身保持正念状态（这似乎贴合"放空"状态），还是作为一种理念引导来访者应用到其生活中？

这个问题提得非常好。怎么将叙事、正念进行无缝对接？

首先，就是我们的环境布置，如果你要用正念叙事的治疗方式，你可以在治疗之前安排一些打坐、茶道或者花道等活动，或者随便用什么方法，先帮来访者收心，不要急着去谈问题。

其次，咨询师平时还是要多加练习，让自己的心保持中正平和，保持觉知那种正念的能力。如果咨询师都没有什么正念训练的经验，那他是不可能将正念与叙事进行很好的结合的。

最后，在督导或者个人成长的过程中咨询师也可以把这个环节加进去，咨询师本身要对自己的一些观念抱持一种觉察，要通过静心、专注去看我们对于心理咨询要怎么做的一些观念是怎么来的，去解构它的历史，来避免把我们限定在自己建构起来的一些观念里。这样一来，你在做咨询的时候就会比较洒脱，也会比较能容忍来访者在咨询中所产生的一些观念上的转变。

问题 6：叙事在意义层面发挥作用，正念在身体层面发挥作用，怎么把它们结合起来呢？

这个地方我要讲一下，我说正念是在身体层面发挥作用，叙事是在意义层面发挥作用，这指的是现状，我觉得现状不一定就是终极的状态。也就是说正念并不一定只限定在身体层面发挥作用，叙事也不见得就限定在意义层面发挥作用，它还可以在感受、在身体层面发挥作用，身体叙事也可以是一个很好的研究领域。做正念的时候，你对生命的改变还是有一些期待的，你期待自己往哪个方向改变，那不就是意义层面的！然后，你把叙事和正念结合一下，不就很有趣了吗？如果你身边有正在学正念的人，那你可以了解一下，问问是什么样的动力让他可以持续地去做。

第 8 章

叙事催眠治疗

　　本章的内容非常有趣，可是也非常敏感。有很多人可能听说过催眠疗法，也听说过叙事疗法，但是没有听说过叙事催眠治疗（或者叫叙事催眠疗法）。

　　为什么我想要去讲叙事催眠治疗呢？在北京林业大学给本科生讲授"催眠与心理治疗"这门课的过程中，我经常会做一些思考：催眠疗法是一个非常古老的疗法，有很多的疗法和技巧都可以被结合运用到催眠当中去。催眠疗法的生命力恰恰在于它与新兴的疗法和一些疗愈性理念的结合。

　　另一个原因是我应邀出席由全球催眠领域的顶级人物参加的世界催眠治疗大会，在会上我看到了很多动向。其中的一个动向就是不同疗法和催眠的结合。

催眠的流派分类

　　大家知道，催眠领域有很多流派，有精神分析流派，它比较强调经验的催眠；也有实验流派，它比较强调操作标准的可重复性；还有一些和各种疗法结合的对话取向的流派。总之，催眠不再像过去那样强调控制性了。

催眠不管以什么样的形式出现，都有一个共性特征，没有这个特征，我们就没法把它称为催眠疗法，这是无法回避的。这个特征就是：不管你用什么样的手段，最终都要实现意识形态的改变。

这里需要说明一下，对于催眠这个说法，很多人认为让人睡着了就叫催眠。这是对催眠的误解，是对"hypnosis"这个词的误译。其实，"催眠"是詹姆士·布雷德创造的词。他借用了"hypnosis"这个分管睡眠的神（睡眠之神）的名字。所以"hypnosis"自然就被翻译成了和睡眠有关的词——催眠。而使用"睡眠之神"这个词来描述这方面的疗愈是有其原因的，因为在古希腊神话里面，分管睡眠和疗愈的神关系非常紧密，功能非常接近，实际上就是一个神。所以在那个时代有这样一个传统，有一些患疑难病的患者就会被送到神庙，让他在睡眠之神的脚下睡一晚上。第二天早上，可能很多人就去世了。如果去世了就意味着被神领走了、被神召唤了——蒙神感召；如果病好了，就是被治愈、被疗愈了。

催眠经由日本传到中国。中国的第一个催眠会成立于上海。从那时起，专家就强调，催眠这个译法并不是一个准确的说法。因为催眠本来就不是让人睡觉的。直到意识研究发展起来，这个概念才逐渐清晰起来。我们的意识改变状态是具有疗愈作用的。例如，紧张、焦虑状态就比较消耗你的生物能量、资源等，而当处于放松状态时，你的消耗就会少一些。所以催眠在很多流派里都会被等同于做放松（relaxation）。

因此，催眠和我们在电影和很多文学作品中看到的不一样。它们对催眠的概念是具有误导性的，会使民众对催眠有一种隐隐约约的恐惧感。他们总觉得"被你催眠后，我就会把什么都告诉你，那我就什么秘密都没有了，我完全放下我的自我功能和防御机制了"，其实不然。

有人说，在催眠状态下，人会完全违背伦理或者做一些对自己有风险的事情。据某文献记载，一位日本的催眠师在上课的时候就讲到这个问题，认为这种说法是不对的。对此，有的学生就有些怀疑，他们做了一个实验来验证这个观点。他们就找了一个女生，在催眠状态下暗示她脱衣服，结果那个女生就真的脱了衣服，大家觉得很神奇。可是看了一会儿，他们发现那个女生只是在"象征性"地脱衣服。就是她脱着脱着，在脱到不适合的时候就停住，不再脱了，而只是装作脱衣服的样子。大家就觉得很奇怪："为什么会这样？"这位老师就告诉大家："在催眠状态下，人还是有一个价值底线作保护的。"也就是说，即便在很放松的情况下，她也是会有一个底线作保护的，所以不用担心。

很多研究发现催眠的深度取决于催眠对象的配合程度。不能神化催眠师的功能。说某催眠师很厉害，所有人都会被他催眠，说催眠的发生过程取决于催眠师，都是不对的。

催眠与叙事疗法的共同特征

共同特征一：顺应来访者的价值诉求

关于催眠的研究，有一派的理论叫角色扮演理论。催眠师扮演的是一个被催眠的对象表现的角色。换句话说，是被催眠者借由催眠师创设的氛围达到所希望发生的改变的疗效。因此，催眠比较强调合作对话的合作取向，这和叙事疗法是非常相通的。叙事疗法强调来访者才是他生命的主人，来访者是他生活的专家，他要变成什么样子，成为什么样的人，取决于自己，治疗师在这个过程中并没有起到决定性、操纵性的作用。同样，催眠师在治疗过程中只有配合来访者期待的那种变化，催眠才能有用。即便是那种经典的权威主义的催眠师，他的催眠词也必然是根据被催眠者的体验去转变、发生的。例如，催眠师说："你放松，你的肩部随着你放松而变得松软，好像卸下了千斤重担……"他的第一步是指令，第二步是描述你的感受，描述的是你的真实感受，是顺应你已经发生的改变。所以所有的催眠指导语都不会说得很快。它都保留一点空间让你的身体和心理对它做出反应。

当然了，大家会举法国精神病院催眠的核心人物沙可的反例。他的"舞台剧式"的表演就不太强调与来访者和治疗对象之间的互动。其实这要一分为二地看。在催眠历史上，催眠有两大流派。一个是巴黎学派，代表人物就是沙可，取向非常夸张，非常强调舞台展示的效果。我们在电影里看到的很多催眠可能与此相似。还有一个流派，就是巴黎南部的南希学派，因为它是一家医学院，所以比较强调那种朴实的应用效果，而反对夸张的强调舞台效果的东西。这两个流派传到今天就形成了两大类：一类是"催眠秀"；一类是催眠治疗。

催眠秀那些神奇的效果，多少有一些配合的成分存在，当然也涉及一些选人的技巧。在一些表演场合下，有一些表演型人格特别配合就能达到一种戏剧性效果。不过我们在临床催眠中是不用这类方法的。比如，有人可能会花不少钱去学人桥实验、木僵状态等暗示，觉得很好玩，但是也就仅此而已，因为它们没有疗愈作用。另外一派就是所谓临床取消的南希学派，后来得到很大的发展，发展出很多不同的取向，不同的流派还有不同的认证体系。但是不管怎样，催眠的所有流派都有一个基本特征，那就是它不会悖逆你的意识活动规律。这就是叙事疗法和催眠的第一个共性特征，它们都是顺应来访者的价值诉求的。

共同特征二：自我状态的主动教育

第二点，不管是叙事疗法还是催眠，都有一个共性特征——让我们的自我状态处于一种主动的游离当中。什么是"自我状态的主动游离"呢？如果大家学过催眠，就会在催眠师的暗示下想象自己来到某地。"你可以想象自己来到一个特别喜欢去的地方，不管是花园、海边，还是丛林、天空，抑或是其他地方。在那里，你感到非常放松、非常舒适、非常愉悦……"大家在听我说这段话的时候，如果是在实践临床或者训练的语境里，你可能就会闭上眼睛想象自己身处那个地方。这时，自我就会从你的身体里出来，来到你想去的那个地方。这个自我的佛教术语是"意生身"，就是意识所生成的自我感。也就是说，催眠治疗是在意识层面做工作，通过想象，让这个"意生身"意识所生成的自我到达想要的境界，在那个境界里做一些操作，以达到治疗的目的。

叙事也采用类似的工作方式。比如，它可以通过回溯让你看到此刻你所认同的"自我"以及你的那些观念处于什么样的状态。当我们感觉可以把这个问题当作一个对象去谈的时候，我们就可以创造另一种心理状态（state of mind）。这两种心理状态之间会存在一定的空间，这个空间被称为叙事空间（narrative space）。这个概念是社会学家乔治·凯利提出来的。这种人和问题的疏离感，与催眠中人和人在境界上的疏离感，在本质上是没有差别的，都是一种自我游离的状态。

为什么这种游离状态具有疗愈作用呢？古诗云"不识庐山真面目，只缘身在此山中"，就是说，当我们在某种氛围或某个意识框架中的时候，对这个意识框架所造成的困扰是无能为力的。因为你是那个困扰的一部分。当你实现了自我游离、让自我可以站在这个境界之外来看的时候，就不一样了。因为此时你的反思性的自我，或者说第三只眼，或者说反观的功能开始起作用，你就开始有了一些选择的能力。融入其中你是不能选择的，因为你觉得你融入其中的那个境界是事实。而我们创造了这么一个自我，或者叫"虚假的自我"，创设了这么一个境界，一个可以做自我的场域，这样我们就具备了一个反思和选择的机会。

共同特征三：触碰人的核心价值观

叙事疗法和催眠疗法的第三个共性特征就是身心效应，就是它们都会碰触到人的核心价值观。有人可能会问"为什么这么讲呢？催眠好像不涉及价值观的问题，催眠是植入"。其实并不是这样的。如果你不认同，再好的催眠师也是无法植入的。如果没有催眠对象的配合，催眠师什么都做不了。所以一切催眠在本质上都是自我催眠。有的人喜欢那种权威主义的表达。权威主义的表达在催眠中起到什么作用呢？比如，有的人自己不是那么确定，那权威主义就可以在其中扮演一种角色，大家就会跟随他。这实际上是一种群体式的自我催眠。大家可能在生活中也会有这样的体会：所有人都知道有一件事是不对的，但是有一个人笃信，他非常肯定地去讲一个荒谬的理论，结果大家就相信了，而且是确信。这是一种自我催眠，因为人们需要那样，希望达到那样一种状态。人们会把希望投射到专家身上，然后把它当作事实。这种投射其实是主动的而不是被动的。这就是说，催眠效果的生成过程，必须基于被催眠对象的配合。而在这个过程中就会出现价值取向或者价值选择的问题。所以我们经常分不清"想要的"和"实际上的"这两种境界。希望怎样，就会把"希望的"当成真实的。当然，如果不能清晰判断这两种境界，那么到一定程度就会出现病态。

叙事疗法在这一点上同样如此，它会特别关注价值观，就是特别想要的东西是什么。

叙事催眠疗法

在叙事治疗的过程中，咨询师好像出乎意料地建构了一个本来熟悉却未被注意的自我。在叙事对话过程中，来访者会发现："原来我这么好——我本来就这么好！"有人说，这是在叙事治疗过程中建构起来的，其实不是，是他平时隐隐约约就有这种价值取向，只是通过对话将这种取向澄清了而已。在我们学习叙事疗法时，学一点催眠的技巧，其实还是很有帮助的。这并不是说我们要植入什么理念之类的。当然，如果不加认同，植入是不会发生的。但是即便如此，我们还是要保持高度的警觉，不要用一种权威主义的取向，把自己想要的效果暗示给来访者。很多时候这种暗示的效果是不能持续的。所谓效果不能持续的问题貌似好像解决了，但是这种解决不能持久。比如，在叙事疗法里，我们比较反对夸赞来访者，给来访者提供一些正向的暗示。这是因为叙事疗法不是一种积极心理学，不是通过讲述一些过去的故事来自嗨，虽然会谈一些给自己带来积极体验的故事，但是目的不是停留在体验上，这一点就和催眠有所区别。我们不是为了创造那种体验并沉浸其中，而是通过唤起那种体验，让我们看到不一样的自己。也就是说，把那种体验当作一个起点，而不是一个终点。

我们在讲述那些体验的时候，往往会问："通过这个过程，你对自己的看法有什么不同的地方了吗？"也就是说，我们在借助过去的体验来建构现在和未来的自己，而不是用催眠的方式把自己导入某种过去的境界并沉浸其中。如果有人学过前世催眠，就知道它是通过一些暗示的手段以及音乐、光、声、温度、场景等建构，让人回到历史中的某一个转世，看看曾经是什么样的人，并给出一个解释。

其实，所有的前世催眠，或者回溯催眠，都是在强烈的暗示下进行的一种近乎身体体验的建构和自我引领，好像自我回到了秦朝或者过去的某个时代，然后根据自己有限的知识去编造一个自我境界出来。当然，用编造似乎有些价值评判，但是它确实是编造的。而叙事疗法所用的材料都是真实发生过的，是记忆的材料，不是记忆再造的结果。这些记忆的材料也具有某些催眠的效果，只是程度没有那么夸张。叙事所经由这种记忆的、实际发生过的材料所建构的自我更为稳定。我看过很多文献报告，虽然催眠的效果很神奇，但是在很多情况下不能持久。其中一个主要原因就是催眠所使用的材料不是真实的，是一种暗示的、建构的材料。

叙事所用的记忆材料不是虚妄的，但是它建构的那个自我是虚假自我。所谓虚假自我就是我们报告问题做建构的自我，和我们通过解构、外化、改写所找到的、我们内心希望的而且有些支撑的那个自我，在本质上并没有谁比谁更真实之分，不能说问题所建构的自我更虚假，也不能说它更真实。来访者在治疗的第一个阶段普遍会说这个"自我"更真实。如果你急于让他看到优秀的自己，那么他会不接受——他会觉得"我不是那样的"。如果经过合理的步骤让他看到不一样的自己，他就会接受。当然，接受也并不表示那个更强大的自我更真实，这个地方我需要跟大家强调一下。叙事疗法并非用一个真实的、积极的自我，去取代一个"虚假的""消极的"自我。如果我们有这样一个真实的、非真实的预设和预判，其实我们就是用现代哲学的思路，即二元思路。用后现代的思路，这两个不同的自我都是对的，都是平等的。只不过叙事疗法的取向会把这个"选择"看得很重。换句话说，就是你选择成为某种自我，你的选择就意味着某种责任。因为没有哪一种自我是绝对完善的。如果我们通过治疗看到一个不一样的自己，这个不一样的自己就会给我们带来好的体验，过一段时间你会发现这个曾经给自己带来好的体验的自我，也会带来一些新问题。任何一种自我，在意味着潜能的同时，也意味着问题。所以叙事疗法不是一种一劳永逸的手段，而且没有一种疗法是这样的。

从这个意义上讲，意识的转变是不是一种叙事催眠疗法呢？我还是要跟大家强调，叙事疗法本身不是一种催眠。二者的汇通主要是技术和理念上的汇通。这个时候我要讲，叙事疗法其实有其优势，也有其劣势。叙事疗法的代入感比虚构的催眠场景还要强。因为虚构的催眠用指导语让你闭上眼睛，用主动想象或者指导的意象（imagery）这样的技术，将你导入一个未曾经历过的境界。这样的一个境界有它的好处，也有它的不足。好处是那个境界是你用语言建构起来的一个境界、一个场景，所以是全然的美好。不足之处在于，叙事要让你进入的某些境界不是想出来的，而是选择出来的。既然是选出来的，就会努力去规避一些可能不符合你所期望的价值取向的事件，这样它就不会是全然的美好。为什么说那是一个优势呢？是因为那个"全然的美好"的可控性更强一些。那为什么又说它是一个劣势呢？因为你需要出来，你不能一直停留在那个境界里，催眠是会结束的。

当然有人会说："我永远不结束。"在催眠治疗里面有个取向是使用梦境，叫作梦瑜伽。严格来讲，梦瑜伽是一种古老的瑜伽修行方法。但是话又说回来，催眠的传统也是非常古老的，可能比瑜伽的传统还要古老。所以在催眠传统中有一些流派引进瑜伽方法，它首先让你打破梦与现实的必然界限，用一系列手段，让你慢慢产生一些恍惚的状态：我们怎么确定我们此刻不是在做梦呢？比如，你听我讲课，或许这是在做梦呢！也许等你醒过来后会发现，刚才上课的经历是一个梦！或者说，我这么说可能也是一种梦话。有人说："这个还是能区分的吧！梦醒了之后还是会看到梦的虚幻性，还是会比较真实的吧。"话又说回来了，你在梦中的时候，你会觉得真实会更真实吗？究竟哪一个是梦呢？它会用这样一些方式，让我们慢慢看到梦里的真实和不真实。真实的时候觉得梦境不真实。两个都不真实，因此两个都是真实的。梦瑜伽的传统会有其应用性领域，咨询师暗示来访者借助他现实的元素建构一个梦，让他一直处于梦中，不愿意醒来。可是这里有一个问题是，这样建构起来的梦境，终究有一种隔离之嫌，就是把我们的一些经验隔离出去。其实我们每个人都可以造一个梦，活在自己的梦里。在梦中，你会觉得自己很棒或者觉得自己很差。你觉得自己很差，那不是真的，你肯定有棒的那一面被你忽略了；你总觉得自己是完美的，那肯定也不是真的，肯定也有你的选择暗示和自我认同。

话又说回来，这种梦瑜伽在短时间内达到那种让人觉得非常神奇的体验，就好像自己可以决定自己的生命体验一样。可是用不了多久，人的那种"自反性"就会被唤醒，就会自己醒过来，此时催眠的疗效就会消失。所以它不能真正地实现疗愈。从这个意义上讲，催眠虽被广为吹捧，但并不是一种常规的疗法。

因此，从某种意义上讲，如果你的心境、你的定力足够强，可以长时间或者永远停在那个境界，那么你的心就可以改变身。反之，如果你不能永远停在那个境界，你的身就会自有一套运作的规律。当然，这是我的猜测。

在催眠理论中，有一种身心平行理论，该理论认为身可以影响心，心也可以影响身。但是身和心很多时候是平行的，二者互不管束。这时身有一套自己的运行规律，心也有一套自己的运行规律，就好像我们的心暂时寄居在我们的身体里一样。那么这种身心结合的点是什么呢？或者身和心互通信息是通过什么来进行的呢？有一些专家认为是通过松果腺进行的，因为心理活动可以诱发生理上的反应。我觉得好像也没有那么复杂，不一定只是通过松果腺让身和心互通信息，比如，我们在听课时的心理活动就是脑电波在放电，这种放电是有规律、有节制的放电。如果通过自我暗示和长时间的自我训练，你就可以训练成某种向度（就是方向）的和强度的自我放电，进而可以改变你的生理。你也可以想象某种东西，这些想象可以改变你的神经通路，在反复练习之后会变成一种习惯。这种习惯就代表形成了一个稳定的神经结、稳定的反射弧，如果再持续下去，生理就会发生变化，就是你的脑的神经组织在物质层面发生变化。

美国显微镜与成像中心（National Center for Microscopy and Imaging Research，NCMIR）[①]曾进行过一项关于小鼠的研究。它们没有做活体小鼠的脑的图，但是做了一个染色之后的神经通路的三维图。有一些学者就借助这个工具发现，当你在反复训练某些观念行为的时候，你的大脑的器质结构就会发生变化。换句话说，就是当你主动把自己诱导到某一个境界、某一个场景中后，如果时间足够长，与这个场景相对应的身体体验就会被唤起。比如，情绪、神经递质、神经通路，以及我们自身是紧张的还是放松的，都会发生稳定的、持续的改变。我们在使用叙事疗法技术的时候，没有梦瑜伽那样全然沉浸的场，那么我们所实现的这个新的建构，也可能在很短的时间内就会散掉。迈克尔·怀特曾经用一个比喻来描述这个新形成的自我是多么不稳定。他说："自我建构的过程就像是在野外升起一把篝火，必须不断放柴。你放得多了，火就可能被柴压灭；你放得少了，可能一会儿这堆柴就烧尽了。"这里的柴指的是什么呢？它就是我们在叙事疗法中做改写时使用的例外片段。你必须持续不断地去帮助来访者寻找这些例外片段，而且除了在咨询室里找，还

---

① 很多期刊中的关于癌或者组织的图片都来自该机构。

要让他的家人、老师、同学、朋友等他所在意的人用见证、书信、文档的方法去巩固。你创设一个整体的场，让其持续不断地维护着来访者新的自我。这样一来，它就很像那种梦瑜伽的技术。

这个不是梦境，是真实的，是具有现实依据的操作手段。叙事疗法和催眠在语言的"带入感"这点非常像，没有本质的差别。我甚至觉得叙事疗法因为有故事情节，所以其带入感可能比催眠直白的暗示还要略胜一筹。而且因为叙事疗法所带入的是一些具有过往记忆的境界，所以具有高度的个体性。这种个体性对于人的情绪的唤起比那些虚假、虚拟的暗示还要更强烈、更持久。你的经历细致入微地将它唤起，与我们假想的感受效力相比，我觉得前者还是要强得多。原因就是催眠师和来访者之间还需要一种默契，就是催眠师对来访者的境界的理解和表达基本一致。这个还是有一定难度的。

在催眠时，我遇到过这样一个失败的案例。

当时，我给学生做集体催眠。大部分同学反应都很好，在被我唤醒后，他们都不记得我说了什么。但是有一个同学的反应却出乎我的意料，他不是放松的，而是很紧张。之后我去跟他谈，他说自己没有被催眠。课后我问他："你有什么感受？是什么因素让你没有办法放松下来，没有办法进入那种体验？"他说："那个引导语说现在你很放松，漫步在海边，微风拂面，大海的声音让你越来越放松……我就是在海边长大的，我被海水淹过，所以我一听到海风的声音，就又想起了当时那种紧张的、恐惧的体验。"

这使我意识到，我没有事先去了解，实际上，一个对大部分人来说是放松的场景，但是对个别人来说可能并非如此。也就是说，我们在使用催眠指导语去建构一个场景的时候，我们不能默认这个指导语是适合这个人的。

我们即便了解到这个技巧，通过跟来访者对话了解到这一点，来访者也有可能在催眠过程中出现出乎意料的感受。因为你不可能通过对话全然了解他的禁忌，有可能他自己也忘了。叙事疗法则不会出现这样的情况，因为叙事疗法所呈现的内容是即刻、当下的。它用探问、提问的方式而不是那种指导的方式去进行支撑性的对话。采用这种方式的对话，可以规避来访者在这方面的风险。叙事疗法有个技术叫诗意的回应，就是把来访者的话进行编辑去用那种朦胧诗一般的语言回应，这种语言跟催眠指导语非常接近。来访者听了会脑补，去弥合那些句子之间的空隙。这就像我们读诗，需要留下一些想象的空间，才能读出诗的韵味。这又有点像催眠指导语了，只不过这种诗一般的语言是我们记录的来访者的原话。在这点上它们又是有差异的。

总之，如果你能掌握催眠疗法的技巧，并用叙事理念作为指导，你就会形成一个超越叙事和催眠的、属于你的独特的工作方式。那么你的语言就具有高度的催眠效用，但你又不是在原初意义上抱着那种控制性的态度去做催眠。换句话说，它既不是催眠也不是叙事，而是催眠叙事，或者叫叙事催眠。你的语言还得有一定的感染力，这点是叙事从催眠中学习到的。

埃里克森式催眠

在催眠的传统里，和叙事疗法结合最紧密的可能就是埃里克森式催眠治疗理论。斯蒂芬·吉利根写的《埃里克森催眠治疗理论》（*Therapeutic Trances——The cooperation principle in Ericksonian hypnotherapy*）一书算是介绍埃里克森的比较经典的一本书，是中国心理学会推荐的一本书，大家可以看一下。

那么，为什么埃里克森式催眠和叙事的关系最为紧密呢？我们看一下埃里克森式催眠的核心理论就知道了。

前面我们讲过，催眠治疗有几个典型的流派。到目前为止，催眠领域有很多流派：（1）独裁派，以布洛汉姆、沙可、弗洛伊德等人为代表，是比较经典的流派，其特点是比较强调奇特的体验，让被催眠的人有一种被强迫、被植入某些观念的感觉；（2）实验派，也叫标准派，该流派比较强调催眠师在过程中所诱导的现象是一种比较客观的取向，比较希望把催眠治疗做成一个标准化的干预，不是很强调催眠师的威力；（3）合作派，该流派认为催眠不是那么神奇，并不强调催眠师的异于常人之处，比较强调合作和关系，其代表性人物就是弥尔顿·埃里克森。

在这三大流派中，独裁派有表演取向，多在舞台、夜总会这些地方使用，当然诊所里也会用，但是相对会少一些；标准派其实不太用于治疗，主要用于实验室的研究；合作派就比较强调临床实践，埃里克森式催眠在临床上还是非常实用的。

下面，我们来看一下埃里克森取向的催眠的八大核心理念，以及和叙事疗法有什么可以汇通之处。

每个人都是独特的

埃里克森式催眠有一个非常核心的理念——"每个人都是独特的"。它可以说是该催眠理论的一个基石或者是支撑点。其实叙事也完全是站在这样一个立场上，认为每个人都是具有高度独特性的，也就是我经常说的"人是不可以被界定的"。所谓"不可以被界定"就是每个人都具有高度的独特性和差异性，没有办法用一个一般意义上的特征来概括。

埃里克森之所以如此强调个人的独特性，是因为他个人的成长经历。他是一位色盲患者，而且五音不全，因两次小儿麻痹症导致瘫痪，他还有阅读障碍。除此之外，他还有很多和别人不一样的地方。他通过欣赏自己的这些独特之处，形成了一种能力：享受和别人不一样的能力，这正是他的催眠理论的基石。

埃里克森用催眠的方式让人欣赏到自己的独特性。而叙事疗法通过讲述生命故事让人欣赏到自己的独特性。在这点上，虽然两者的路径不一样，但是目的是一致的。比如，叙事疗法对于来访者所表现出来的独特的给别人带来困扰、但不给他自己带来困扰的一些事情，是抱持着一种开放态度的。可是我们生活在社会环境里，如果我们的某些做法给别人带来困扰，那就会导致对自己的困扰。

换句话说，独特性既是一个自我认同形成的基点，也是一个自我怀疑产生的基点。也就是说，你在何种程度上有勇气承担自己的独特性，你也就在何种程度上活出了自我。当我们的这些独特之处被别人评价的时候，我们以什么样的态度去面对，就反映了我们的自我稳定性和自我功能。

埃里克森在催眠治疗中一直强调：治疗性的催眠不应该以那种抽象的理论作为基础，也不应该以统计概率（就是所谓的常模）作为基础，而应该以来访者当下的表达作为依据。埃里克森式催眠在这点上和叙事高度吻合。达利奇中心的现任主任大卫·丹伯乐曾写过一本名叫《复述我们的生命故事》的书。在书中，他讲述了一个很核心的观点：我们讲述故事的方式决定我们对生活故事的体验，也就是我们当下的讲述模式决定了我们对人生的一种体验。

不知道大家是否发现，我们在做自我介绍的时候，在给别人讲我们的故事的时候，会有一种模式，一种习惯的倾向，就是把它讲成某一个主题。而这种讲法，用埃里克森式语言来说，其实就是催眠。当我们觉得自己很差劲的时候，这个很差劲并不见得符合事实。但是我们已经习惯了这种自我表达方式，所以看不见除此之外的别的可能性。反之，当我们很自恋、觉得自己很棒的时候，可能别人未必这么看你。所以不管我们对自己形成什么样的判断和定位，在某种意义上这都是一种自我催眠，是一种叙事模式的固化。

可是，这样又会使人产生一种恐惧感。究竟真实的我是什么样子的？其实真实的自己，就是在交流中生成并发生变化的样子。

催眠是一个交流意念的体验过程

埃里克森式催眠的第二个核心理念是：催眠是一个交流意念的体验过程。

在叙事治疗过程中，我们的提问貌似被动地获取信息，但是如果设计得足够精巧，是可以让来访者去思考一些他之前从未体验过的领域的。因此，在叙事治疗的过程中，如果你的提问足够小心，那么你的来访者可能会告诉你"我以前没有这么想过"，而这本身就是对其生命体验的一种扩充。

一个意念、一个想法会对生命体验产生不一样的诱导作用。我们每天都会有很多意念和观念产生，而这些观念会导致我们对一些行为的解释，以及对未来的规划。我们在学叙事疗法的时候学过行动层面和意义层面两个层面的活动。我们对某个行动、某个做法产生某个固定的解释。而这个固定的解释就会影响我们对未来的规划。如果我们像埃里克森式催眠一样能够在咨询当中唤起来访者对同一个行动不一样的解释，那么就有可能让他产生一个不一样的未来。

埃里克森认为，一些有效的催眠暗示可以激活人们自我认同中的一些想法或者特点。这点和叙事的观念也是一样的。在叙事治疗中，我们并不是给予来访者什么东西，而是让本来在他的生活中存在但被他忽略的一些意义或解释，让某些意义的支点被发现并被放大。很多时候，催眠治疗更直接一些，可以是把一些感觉、意念、动作或者认知直接进行识别并放大。这个地方就可以区分出埃里克森式催眠和叙事疗法的一点不同之处。某一个意象、某一个知觉、某一个信念，对来访者来说究竟是好的还是坏的？是不是他想要的？叙事疗法不是用埃里克森式的直接识别并且使用的方法，而是在识别之后还要和来访者确认，这是它们的不同之处。所谓"和来访者确认"就是要去问他"你的这个观念对你来说究竟是好的观念，还是坏的观念，或者是不好不坏的观念"。

例如，有个人很注意自己的形象，不愿意和其他人在一起，因为他感觉同龄人特别不爱惜自己，穿着邋遢，可是这样的话，他又觉得自己不合群，从而让他产生了一些困扰。因为他对我说他希望和他们在一起，他想"合群"。我就问他："你真的希望跟他们在一起吗？"因为他说过他和他们在一起的时候感觉很不舒服。当我和他确认"和他们在一起"的体验的时候，他就会重新评估。他会觉得自己并不那么想和他们在一起。这时，不太合群已经不再成为他的一个困扰。

有时，当我们的某个观念作为一个问题呈现出来时，其实就是这个观念经不起推敲。因此，当你通过提问来访者来评估他想要的究竟是好的是坏的，究竟是不是他真正想要的时候，他可能会产生不一样的体验。而埃里克森式催眠治疗师有一个任务，就是去识别或者利用这些意念，并把它当作催眠发展的基础。换句话说，要不要利用这些意念放大、诱导来访者的某个体验。而这个决策过程是由催眠师来完成的。

这两种疗法都有其优势，也都有其不足。埃里克森式催眠这种由咨询师决定的方式，效率会高得多。不知道大家有没有这样的体验，在咨询当中，你会发现自己有很强烈的直觉，知道这个来访者的需要是什么，他想要的东西是什么？可是我们如果不够谨慎，也有可能判断不准确。

人人都拥有再生性资源

埃里克森式催眠的第三个核心理论是人人都拥有再生性资源。埃里克森学派假定，人们拥有的资源远远超出他们意识到的数量。我经常跟大家讲，我们有哪些问题我们自己很清楚，但是究竟有哪些资源，我们未必很清楚——我们往往要比想象的好得多。你可以试着评估一下你对生活的不满意之处，以及你生活当中已经拥有的资源，这时你就会发现，你拥有的比你想象的、想要的多得多。不过，我们通常会忽略掉这一点。

比如，埃里克森认为，其实每个人都有对他人友善的能力。很多人都否认这一点。如果一个人总是否认自己有这方面的能力，那么他也就做不到。这让我想到孟子讲的"挟泰山以超北海"，说"我不能"，这是真的做不到。"为长者折枝"说"我不能"，这不是做不到。

所以很多时候，大部分人都知道在家里怎么说话让别人高兴，可是他就是不说，这不是不能，而是不为。这就会导致很多关系上的问题。

那么叙事疗法是用什么方法去处理再生性资源的呢？叙事疗法是用回溯的方式让你看到：你曾经"能够"，你不是对所有的人都这样。例如，当来访者用"刻薄"这个词作为自我认同的时候，会让人产生一种虚假的感受，就是他对所有人都是刻薄的，对这个世界也是刻薄的；但如果我们用回溯的方法，找到例外去改写，就能让他看到自己曾经有过对某个人不那么刻薄，至少相对不那么刻薄的时候。他就会看到不一样的自己。这时，他就会动摇"自己是一个什么样的人"的判定。在这点上，催眠治疗看上去更直接一点。例如，假定一位来访者只会对自己的儿子亲切，对别人不能表现出亲切，那么这个自我暗示就可以通过回溯找出来，让他展现出对别人亲切的能力。

催眠状态可以激发那些资源并加以利用

埃里克森式催眠的第四个核心理念是：催眠状态可以激发那些

资源并加以利用。

结构主义认为自我内部具有一个实在的结构。在治疗当中，催眠状态的主要益处就是可以去除那种僵化的状态和结构。叙事疗法在这方面走得更远。叙事疗法不承认那种僵化的结构，它会用一种自我对话的态度去看自我陈述。催眠的训练可以让催眠对象产生对某些特定情绪的体验，然后再用认知任务改变对这些体验的认知。这其中也会用到叙事技术（如重新叙事，就是叙事的重构）。大家可能听说过这样一种催眠的技术：一个人沉浸在创伤性的体验当中，他的认知和体验是一致的。你可以通过催眠先诱导和唤起他的创伤性体验，然后停住，让他停在那个情境当中，并在催眠状态下再造那个情境。这样一来，当时的事情没有按照原来的那样发生，而是产生了一个符合来访者期待的转变。这时他的那种体验就会发生改变。

我给大家讲一个例子。

有一次我在做咨询的时候接待了一对青年学生情侣，他们在吵架，闹得要分手，但是又不愿意分手。他们讲到一件很夸张的事，就是两个人一起在餐厅里刚打好饭，结果因为吵架把饭摔在了地上。那时我用了叙事的发童子问的技术，问那个碗扔到地上的形象是什么样子的，让他们详细描述一番。在描述的时候，女生的体验就发生了改变，因为她打的是一碗面条，而餐厅的碗是塑料的，扔到地上并没有碎，在地上一蹦一蹦的，结果面条崩得到处都是，当时女生就觉得特别好笑，但是因为当时正在吵架，双方都很愤怒，所以那种好笑的感觉很快

> 就被掩盖过去了。可是当她再去描述细节的时候，那种好笑的感觉好像被放大了。男生也在场，也受到感染，觉得很好笑。咨询室里的氛围就发生了很大改变。

原来她只是进行抽象的描述"把饭扔到了地上"，而当我用发童子问的技术让她回到那个场景做重构的时候，效果就出来了。但是和催眠不一样的是，这个描述的情境是真实的。在这点上，叙事疗法和催眠的区别是，叙事所重构的那个认知和体验的过程是真实的。可以说，叙事疗法比埃里克森式催眠还更有力一些，因为真实的应该更具有支持性的力量。

催眠的体验是通过暗示让对方想象如果不是按照当时的那个样子发展会是什么样，如果是另外一种情境，他的体验是什么。

催眠是自然而然产生的

埃里克森式催眠的第五个核心理念是，催眠是自然而然产生的。这点和经典的传统催眠理念很不一样。埃里克森认为催眠体验和我们正常的功能和体验是一个"谱系"，是不能够分离的，也不应该是特别怪异的，还不应该是人为的，并且不是和平常的体验不相干的。这点就越来越接近叙事疗法的理念。

在生活中，你是否有这样的体验：当你读一本特别吸引人的小说时，你会感觉被带进了故事中，而忽略了当下的时间、空间的体验；当你在热恋期时，你就会失去基本的判断能力，并整天沉浸在某种体验里面，就是每一天都有不一样的体验，好像什么都是有意义的，都是很快乐的，就好像你的心在某个人那里，不管是坐卧行住，都在那里；或者做白日梦，当你在听课或者开会时走神，别人都已经散会了，你还在愣神，别人叫你，你才如梦初醒。埃里克森认为，这些就是催眠体验。只不过那种催眠状态是一种被动的诱导，而催眠是主动的诱导，而且有意识地去让它延长一段时间。我们在叙事治疗的过程中，可以直接要求来访者描述。比如，我们在咨询过程当中谈不下去了，因为来访者过于执着于他的困扰，这时可以让他讲一个经历或者一个爱好，就可以较好地达到让人转移的目的。大家觉得这种转移有意义吗？答案是有的。当我们站在不同的立场去看过去特别在意的问题的时候，这个问题的影响力是会降低的。

我曾经接待过一位老人，他是一位涉及保密的高级国家干部。他总感觉有人在监听他，跟踪他，有点迫害妄想的倾向。他没有办法走出来，当你叫他的名字、问他问题时，他的眼睛是呆滞的，他向我描述的他的"经历"都是想象出来的，是妄想的，这严重到一定程度可以被诊断为精神症状。

因此，精神病在某种程度上就是你的心被锁在了某个想象的非真实的情境里面，不能如实认知。实际上，我们在面临重大创伤（如失恋、离婚、地震）的时候，经常会有那种闪回性的体验，就是心突然就跳到当时的那个情境中去了，这其实是同样的道理，就是你的心不自觉地沉浸在某种情境中。

很多时候，当这样的一些情境被描述出来的时候，实际上就是在讲一些生命故事。老年人就喜欢讲很多往事。当他不讲的时候，可能是沉浸在过去的某种回忆中。我们在做老年咨询的时候，会通过提问了解更多细节，可以让他更加细腻地沉浸在那个回忆的场景中，也可以让他从那里出来。从这个意义上讲，叙事治疗是营造某种氛围，让来访者直接去体验、去面对他们的生命故事，以及这些生命故事所形成的场景。催眠和叙事疗法的不同之处在于，催眠更重视那种场景和氛围，叙事更注重主题的变化和主题变化导致的自我变化。催眠所诱导的那种状态，是主流价值的延伸，有主流价值在其中，也就是某些咨询师所认为的能给来访者带来积极体验的一些恍惚的状态和场景，可以被主动地利用。而在叙事治疗的过程中，咨询师尽量不去做这件事，不去替来访者做判断。所以叙事不去诱导一种体验出来。这里需要注意的是，虽然在理念和操作方面，埃里克森式催眠和叙事疗法很像，但是还是有所不同的。叙事不主动去诱导，也就是说咨询师在做咨询时，脑海里没有设定要将这个谈话导向哪里去，而是要和来访者确认之后再决定要不要放大或者针对某个方向问下去。

大家在生活当中可以尝试一下，如果你的同事、朋友、家人讲了很长一段话，这些话里面有些是让他感到伤心、不愉快的，让他感到困惑的；有些讲的是会让他产生积极体验的。这时，你可以有意识地去问几个让他产生积极体验的场景的细节。之后再问他："这是不是你想要的方向，这是不是你希望产生的一个变化？"和他确认之后，如果对方说"是"，那么你可以继续。这是叙事的方式。当然，如果你觉得很烦琐，那么也可以尝试一下埃里克森式催眠。就是你识别出这些点之后，可以引申他的描述，直接去问。比如，问对方："你当时的感觉是不是这样的？""你看到的感受是不是××的？"

催眠师和来访者建立过程式的联盟

埃里克森式催眠的第六个核心理念是其比较强调催眠师和来访者建立过程式的联盟，但是它不是强调去纠正。传统式的理论都比较强调消灭症状，处理问题。大部分心理治疗（不光是催眠，其他流派也是）本身就暗示了对于心理问题和困扰是要去消除、消灭和降低的。可是埃里克森式催眠的目标是通过重新组织症状的表达使问题越来越多样化。当这个问题多样化达到一定程度时，你就会看到问题的效用就不只是消极的。就像网上流传的一句话：如果一个问题你解决不了的话，那你就把它放大。当放大到一定程度的时候，它就好像不是问题了。

当然，叙事疗法和埃里克森式催眠在这方面的差异并不只是放大问题。只是扩充这个问题的表现，让问题以更全面地呈现在观察前。这样我们就可以看到不同向度的问题。

埃里克森比较关注治疗的目标以及当下的自我需要，而不是理解过去。叙事也是这样，并不是很重视看过去发生的童年创伤之类的。

埃里克森的理论认为过去只是意味着过去的知识而已，大部分已经想不全了。我们今天去讲过去，讲的是对过去的记忆，并不是真的过去，而且我们会以现有的自我贬低的方式去重构过去。比如，你现在觉得不顺心，不够好，就会由这个立场解释过去的很多体验，将其解释为都不太好。如果你改变了现在的自我判定，那么你的过去也会发生改变。这点跟叙事疗法也是一样的。还有一点就是埃里克森会认为过去都是很有价值的资源。如果我们现在有新的知识或者自我欣赏的立场，那这些体验就会造就对未来的无限可能性的指引。

我们在运用改写技术的时候，其实在某种程度上是通过外化过程中所找到的一个例外，来确立一个全新的自我定位或者立场，并用其重新解释过去的那些体验。这和埃里克森式催眠在操作上真的非常像。因此，在这一点上，我总觉得，似乎这些疗法与疗法之间的差别并不在于实践操作上的定位，它们在理论上似乎有很多观点上的差别，疗法的名称也不一样，但是它们取得的成效还是非常接近的。

因此，我们在干预的过程中，不要一味地觉得过去决定着现在和未来，其实是现在决定着过去和未来。这句话怎么理解呢？就是我们现在对于自我的定位，决定着我们对过去的解释和对未来的规划。这个自我定位在某种程度上是一种由当前的缺失所产生的体验。这种体验是可以被解构的。所谓"被解构"就是，要么你用催眠的方式让他看到体验的多面性，要么你用叙事的方式让他看到自我的建构性。所谓"自我的建构性"就是我们当下的自我体验的源头在哪里，发生了什么事让我们产生了这样的体验。那么把"我"（体验者）和体验，也就是把"我"和"我所遇到的问题"分离开来就会不一样。

因此，埃里克森说，我们在实践当中只要换一种视角、换一种定位，本来是问题的一些事情，也可以成为一个欣赏的对象。他举了一个自己学走路的例子。埃里克森在患上小儿麻痹症之后要学习走路，他描述自己观察婴儿是如何站立起来的过程：两只手撑着，两腿分开，用膝盖支撑着。他描述得很形象，也很有意义。这个过程对他来说成了一个欣赏的过程，但是对大部分人来说都是被忽略的，不会被关注到的。但是对他来说，这种欣赏使得他对自己的身体或者对自己的问题不再那么关注。

我们在生活当中也是如此，如果我们遇到一个困境，这个困境又没有解，那不如去欣赏好了。因为你没有什么办法去改变，生活好像也没有办法可以让你全然按照自己设想的样子去走。所以很多时候，你在面对某个不可改变的困境的时候，可能这是一种更科学的应对方式。

当然，这并不是说要消极地去面对，这也是叙事疗法和催眠的不同之处。如果把改变和接受作为一个连续体的两端来看，那么埃里克森式催眠似乎更倾向于接受这一方面，就是接受那些不可改变的东西。叙事更倾向于改变的那方面。

为什么这么说呢？因为叙事疗法关注的是你接纳或者不愿意接纳背后的那个动力是什么，而不是鼓励人们去接纳。如果一味地去鼓励接纳，其实它恰好背离了叙事疗法那种解构的理念。

人的独特性可以在许多层面上被欣赏

我们再看埃里克森式催眠的第七个核心理念——人的独特性可以在许多层面上被欣赏。换句话说，人可以在很多方面都是独特的，可以在意识层面和深层自我无意识层面都是独特的，这一点其实是和埃里克森的理论是一脉相承的，因为他的第一个核心观念就是这么认为的，强调每个人都是独特的。

叙事疗法也是这样，叙事疗法也不是特别强调人一定要去社会化，跟别人一样。当然，如果你认定要跟别人一样，这是你的价值取向，它也不反对。催眠是一种很细腻的疗法，越是细腻的疗法，就越会看到并欣赏人与人之间的差异性。

我最近越来越感觉到，绝大多数人的心理困扰好像都是由成为自己还是顺从规则这种矛盾导致的。比如，不管在家庭，还是在单位、在学校，总会有这样或那样的规则是你不想接受的，可是你又不得不接受，同时觉得接受这些规则就不再是你自己了，而不接受别人又会觉得你不正常。这就像孟子说的"成己还是成物"，就是我们究竟要成为自身，还是要成为一个被规则物化的人。

埃里克森认为，不管你怎样社会化，在各个层面上你都是独特的。自我是没有办法概念化的，是无法抽象地描述的。叙事疗法也是如此，如果两个人的性格或者各个方面都是一样的，你觉得是完全相同的，那么，从叙事的角度讲，只是因为你解构得还不够，就是你问得还不够细。如果你去了解，在细节之处没有两个人是完全相同的。在生活中，如果你感觉你的一个朋友和你完全相同，那你要小心了，这是一个幻觉，它有可能会导致问题，就像古人讲的"君子和而不同，小人同而不和"，便是这个道理。

无意识的过程操作具有再生性和自主性

埃里克森式催眠的第八个核心理念是，无意识的过程操作具有再生性和自主性。

在理解这句话之前，我首先顺便说一下，有的人担心，把叙事跟催眠结合是不是违背了叙事的后现代的伦理？是不是要植入什么东西？埃里克森认为，催眠不是植入，因为没有植入的可能，所谓的植入，在本质上其实是唤起。也就是说，你唤醒你的催眠对象的潜意识里本来就有的观念。他还认为意识心理很聪明但是无意识更加有智慧。他非常强调这个观念，无意识在他看来是自我的核心，来访者自己会去控制。没有真正意义上的植入，催眠师构建的那种意图，必须保证来访者的自觉不自觉的认知生效。

前面我提到过，催眠并不是万能的。每个人都有一种伦理上的自我保护，有可能是在潜意识层面的，你是没有办法真正植入什么东西的。所以在这一点上不用担心。如果将叙事和催眠相结合，那叙事疗法也不是要去植入什么东西。

总之，你会看到埃里克森式催眠和传统的催眠有很大不同，不过在伦理、本体论、认识论的一些观念都是高度相通的。所以我觉得在叙事疗法当中引入一些催眠的技巧也未尝不可。当然。如果你学过催眠，在催眠过程中有意识地使用叙事的技巧，我觉得肯定也会有所帮助。

答疑部分

问题 1：老师刚提到叙事治疗不是引导来访者进去某种状态就停留在那种状态里面，能再多讲讲吗？这是说不是为了调整到某种状态，而是在这种状态下要怎么做，选择具体的行动去生活吗？也就是从意义蓝图再到行动蓝图？这是我自己的联想和引申，希望老师能多讲一点。

这个问题提得很好！我们不管用什么疗法，都应该有一个基本的概念，就是真正意义上的治疗，或者是改变，应该是毕生的改变，而不是暂时的改变。这个改变可以是阶段性发生的，但是发生之后，得真正地实现人格层面的改变。在那之后，他就变成了那样一种人。这等于说他的心态和他所创设的那种新的人际关系，以及他的生活境遇，就会发生改变。

因为绝大多数催眠都需要具备催眠条件，或者说需要催眠硬件、催眠环境，所以催眠的治疗就没有办法像梦游家那样，让一个人一生都生活在那样一个梦境中。从理论上它真的成立。不过，如果每个人一生都生活在某一个境遇里，那么他的这个梦也就不好说只是一个梦了。如果在一生的大部分时间里，你都是在一个梦中，那梦中的那个是真实的你还是在那个较短的梦醒时分里的你是真的？那就不好说了。也就是说，如果能够实现人的那种行为思维、人际关系等的长期、稳定的转变，那么我们大略就可以说，他实现了真实的转变。可是催眠不行，催眠没有办法做到。催眠会醒来，因为它本身就是有那么一个机制，最后一步就是要唤醒。要是不被唤醒，人就会处在一种恍惚的状态。如果你忘记唤醒了，那种状态就会持续一段时间，但是他自己也还是会醒过来。

我这里想讲的就是叙事达到的治疗，就是你刚才描述的那种状态。那就是他的行为蓝图，而他的那个心理锚点就是你！他从此刻、从当下这个问题在行动蓝图和意义蓝图两个层面都沿展到未来，包括他所想要的价值观和未来的一些行为的做法，这个延伸已经不是一般意义上的对这个过程的延伸，而是一种对于未来的建构，一种对于未来的格式化。就是你把自己做到那种状态的时候，等将来你遇到了某种新的，或者与此不完全类似但是存在某些价值观念上的相通性的事时，你的行为是自动化版本的。你一旦内化了这个新形成的自我认同，它就成为一个指向标，一个指南针，一个司南。由于你的核心价值的发现，使得这个强化和改变实际上是整个人的改变，整个人格的改变——人格的核心就是自我，就是他的核心价值观。

威廉·詹姆斯曾说过一句话："你是谁？你就是你所在意的一切。"当他的在意变成一种常态的时候，他未来的转变就会变成一件不需要别人监督的自然而然的事情。

问题 2：如果身体养得不好（比如脾胃不好），意识的力量能改变自我吗？

这个问题也提得非常好。

催眠的神奇之处多数都表现在身心结合上，就是用心理活动去调动生理能量达到疗愈的目的。

一些不了解生理心理学的人就会怀疑：你只要说一说，他就可以发生改变。这怎么可能？其实，就像我们去听音乐，我们的脑神经会因此而发生改变吗？一定会。

耶鲁大学有一些研究圣乐（唱诗班的音乐）的人在教堂里演奏圣乐，他们发现那里的人的脑电波会发生强烈的谐振。脑电波就是生理层面的。

那么，催眠能调理肠胃吗？当然可以。有时我们的心理活动对肠胃的影响很大。很多有胃溃疡等胃病的人都是这种焦虑型的人。中医也认为，思伤脾，忧思伤脾胃。有抑郁症的人的胃口不会太好，肠胃往往是有问题的。调理肠胃可以通过把心胸调整得豁达一些来实现。心胸开阔了，胃口自然就好了。你有没有发现有的人在特别愤怒、特别抑郁、特别焦虑的时候就不想吃东西？还有一些人一生气就不停地吃东西。这些都是胃气紊乱的表现，所以还是可以通过调整自我来改变胃肠的。

　　问题3：从您的结论来看，是不是将催眠技术用在外化或者改写过程中效果会更好？

　　我的观点是这样的，就是将催眠的技术运用在外化或者改写的过程，效果会更好。

　　其实，我觉得催眠的技术不只是可以运用在外化和改写的过程中，在其他技术中，比如，文档类的技术、叙事艺术疗法（包括支撑性对话、发童子问）都可以用。发童子问时用的很多问问题的方式都是提问。有些催眠疗法中用的也是提问。催眠也不完全使用诸如"你想想看""你试试看""你感受一下"等指令性提问的语言技巧。例如，当你发童子问的时候问来访者："哎，你的××当时在哪里呀？"他说想不起来了，这时你就可以用一下这个技巧："你可以再想想看，当时有什么人在吗？"你给他提供一些线索、一些信息、一些支撑性的细节，让他回想起来。

　　问题4：老师，能简单说说叙事催眠的具体做法吗？

　　这个问题问得也很好，因为我刚才提到，一次非表演性的具有治疗作用的催眠治疗通常有八个步骤。我当时没有展开讲，就是期待有人能提出这个问题。

　　我在前面说了，催眠有两大流派：表演型流派和临床催眠流派。这里讲的临床催眠流派的操作步骤不是很夸张的，而是很实在的、实战型的。通常来说，一次完整的催眠治疗包括以下八个步骤。

- 谈话。就是去了解他因为什么问题来到咨询室以及他个人的一些人格特征。了解这些信息可以调整催眠治疗，使治疗更有针对性。

- 诊断。就是来访者是否适合催眠的判断，因为不是所有的心理困扰都适合用催眠来进行治疗的。比如，有脑损伤、神经器质性疾病、高血压、血糖有问题、心脏病、癫痫和呼吸通气等问题，以及处于发作期的精神分裂症情况，这些都是不能进行催眠治疗的。

- 做催眠感受性测试。通过一些简单的测试，看看他的催眠感受性如何。有些理论认为，人百分之百可以被催眠；也有些理论认为，不是所有的人都适合催眠，不是所有的人都可以被催眠。据我观察，人的感受性其实是在稳定性基础之上的，是有一定的情境性的。它包括你对催眠师的信任度。所以还是要做一个这样的催眠感受性测试。

- 做导入。导入是一个关键的阶段，你可以借助各种导入的手段，如音乐等。

- 做深化。深化就是加深。可以运用数数法、间断催眠暗示法等方法进行加深，深化到你需要催眠的那个深度（治疗不同的问题，需要不同的深度）。

- 做治疗。可以运用植入等方式进行。

- 唤醒。如果不唤醒的话，来访者就会出现头昏昏沉沉的情况。

- 解释。要听他给你讲一讲他的体验，你要向他解释，以消除他的一些疑虑。

叙事疗法可以把这八个步骤整合到原有的结构中。

问题 5：有自我催眠，是不是也可以有自我叙事？是不是在对别人用叙事技术之前，可以训练进行自我叙事？

现在市面上一些心理自助的书里会讲到自我催眠。

自我催眠比催眠别人还要难。为什么这么讲呢？就是你在催眠别人的时候，是否成功，问题不是很大。在催眠自己的时候，没有一个别的催眠的权威在身边，也就是没有别人去替你做唤醒之类的工作，所以有时你会无法区分你是处于催眠状态，还是处于唤醒状态，有点像分裂一样。一般来说，到最后一步才学自我催眠。其实当你对催眠比较熟悉、可以熟练控制和管理的时候，就可以借助一些外部的唤醒工具来自我催眠。其实打坐、气功就很像是做自我催眠。因为它们那些仪式性的做法，其实就是在自我保护。

至于是不是在对别人用叙事技术之前可以进行自我叙事，如果你把它做成一个流程，那完全可以用来自我疗愈。通过自己问自己的方式来进行改写、外化，可能比别人来问效果还要更好一些。因为你可以防止那些由于功力不够所导致的攻击性和评判性。你自己不会去评判自己。可是，这要求一定的功力，如果要格式化、公式化，那么叙事疗法也不见得能够取得好的效果。也就是说，不管你是用催眠还是用叙事，前提是你对它们的理念和技术要比较熟悉才行。

问题 6：老师，在叙事中引入催眠技巧，帮助疏导身体的一些抑制征状（比如疼痛），会可行吗？您有案例吗？

这是一个非常好的问题。因为这个问题涉及身体抑制征状，有些躯体化的体验，比如疼痛、紧张、颤抖等。

　　说到这里给大家分享一个 2015 年在欧洲召开的国际叙事心理治疗大会的一个新动向，大会提出叙事疗法对于身体体验、对于情绪的关注是不够的，提出是否要加上一些像禅修、静坐、放松、催眠等方法来弥补这方面的不足。但是也有一些专家不认同这种提议。

　　我是倾向于认同的，因为后现代哲学或者后现代思潮有两个极端化的东西，其中一个就是过度强调身体体验、具身认知，就是这种身体性的。米歇尔·福柯本身就是一位身体力行者，他认为生命体验可以是多样的。他的态度告诉我们，后现代思潮对于身体体验还是足够开放的，不像有些专家说的不能引入。

　　我认为这个问题的答案是肯定的，如果能够引入的话可能会比较好，不过遗憾的是我没有太多这方面的案例，我现在用的更多的还是对话的方式，偶尔会用到表达性治疗。我基本上没有用把催眠整合到叙事中去的方式，但是用催眠的方式去缓解疼痛感，效果是明显的，这是没有问题的。

　　有时过去因为我们会戴着有色眼镜去解释而变成另外的样子，这也就是埃里克森所认为的，潜意识并不像经典精神分析或者传统的催眠所认为的，是一个客观的东西，它是可以被再造的，是有再生性的。而这种再生性就提供了一种潜在的可能性，你可以把潜意识的内容向积极的或者是有利于你的方式去塑造。我认为这种观念对于治疗来说是有启发的，不是那种决定论的潜意识理论。决定论认为，我们潜意识里的很多东西是固定的，而且从严格意义上来说，这个固定的东西对于我们的行为和思维以及对未来的理解是不可改变的。潜意识不可改变，但是它可以用一些别的调节自我的功能或者之类的。埃里克森的观点在这里是不太一样的，更像是叙事疗法那种建构主义的思路，他认为潜意识的孕育可能不是一个客观的东西，和我们解释的关系是非常紧密的。

问题 7：可否详细说一下行动蓝图和意义蓝图？

行动蓝图和意义蓝图，也可以说是故事的行动层面和意义层面。行动层面是发生了什么，我们做了什么；我们去了解这件事背后的意义，或者是我们的内在对这件事的定位，这是意义层面。

例如，对于高考这件事，每个人参加高考背后的动机都是不一样的，有的人参加高考是为了个人能成功，有的人参加高考是为了中华之崛起，有的人是为了光宗耀祖，有的人是为了和女朋友考上同一所学校，等等。高考对某个人来说之所以有意义，是因为与其个人叙事是相关的。

推荐大家去看《叙事疗法工作地图》那本书，是我们自己翻译的。

问题 8：催眠是否就是在催眠师的包容里，调动自己以前的经历治疗自己，像老师说的提醒自己手里有枪？

叙事和催眠在这个地方有点像。不过，借用这个枪的比喻，就有点像是催眠师和叙事治疗师的不同在于：催眠师看到来访者拿着枪，然后就握着催眠对象拿枪的手，把他的敌人消灭了；叙事治疗师会提醒来访者他手里拿着枪，然后让他来确认要不要拿着枪把敌人消灭。

换句话说，叙事治疗师在这个过程中会更被动一些，是让来访者掌握主动权，让他去看到自己有这个资源，有这个力量，然后让他来决定如何使用这个资源。而催眠治疗师是发现来访者的资源后直接利用其资源，解决他的问题，所以在这方面催眠师更主动一些，干预性也更强一些。埃里克森式催眠也都是这样的。

第 9 章

叙事疗法与认知疗法

大家在平时使用叙事疗法的过程中，自己可能有这样的疑问或者被别人问过这样的问题：叙事疗法不就是认知疗法吗？叙事疗法和认知疗法有什么差别吗？其实，叙事疗法和认知疗法不但有差别，而且差别还挺大。

认知心理学的三个基本理念

要想了解叙事疗法和认知疗法的差别，需要先给大家介绍一下认知心理学及其背景。我们知道各种人格理论都会有一些延伸。这些人格理论是对于人的认识或者心理的基本判定。那它的延伸就是这种基本判定在心理健康领域的应用。

共同观念一：行为背后是有认知的过程的

认知心理学的发展是基于对精神分析和行为主义的不满。对精神分析的不满主要集中在精神分析主要的研究对象是患者，而不是普通的健康人群，对行为主义的不满主要是行为主义的研究对象不够温和，不够符合人的主观体验。因为行为主义认为人的心理就是刺激和行为的联结，中间没有变量。认知主义认为这是不对的。它认为，在刺激和反应之间，应该有个认知的变量，这个比较符合人的体验。这也是认知疗法的类同，即各个认知疗法的第一个共同观念——行为背后是有认知的过程的。可能大家会想："这难道还是什么贡献吗？这不是常识吗？"其实在心理学发展史上，这可不是常识。在心理学发展到行为主义一统天下的阶段，认知是被视为有玄学化的取向的。

西方心理学发展早期经常呈现非常极端化的倾向，非此即彼。比如对精神分析中看不见摸不着的、非常玄学的东西不满意，就会把所有看不见摸不着的东西全都否定掉。而认知心理学是这两种极端之间的一个折中。

共同观念二：认知是可以被监控的

认知疗法的第二个共同的观念是：认知是可以被监控的。

如果我们的行为背后是有认知的，且认知是不可被识别和控制的，那么对治疗来说是没有意义的——就是认知必须可以被识别，可以被监控。也就是说，我们可以识别并监控我们的认知。所有的认知疗法都认同这个观念。

共同观念三：认知的改变会导致行为的改变

认知疗法的第三个共同观念是在前两个观念的基础之上得出的推论，它对我们理解认知疗法至关重要，那就是认知的改变会导致行为的改变。如果这个推论不成立的话，前面两个观念即便成立也是没有意义的。因为你即便可以识别和控制认知，但是如果它的改变不能导致行为的改变，那么认知治疗的结果是不坚实的。

我们很多同行觉得认知疗法和叙事疗法有着千丝万缕的联系，主要是因为它们在这三个哲学层面上似乎是有共性特征的。所谓的"有共性特征"是指认知疗法和叙事疗法有很多相似的地方，包括：（1）每个人的行为背后都是有故事的，而故事似乎也是一种认知；（2）当我们讲述自己生命故事的方法发生改变的时候，我们的人生就会改变，这看上去好像也是认知的一种结论；（3）故事的讲法有好的有坏的，好的讲法有助于我们按照自己想要的方式去生活，这个也很贴近认知的思路。

认知疗法的这三个哲学理念都是有值得商榷之处的。

认知疗法的第一个哲学理念是，行为背后是有认知的过程的。凡事都不可以太较真。你要不较真，这个说法还是可以成立的。要是较真起来，它是可以商榷的。人的很多行为是像动物一样的反射性行为，所以是没有认知过程的。

在心理学上讲"注意"的时候，有一种说法叫"有意后注意"，就是我们的习惯化思维的过程非常快，对于当事人来说似乎并没有经历过这样一个思维过程。大家在生活中是否遇到过做某推论的时候思维很跳跃的人？实际上更严重的是，我们在看很多行为的细节的时候，很多行为可能只是一种习惯性的反应，并没有经过认真的思考。当然你可能要问："没有认真的思考就不是思考吗？""没有真的思考难道就没有认知的过程吗？"在此，我就不能不提到"潜意识"这个词，它的伟大之处就在于：我们在概念上可以理解为不能觉察的认知也是认知，只不过它不能进入意识，是潜意识的认知。可能个体会主观地认为，他意识不到的过程就是不存在的。因为自己没有办法改变。

前面我在讲正念的时候也讲到这个问题，当我们的叙事结构、我们讲生活故事的方式习惯化到一定程度，根本就不需要付出任何的意志和努力，自然地就会滑向那样一个主题。所以正念的方式就是让我们放慢自己的觉察，可以看到这个思维的过程。认知疗法也是如此，如果你看不到认知背后的思维过程，那么你很难说自己是经过"思考"的。扪心自问，你一天当中所有的行为都是经过思考之后再做的吗？你都是经过有了觉察的推理过程之后才去做的吗？实际上还是不能这么说。能够做到如此的人很少。大部分人的行为是被一种习惯化的思维推动着。当然这也是认知的一个前提。

认知疗法就假定我们所有行为背后都是有认知的。这个假定在逻辑上虽然很有争议，但是在临床上是很有效的。因为只要我们关注某一个症状，把注意的焦点聚焦在这个症状上，不管用正念的技术也好，用叙事的技术也好，慢慢去观察，就会发现，在这其中确实存在一个思考的过程，不管是主动的思考还是被动的思考。这是我第一个要跟大家讲的。这个非常重要。所有的认知疗法之所以被称为认知疗法，就是因为相信行为背后是有认知的。

认知疗法的第二个哲学理念是，认知过程是可以被识别和控制的。

我们说能够识别，就是我们只要运用正确的技术，就可以看到认知是怎么发生的。很多人都会认为这是没有争议的。可是，这里边有一个风险，那就是每一个推理过程都是多重的，是多个层面的。

多个层面的是指我们能够觉察这个推理过程的背后还有更细微的推理过程。这也是精神分析对认知疗法的诟病之处。你所看到的那个表层的认识过程不重要。精神分析认为那些都是防御，不能不说精神分析的指责也不完全是空穴来风。精神分析会认为，我们在分析的过程中可以看到表面认知背后更重要的因素。

举例来说，很多人在讲厌食症等问题的时候，会看到症状背后的认知推理机制："因为我希望变瘦，所以我就不吃饭。"好多人都是这么推理的，并把这个作为一个不合理的认知去进行工作，这时精神分析学家就会说："等等看，你为什么不去问问她为什么要变瘦呢？"因为她要变瘦背后的动机是多元的。虽然不吃是为了变瘦，这有很多共性，但是要变瘦的动机却大不一样：有的人变瘦是为了让自己更有吸引力；有的人变瘦是为了防止自己失业（比如，有的女生想要做模特，她们减肥的目的都是为了保住自己的工作）；等等。

像这样的分析，理论上可以无限地分析下去。如果从这个角度来看，认知的第二个逻辑就站不住脚了，究竟应该从哪个层面去治疗呢？

我可以给大家讲一个我自己治疗的案例。

有一个来访者，是某学校的女生部长，长得很漂亮也很瘦。她有一段时间患上了暴食症-厌食症，两种症状她都有。我就用认知疗法帮她治疗。因为有很多这样治疗的例子。后来我发现根本不行，因为她背后的情绪要复杂得多。她的主要症状是来自哪里呢？她的奶奶是一个特别强势的、特别有控制欲的"老北京"，曾因为不喜欢她的妈妈，就逼着她的爸爸离婚了。她的奶奶给她做各种饭逼她吃下去，看着她吃。这个女孩就非常愤怒，但是在老北京的文化中晚辈对长辈要很恭敬，在家里说话都是要用"您"——所以她也不敢跟奶奶发脾气，就忍气吞声、假装微笑着把那些东西吃下去。等她的奶奶不看着她了，她就跑到卫生间去把那些吃的吐出来。

她这个吐的行为其实并不是为了瘦，而是为了消除她奶奶在她身上留下的痕迹。这个就复杂了！在这个层面上去工作，你就会发现：心里没底儿！所以第二个层面——认知是可以被监控的，不是那么简单。

认知疗法的第三个哲学理念是，认知的改变会带来行为的改变。虽然很多人可能对这个理念产生怀疑，但是认知疗法就是基于这样一个假设的。如果认知的改变不能带来行为的改变，那么认知疗法就不能生效。只有首先相信这个假设，认知疗法才能进行下去。

那么，我们在这点上就要很谨慎了。不管多么新派的疗法，是否要相信认知会改变行为。

我们为什么普遍会对第三个理念持怀疑态度呢？因为我们都有经验：有些事，想得开，看得破，放不下。有时，我们明明知道应该怎样做，可是往往到事儿上又做不到。例如，你是不是有过这样的经历：你看到你的爱人很多事做得不合逻辑，然后从各个角度去推论，都觉得不能跟她过下去了。可是回去一看她那可怜兮兮的样子，心又软了：算了吧，还是将就一下吧。所以，我们要小心了，认知的改变不能带来行为的改变的这种现象是会存在的。我们之所以要小心，还因为我们的这种个人体验，让我们没有办法更加准确地去了解认知疗法的理念。它所讲的认知指的不是我们通常讲的简单的"想法改变"，而是具有高度定位的。它是指与某个特定症状相关的高度单一的认知。所以认知疗法的一个特征就是只能治疗非常具体的症状，不能治疗那种复杂症状。因为一个人遇到心理问题时会出现一系列的症状，认知疗法就是针对这一系列症状的认知一个一个地进行治疗的。

叙事疗法与认知疗法理念的汇通

那么，这三个理念和叙事疗法有没有共通之处呢？有！

第一个共通之处就是它们都是在意识层面上工作的。叙事和认知疗法都是不承认潜意识这个概念的。这是它们和精神分析的一个共同区别。大家可能会问：叙事疗法为什么不承认潜意识这个概念呢？这是因为叙事疗法是一种后结构主义的观念，后结构主义是比较反对那种"深浅""内外"以及比较线性的"高低"的说法的。这种说法对于结构主义来说是自然而然的，但对于后结构主义来说，只是个比喻而已。当我们说有进步的时候，只是代表与以前有所不同，根本谈不上从一个尺度到另一个尺度的"进步"。换句话说，当我们意识不到某个东西的时候，我们就没有办法"意识"到它是存在的。当我们意识到原来意识不到的东西的时候，后结构主义者会说："那就是意识到了你觉得意识不到的那些东西罢了。"换句话说，就是你除了意识之外，没有别的。

这是叙事和认知疗法的第一个共性特征。

叙事和认知疗法的第二个共性特征是，叙事疗法确实是在意识层面工作的，只不过工作的内容和认知疗法不一样。它关注的不是想法，不是不合理的信念，不是插入性的思维……它关注的是意义结构。

意义结构是不是认知层面的呢？是的。但是这个意义结构要比单一的症状复杂一些，所以叙事疗法可以解决像家庭治疗这种复杂的心理问题。你可能要问："认知不能解决家庭治疗吗？"它也可以，但是它要求把复杂的问题简单化。叙事疗法是要把简单问题复杂化。如果不够复杂，意义结构就不能呈现。所以要用到一些如发童子问的技术，从一件小事着手看到来访者丰富的心理活动。认知疗法正好相反，它是把一个复杂的过程还原为一个简单的逻辑。这是二者的共性和不同之处。

叙事疗法和认知疗法还有一个共同之处，也就是它们的第三个共性特征，就是它们都是资源取向的。所谓"资源取向"就是叙事疗法和认知疗法都会强调来访者积极的力量的那一面，都希望来访者过上有意义的生活。它们不会太关注过去。注意，叙事疗法不是不关注过去，是不"太"关注过去。认知疗法干脆是不关注过去。认知疗法认为对"过去"和"未来"的分析都是毫无意义的。要看你当前症状背后的认知有什么问题。如果你说过去导致了现在的认知，它认为这不重要，不管是什么导致了这个认知，只要认知改变了，问题就没有了，不用管什么过去。

所以这点叙事疗法和认知疗法又是相似的——它们都是资源取向的。

　　以上是它们的三个共性特征，其实还有一个，我不是很有把握，但是我可以跟大家分享，供大家讨论。那就是叙事疗法和认知疗法都在情绪上关注不够。不是不关注，而是做得不够。

　　有文献记载，迈克尔·怀特在南美洲教叙事疗法的时候，就有一个人抱怨："你们这个疗法好像都不太关注当事人的眼泪啊。当他在哭的时候，你还在问很多问题。怎么可以这样？"

　　大家可能发现，叙事疗法会问许多问题。有人对这点不太认同，他会认为："迈克尔·怀特在做咨询的时候自己都哭了，你没有看到迈克尔·怀特的眼泪吗？你怎么还说他不关注来访者的情绪呢？"可是这个提问的人会说："尽管他哭了，可是他还是在问问题，还是让对方思考啊，让人家思考不就是走脑吗？这是走脑不走心。"

　　如今在心理治疗里有一种反智化（anti-intellectual）的倾向，就是好像大家普遍都觉得走脑是不对的，应走心——对情绪的关注不够。

　　认知疗法也是如此，但它也强调咨访关系，它认为咨访关系应该是一种工作关系，来访者要有基本的成熟的认知能力，否则就不要来做咨询。认知疗法认为情绪基本上都是症状，是不合理认知的结果，很多时候是认知的干扰。

　　这里我可以给大家补充一个知识点，因为我刚才讲的这三个认知疗法逻辑是受到斯多葛学派这个哲学流派的影响。我用一个最简单的比喻来给大家解释这个学派的观点，就是如果你有一个问题并因这个问题而产生困扰，那么你现在就有两个问题了。如果我无法帮你解决这个问题，但是我能帮你解决掉这个问题所产生的烦恼，那么你就少了一个问题。所以它的治疗是发生在这个层面的，就是不解决现实中的问题，而解决因这个现实问题而产生的各种情绪和行为的不良后果。

认知疗法会把情绪这个问题叫作后果（consequence），这样，我们似乎又找到了认知疗法和叙事疗法的一个共性特征。

当然，一些叙事学派的专家特别在乎情绪，非常关注情绪，关注到让人非常温暖的程度，但是迈克尔·怀特似乎在这方面更冷静一点。我比较倾向于他的这种思维方式。

叙事疗法和认知疗法的区别

前面所讲的是叙事疗法和认知疗法的一些共性特征，但是它们还是有区别的，而且区别还很大，因为它们的哲学基础是完全不一样的。

叙事疗法和认知疗法的第一个区别就是它们的目的论是不一样的，即它们的治疗目标是不一样的，方向也是不一样的。不管是什么认知疗法（CT、CBT、REBT），都有一个基本特征，就是让你在此刻、在当下感到幸福。这就是认知疗法的治疗目标。

认知疗法就是在不改变外部境遇的情况下，通过改变你的认知实现治疗的目标，也就是说外部环境不用改变。因为它的基本理论就是，你的困扰不是由外部的事件导致的，而是由你对外部事件的理解导致的。对于这一点，叙事疗法是不能认同的。

这是为什么呢？因为叙事疗法的这种建构主义的观念认为还是有生活世界的。我们的生活世界和解释是紧密相关的，甚至说就是一个。我们在认知改变或者改变我们的叙事结构的同时，我们其实也就是在改变我们的生活世界，我们外部的东西是需要改变的。

有一次我跟一位专家聊天，他比较强调"接纳"。我说："叙事疗法从来都是不接纳的，什么都不接纳。"他很愤怒地说道："怎么不接纳，不接纳怎么行呢？有些事情是不能改变的。"叙事疗法认为，没有什么是不能改变的。我刚才说有很多事情是不能改变的，我们能做的是很有限的，这两种说法是不是有点矛盾？其实并不矛盾。因为叙事疗法讲的这个改变，不是根据自己的预设去改造周围的世界——它不是这种改变。它的思维方式是什么呢？它是重新去建构或者社会建构这样一种改变。就是你以什么样的方式去和这个世界关联，实际上并非只是由这个世界决定的，也由你的成长史、你此刻的意向性（意向性就是你为这个起心动念所做出的努力）决定，是由它们共同造就出来的。例如，你此刻重新塑造你跟别人的关系，就会让你们的关系变成另外一种关系。因为叙事疗法不认为这种关系是一个实体，它认为你此刻的调整就意味着一种新的关系的产生。这个一念转，不是退一步海阔天空，而是整个境界为之变化。改写就能产生这样的效果。

我举的很多案例中改变的不只是对客观世界的认知问题，改变的是整个客观世界，尤其是那种文化更新。我们在使用叙事疗法做的一些创伤后应激障碍的干预，还有一些扶贫案例，有很多都是这样的。具体来说，如果你在做咨询时看到来访者跟你讲话的神态、语气完全都发生变化了，他在生活当中好像变成了另外一个人，那么你就能理解我在说什么了。

这里要特别注意，不光是改变对客观世界的想法，还要意识到连这个"客观世界"都没有，也就是在这个社会建构论的视角下，"客观"一词本身是一种共识，就是我们大家觉得这个是这样的，就把它称之为"客观"。大家可能觉得这有点夸张，有点太主观了，不过好像又是事实。叙事疗法就是这么一种哲学观念。它会认为你的措辞、你的用词就是你的生活世界。人的生活是具有故事性的，你的生活本身就是一种故事性的建构。这是叙事疗法和认知疗法的第一个重要区别。

我们再看第二个重要的区别，就是叙事疗法不会假定幸福一定是好的。它不假定来访者此刻的幸福是他最看重的。为什么我说这是叙事疗法和认知疗法的一个区别呢？因为认知疗法的治疗对象不是人，而是人的不合理的信念，是那些想法、那些插入式思维。然后它假定这东西是症状，是治疗的对象，它在评估的时候会先评估你的这些症状背后的不合理信念是什么。大家可以通过自我辩论或者在咨询室里辩论的方式让这个信念不能生效。

认知疗法认为不合理的信念有个基本的特征：让你感到不快乐、让你不是很有能量。有这种特征的信念都是不合理的信念。现在回到我刚才说的语境层面去看，你确定凡是让你不快乐的信念都是不合理的吗？这个地方所说的"合理的"的"理"是谁认为的"理"呢？那我们再跳出来看认知疗法达到的目标。你会看到那个合理的"理"，很大程度上指的是美国、白人、中产阶级共同认可的一种生活方式。认知疗法的治疗方向是具有高度的文化适应性的，而叙事疗法在这一点上是完全不一样的。叙事疗法特别强调本土文化的重要性，而不是去"合"某一种"理"。叙事疗法不是治疗的方向，而是所有的人朝一个方向走。它认为这样的治疗严格意义上不是治疗，而是心理教育。如果作为治疗，那就必须是每一个人都有自己的理。所以，在人的一些苦恼、一些让自己感觉不快乐的信念背后，其实都有着非常宝贵的价值观。

前面我曾经说过，有时我们为了家人所付出的，不应该被视为症状，而应该被视为担当。这句话怎么解释呢？就是我们的一些付出可能会让我们感到很不舒服，让我们情绪压抑，让我们很不快乐，可是这背后是在表达一种自己很珍视的价值观，如尊严、正直、克制等。这些东西看似消极，但其实是一种非常积极的力量。在认知疗法里这点没有得到足够的尊重，但是叙事疗法对此是充分尊重的。

叙事疗法和认知疗法的第三个区别就是认知疗法不太关注人的故事。换句话说，它是要把复杂的故事简化为线性的逻辑，而且进一步找到这种逻辑和你的需求之间的关联，从而让你放弃某些自己常用的一些推论，这是认知疗法的特征。叙事疗法不是这样的，叙事疗法是把一些看上去非常简单的推论过程细节化，去看这个过程中所涉及的生命故事。这不是一个完全客观的对或错的问题，而是让你思考你这么想会让你想起哪个人、哪件事，你何以会做这种联想？这样一来，就会把简单的现象复杂化。复杂化就会比较深化、生态化。生态就是复杂关系，就是在一个复杂系统里比较生态主义地关注你的整个人生。

我之前也跟大家讲过，叙事比较强调故事的嵌套性。所谓"故事的嵌套性"就是每一个故事里都有别的故事的影子，不存在单一的生命故事。我们在讲任何一个生命中遇到的困境时，绝对不只是讲你的想法出了问题，其中还会涉及他人，甚至已经不在世的人，以及你内化了的他人、你认同或者不认同的各种各样的观念。这其中的复杂性绝不只是改变一个想法那么简单。

你可能会说："会啊，那种涉及关键自我的核心观念发生了改变，一个人就会发生天翻地覆的变化啊！"没错，这种天翻地覆的变化如果只是因为哪一个观念发生的改变，那么你就会觉得这种改变是没有土壤的，是没有支撑的。叙事疗法有很多技术去支撑那个观念的改变。

单一观念的改变很容易被语境销蚀，所以认知疗法的新流派开始比较关注语境。这个"语境"很厉害，因为它具有高度的融合性、销蚀性。就是来访者形成一种新的认知模式，并在较短的时间内产生很大的影响，但是当他回到之前的那个语境中时，这个语境很快就会给他补充很多别的细节，让你觉得他好像又跟之前一样了。那么认知疗法是怎么解决这个困扰的呢？它是通过布置家庭作业的方式来解决的。通过家庭作业可以使认知改变的成果有所加强，但是这样也会忽略一个问题：人不是独自生活的。有的时候你在乎的人、在乎你的人对你有一套固定的思维模式，如果不用叙事疗法的这种见证方式，让他们也参与到你的改变中来，他们就好像是惰性的，或者说他们就会成为拦路虎，你的改变会在他们的威逼利诱之下回到原来的样子。

认知疗法有很多技术，其中一个技术有点像语意植入，但是它用的不是催眠的方法，是通过改变内部语言来改变认知。我给大家讲一个咨询案例，大家就可以清楚地看到他用的是认知疗法。

咨询师接待了一位男性患者，这个患者患上了一种怪病——单纯性恐怖症，他害怕大公鸡，一看见大公鸡，他就觉得自己是一只蚯蚓。咨询师问来访者："你觉得自己究竟是不是蚯蚓呢？"这是从认知层面工作。

"当然不是，我是一个人啊。"

"那么，当你看到大公鸡的时候，你的脑海里会冒出一句话'我是一只蚯蚓'，这是对的吗？"

"不是。"

"那真实的情况是什么？"

"真实的情况是我不是蚯蚓，我是人。"

"好，你现在在脑海里把这句话重复100遍，把它内化为你的自动化的声音，就是以后每当你看到大公鸡时，你就会在脑海里出现'我不是蚯蚓，我是人'这句话。"

然后，来访者就不停地说，自己就很兴奋，觉得自己很自信，然后就走了。走了没多远，看到一只大公鸡，拔腿就跑，跑回来就抱着这个咨询师发抖。

咨询师说："你不是说，你知道自己不是蚯蚓，你是人了吗？"

这个人就说："我是知道了，可是大公鸡不知道啊。"

就这样，因为别人不知道你发生了改变，他们就像那只大公鸡，会改变你刚刚形成的那种新的认知。

可是叙事疗法在这一点上是不一样的，叙事疗法会比较强调要让别人参与你的改变。因为你的改变本来就不是你一个人的事情。

这一点大家要看到，叙事疗法不太像典型的西方思维——那种个人主义思维下的产物。西方心理学很多时候会把每个人的心理视为独立的，有一种"各人自扫门前雪，莫管他人瓦上霜"的倾向。可是叙事疗法显然不是这样的，叙事疗法特别强调关系，强调他者在自我成长过程中的意义，这恰恰是它的力量所在，因为你改变的不只是一个人，更是这个人生存于其中的那个环境。

有时情况并没那么简单。例如，有的人不愿意参与到这个人的改变中，这没有关系。他不需要那个人在，只要他所内化的、他所在意的人在就可以了。再比如，有时他关心的人不愿意参与进来，这也没关系。他的不参与本身也是在进行参与。这个不参与就会改变来访者对他们关系的评估。有时我们发现我们在乎的人根本就不在乎我们，这种可能性完全是存在的。当你有一天发现你所在乎的人根本就不在乎你，而且你通过很多现实的东西得到了证实，那你就会改变你们之间的关系，调整他在你生命中的重要性。你的这种调整就是主动的，而不是抱怨。抱怨在很多时候只会增加自己的负担，而不会带来任何改变。可见这种主动干预的方式的威力很大。

叙事疗法和认知疗法还有一个区别是，叙事疗法和认知疗法面对的群体是不一样的。认知疗法有一个适用范围，尤其是年龄因素。不是谁都可以用认知疗法的。比如，有很多小孩子是没有办法用认知疗法的。小孩子在形成某种认知的时候是否一定会有行为上的改变？这是不一定的。不知道大家在工作中是否有这样的经验：小孩子话说得很好，他完全认同你的观点，结果他该吃手还是吃手，该干吗还干吗。但是叙事疗法就不一样了，叙事疗法主要是讲故事，不光是讲话，而是有体验性地、有情境性地、有场景性地讲故事。

你有没有发现：小孩子自己参与讲故事的方式给他带来的行为上的改变特别明显。

另外，对于那些受教育程度比较低的成年人，认知疗法也是比较受限的。我试过用认知疗法去给一个大概五十几岁的老太太做咨询。她就会特别客气，因为她听不懂我问她的问题。我就跟她谈这个想法是怎么来的。当然，我在这个过程中也结合了一些叙事的方法，否则会谈不下去。她看到很多观念，但是她没有办法提炼出那些不合理的观念来，这个过程非常不容易。即便可以，也是不容易的。尤其她的认知是习惯化的，你改变了这个，她行为的惯性仍然在，所以还是不太容易改变的。

可是，为什么叙事疗法可以改变呢？因为叙事里还有个人的承诺。这个"个人的承诺"就是来访者讲述了他的一种价值观，一种信念，这个信念的背后是他为之付出的很多努力。当他付出的努力被看到且被尊重的时候，这种努力就会成为一种新的行为力量。这个地方要非常小心，过去被视为症状的东西，现在竟然可以被你视为一种力量。症状的力量有多大，他此刻改变的力量就有多大。

这就是叙事疗法和认知疗法的不同之处。叙事是用转化的方式，而不是用否定或消除的方式去工作的。这时，你大概会看到，叙事疗法与认知疗法确实区别很大，但是你必须要能条理分明地把这些理论解释清楚。因为它们的理论支撑点是不一样的，治疗的方向是不一样的，适用的对象是不一样的，对于个体文化和集体文化的态度也是不一样的。当然也不是说这两者完全没有共性的东西。比如，它们都是在意识的层面工作的。它们基本上也还是在自我的层面工作的，不是特别强调本我、超我之类的观念。

问题 1：功能语境主义与叙事的外化和解构的区别是什么？

语境主义的源头是哲学的思想。它和关系框架理论不一样。主要受语言哲学的影响。语言哲学有一段时间特别火，以索绪尔为代表指出："任何一个词都是没有意义的，只有靠语境才会有意义。"这对后现代后结构主义，就是德里达的思路产生了深远的影响。德里达就讲，任何一个词的能指本身是无意义的，它总指向别的能指。

也因此，从叙事的角度讲，当我们在说某个疾病的时候，这个病指向的根本不是这个人，而是和这个病相关的解释。它的解构是这么完成的。所以，这个外化和语境主义本身不是一个概念，但是有一个"体"和"用"的关系存在。因为从本体论讲，这件事都是这样的。那么，从使用上，在具体心理治疗的语境里，这些心理困扰的意义都可以再去解构。这个解构的意思是我们再去看它的语境。不管任何东西，当我们去看它怎么来的时候，单一意义就会被打破。叙事疗法的生效机理就是，我们通过看语境，不被某个单一的符号僵化住，也就是我们更充分地去看一个意义生成的支撑性语境。这时，这个意义就不再是单一的了。

问题 2：叙事可以通过隐喻的方式来对人的潜意识进行工作吗？

这也是个很好的问题。叙事疗法可以用隐喻的方式来工作。但是用隐喻的方法来对人的潜意识工作，这个地方就要小心了。

叙事疗法不是特别强调意识和潜意识这些说法。我们可以说你在做潜意识工作，但是这不是叙事理论的方式。

　　问题 3：叙事是不是不太分意识和潜意识？如果在不同意识层面讲故事，那么会不会讲得不一样？此时是不是要借助认知疗法？

　　这个问题提得也很好。不过我要把这个问题分开来讲。叙事是不太分意识和潜意识的。因为我刚才讲了，意识、前意识、潜意识是一种非常典型的结构主义思路。结构主义从哲学上讲是成立的，但是从心理学上讲有些是不成立的。叙事疗法尝试用后结构主义的视角来看你说的这个差异性问题。当然，叙事疗法也不是包打天下，对于适合使用认知疗法的来访者当然可以使用认知疗法。

第 10 章

叙事与精神分析

　　要比较叙事疗法与精神分析极其不易，因为精神分析并不是牢不可破的，它需要一个发展过程，所以就很难做到很严谨的比较。若要笼统地说精神分析有哪些特征，往往不是很准确。所以，比较好的处理方式是分几个话题来讲。比如，从源头、某个具体的技术、某些流派（精神分析有一些代表性流派）上去与叙事疗法进行比较。这可能对我们进行比较公正的、公允的评价会有帮助。

　　虽然叙事疗法看似是一种年轻的、新生的疗法，通常我们说它是后现代当中的一个代表流派，但是我们知道，人类思想史的发展是积累式的，而不是跳跃式的。有很多理念其实在这个领域中都是有传承的。这些传承不见得就像我们看一个流派有师傅带徒弟或者有文献支撑那样，但是我们还是可以看到这些学术背后的发展脉络。当然，我并不是说叙事疗法是由精神分析发展而来的。尽管从广义上讲，各种心理治疗，包括后现代各个流派的治疗的核心理念都来自精神分析，但是要具体来看，这种说法就有点以偏概全。因为有一些观念是从反对精神分析的理念中来的，甚至有些理念不见得跟传统有多大的关联。所以不可一概而论。

我们要做比较，需要从异和同这两个维度去看。尽管叙事疗法和精神分析看起来大相径庭，但是它们毕竟都是关于人性的反思及其应用的。从这一点上看，两者没有太大的差别。

中国心理卫生协会曾在其年会上组织了一个关于四大经典流派和后现代流派的对话或者叫"联合督导"活动。从中我们可以明显看到二者在出发点或者目标上的差别。

在该活动现场，代表精神分析上台发言的是一位精神分析取向的专家。他是某精神病院的院长。这位专家曾是中德班的学生，是该领域的资深人士，也很有名。在对话过程中我们可以明显看到，动力取向的治疗更关注童年的创伤，关注一个人内在的人格层面的结构性东西。在对话过程中，那名参加对话的、扮演来访者的同学很坦诚，很主动，整个过程进行得很顺利，到最后看上去这个人是"被治愈的"。所以大家都很兴奋、很愉快，认为整个过程充满正能量，很有疗愈作用，还可以看到认知、家庭治疗、SFBT和叙事疗法等疗法的工作思路和技巧。可是，后来出现了一个分歧（当然这和个人没有关系，完全是学派的差别）——在请各位专家解释一下为什么会进行那样的干预时，这位专家说，在这么短的时间内，用精神分析是没法工作的。所以有很多话题他没有展开，没有关注。比如，来访者还有父爱的需要，还有很多缺失性的需求，等等。他讲完之后，整个会场从热烈的气氛一下子降到了冰点，很低沉、很压抑。

接下来轮到我发言了，我试图调和一下气氛。我就讲"来访者"过往的经历确实是挺复杂的，但是按照世俗的标准看，其实他做事还是挺成功的。实际上过往的经历都是故事，而故事是不分好坏的。

如果一定要分好坏，那我们要看这种分类的目的是什么。从我们的目标来看，我们过去的意义不是固定的，它是基于现在和未来的阐释而重新生发出来的。换句话说，当我们回过头去看我们的过去的时候，还不能说它是可以用某一个标签来概括的。许多人在听了这番解释后似乎又舒了一口气，似乎我说了几句话，会场又重回那种充满温暖、爱和放松的氛围中来。最后，整个活动完满结束。

不过，后来我又听到一个来自我不认识的学生的反馈——台下说："叙事疗法是不允许来访者去表达那些阴暗面的。凡是不让人表达阴暗面的治疗都是要流氓。"他这个总结很有意思。其实，叙事疗法不是不让大家讲述那些充满负能量的经历，只不过它确实不会把大多数人认为是负能量的东西视作充满负能量的。换句话说，它不会完全根据社会话语（social discourse）对于某些经历的判定来评价一个人，而是要去探讨那些个体化、高度个人化的经历对这个人本身的意义。这样的思路就会很不一样。

那么，为什么我要在那个活动现场会用叙事的理念去改写那种氛围，去改写来访者对自我的界定呢？其实我是有点从工作伦理的角度去做的。我们做心理工作，不论是在大会上演示，还是做个体咨询，抑或是做平常的讲座，都应该对来访者负责，而不是对专家负责。换句话说，我们不能为了准确说明我们的理论而使用来访者的一些经历，完全不顾及当事人当时的感受。比如，在那次活动中，如果我们让大家带着那种思考、沉重的情绪走，而且在会后没有进行任何的干预，那么对于很多学生，包括这个扮演来访者的人来说，可能会成为一个"未竟事物"，就是没有完成的一个治疗。那对这个"来访者"来说不一定是好事。

我的这种工作方式并不是针对那位专家，也不是针对精神分析的，甚至说不上是针对谁的，完全是为了让那个"来访者"感受到疗愈的力量感，让他带着那种感受走。当然那些听众也是可以的。所以总体上大家反馈认为这样还是比较好的。

对人类经验的故事性关注

我想以此为例，从源头理念上看一下叙事疗法与传统的精神分析的异同。学过精神分析的人都知道，精神分析在源头上究竟是由谁创立的，实际上是有争议的。有人认为精神分析是布洛伊尔的创举。当然，还有很多人认为它是弗洛伊德的创举。弗洛伊德在一篇文章中说："有很多人会认为精神分析是我的原创。但是我可能觉得它是布洛伊尔的创举。"但是他话锋一转，又说："如果有些人带着对精神分析的批判态度，或者反对的态度，或者攻击的态度说，精神分析是布洛伊尔的创作，那么我就要说，其实我才是精神分析的创始人。"

弗洛伊德的这番话说得很有艺术性，他很尊重布洛伊尔。因为布洛伊尔对于他来说是一个贵人。他们两人有一个共同的患者——安娜·欧，此患者原本是布洛伊尔的患者。安娜·欧，21岁，没有成家，一直在家里照顾她多年卧病在床的爸爸。她很爱她的爸爸。可是她患上了一种怪病，会出现很多神奇的症状，比如：眼睛忽然失明；右侧的胳膊不能动了；突然感觉自己人格分裂成了另外一个人；突然间就听不懂别人讲母语，但听得懂英语等语言……当时，很多医生都给她做了检查，并没有发现她有什么问题，她的各种重要器官（如心、肝、脾、肺、肾）都没有问题。当时医生认为她是歇斯底里。"歇斯底里"这个说法其实是从希腊传承来的，医生认为可能她的子宫在她的身体里面到处游走、游移，游到什么地方就会表现出相关的症状。到了这一步，有很多严肃的医生都对她放弃治疗了，觉得这是个虚病，因为她的躯体上没有问题。

　　布洛伊尔是一位很有名的医生，但是他对此患者似乎有一些兴趣，在情感上并不那么贬低她——这个女孩子好像还挺有才华的——所以他没有放弃对她的治疗。在此跟大家说一下，布洛伊尔表现出了与当时的医生截然不同的态度，那就是建设性的好奇。对这个来访者的生活，他是好奇的，他想去了解，而且他很尊重该病症状背后的意义，或者说症状背后的故事，而不像其他医生，仅凭症状就限定了自己的视野，不再去探索这个患者的生活了。

　　这点和叙事疗法的理念几乎完全一致。因为叙事疗法主要是基于 1986 年西奥多·R. 萨宾（Theodore R. Sarbin）所著的《叙事心理学：人类行为的故事性》（*Narrative Psychology: The Storied Nature of Human Conduct*）一书。但我认为也不能限于此，因为有其他人类学的一些探讨。在那本书中，他说人类意义感的生成是靠故事来完成的，而人就是生活在意义中的。从这个逻辑来看，我们可以说"人是生活在故事当中的，人是由其生命故事所构成的"。这个逻辑似乎听上去很简单，但是要让人理解和接受并不简单。这是一套新的世界观。

　　虽然布洛伊尔对那个患者有兴趣，但是在治疗的初始阶段，他并不知道该怎么给她医治，于是他就使用催眠的方法。那时催眠的方法还比较普遍。他在催眠的过程当中发现了一个现象：如果能够在催眠状态下讲述某个症状的故事，并把一些支离破碎的经验讲述

成一个故事，那么该症状就有可能在短时间内消失。甚至有些症状
从此就消失不见、被疗愈了！

　　弗洛伊德那时还在写博士论文。布洛伊尔就和他分享了这个案
例。弗洛伊德也觉得非常有趣，他那时对催眠也非常感兴趣。

　　布洛伊尔的开创性工作给了弗洛伊德一个启示：当一个症状能
够被讲述、能够被故事化的时候，它有可能会消失。弗洛伊德曾经
写过安娜·欧的案例，讲到了这个治疗的过程：这个女士说她有个
特点，就是曾经有六个星期都不能喝水，当她非常渴的时候就会吃
瓜。在一次治疗的过程中，她讲到了一个故事，这是她在清醒状态
下不知道、没有想到的——在清醒状态下她很渴，端着玻璃杯要喝
水，但是当玻璃杯快要触碰到她的嘴唇时，她就会一把把它推开，
就好像她很害怕水一样。但是在催眠过程中她又讲到了一只她不喜
欢的小狗，她曾看到那只小狗从玻璃杯里喝水，这个场景就让她联
想到，这个杯子可能是那只狗用过的，所以她就不喝水。但是在当
时，这是真的，因为她是贵族，因压抑自己的愤怒而没有去表达、
去阻止，于是就把这件事压下来了。当然，用弗洛伊德的理论来说，
就是她把这件事压到潜意识里去了。从叙事的角度去讲，又该怎么
去理解呢？因为她没有说出这个记忆，于是这些就成了没有被加工、
没有被故事化的一些经验。没有被故事化的经验是不连贯的，或者
说不是很容易被对象化，所以你也就没有办法去应对它。不过，弗
洛伊德就让她把这段故事讲出来了。在催眠结束后，她就可以用玻
璃杯大口地喝水了，而且从此以后这个症状就消失了，她喝水的问
题被治好了。弗洛伊德觉得这很神奇。

　　这里插入一个小知识：我们现代心理治疗通常所说的"谈话疗

法（talk therapy）"一词最早就是安娜·欧这个患者使用的。她觉得很有意思：好像一个新的治疗是通过谈话来进行的。当然，在当时大家并不认为谈话疗法是一个很严肃的疗法，还有一些调侃的意味。真正把它当作一件严肃的事情来看待的人就是弗洛伊德。弗洛伊德能找到一个具有创造性的东西，而且可以坚持下去，并让同时代的人认可。这就是他的伟大之处。弗洛伊德的思想中原创的东西并不多，大部分都可以找到与他同时代的其他思想家的思想渊源，但是他的伟大之处就在于他把别人的思想整合在一起，而且很认真地坚持下来，成为一个流派。

　　总之，从这个源头的关键案例来看，弗洛伊德和布洛伊尔做了一件和叙事疗法非常接近的事情，就是把那些不被理解的行为背后的原因故事化。一旦这个故事被编织到一个人生活的宏大话语中，这些行为就好像有了支撑。为什么这么说呢？就像一个创伤突然发生在我们的面前，我们会手足无措，因为我们没有心理准备，不知道如何把它编织到我们的生命故事中去。这样一来，我们就不知道如何应对它。一旦故事化，那就不一样了。

　　这是叙事疗法和精神分析的第一个共通之处，那就是对来访者或患者持有建设性的好奇。"建设性的好奇"是指一种以疗愈为目的的、不带评判和伤害的好奇。关于这一点，布洛伊尔和弗洛伊德之间是有一些分歧、有一些差别的：布洛伊尔停留在了宣泄的层面，就是认为把不能表达的东西表达出来，具有宣泄的功能。他认为宣泄是具有疗愈作用的。宣泄的本义指的就是"重新活"，重新体验。所以他的这个基调其实对现代心理治疗的发展历程影响深远。直到今天，我们还有很多取向的疗法都强调回到当时的那个体验中，尤其是创伤的体验，通过重新体验一遍过去的创伤，通过宣泄达到疗愈的目的。对于暴露疗法，不管是虚拟现实的暴露，还是冲击疗法，从源头上来看，实际上都是源于布洛伊尔的思路。当然，布洛伊尔的思路也是有传承的。但是弗洛伊德说精神分析很可能从他这里做了一个转折，因为他放弃了催眠，采用了自由联想的技术。在他看来，自由联想的技术是精神分析奠基的一个标志。很多人认同他的观点。他当初是用一种试探的语气去讲的——弗洛伊德讲话很有艺术。他是在 1909 年去美国演讲的时候说的，他愿意承担外界对精神分析的攻击，而布洛伊尔是原创，但是布洛伊尔已经是医学界的知名人士，这样也不会影响他的名誉。

弗洛伊德在引入自由联想技术的过程中还有一段轶事：当他学了催眠回到维也纳之后，开始对患者使用催眠的方法，结果成功率很低。这可能和弗洛伊德性格中思辨性的东西太多有关。在《谈话疗法：东西方心理治疗的历史》（*Talking Cures：A History of Western and Eastern Psychotherapies*）一书中，有的史学家认为可能因为弗洛伊德喜欢抽雪茄，而且是劣质的雪茄，所以他的工作室里总是弥漫着浓浓的雪茄味。他的患者本来也不多，大多数是来自上流社会的女士，她们都对此比较敏感，所以不太容易被催眠。还有一种说法是，有一次弗洛伊德在做催眠的时候，结果催眠的对象喜欢上了他，在催眠的过程中突然吻了他一下，他觉得特别尴尬，之后他开始对催眠有一种恐惧感。因此，理论上他并不愿意放弃催眠治疗，毕竟他花了很多时间和精力去学习，但是实践上他又没有办法。

大家知道自由联想是怎么做的吗？弗洛伊德发现，人在放松的情况下，会感觉很舒服。当一个人进入一个很安全的房间，躺在单人床上，在昏暗的光线下，不管是否闭上眼睛他好像都会很自然地产生一种放松的体验。此时，弗洛伊德对此人说："不管你的脑海里出现什么念头，你都把它说出来，也不用评判，也不用通过道德逻辑去筛查、审查——不管脑海里浮现什么问题，说出来就好。"他的这种方式也可以达到布洛伊尔所讲的催眠过程的效果。通常来说，就是我们的大脑放松时的那种现状有点像意识流一样自由联想。可是这个联想有语言的参与就不同了。因为语言是不太允许没有结构地呈现的。大家是否见过有的精神病患者说话的状态？那是完全不搭，完全不着调的。那他是真的病了，而且病得很严重。只要你的意识功能还很完备，你是不太允许自己讲话前言不搭后语的。我们可以看到，有的人虽然讲话时思维奔逸，但是他讲的东西看似还是有点结构的。在潜意识层面他可以毫无缘由地关联，但是在意识层面不会。所以自由联想技术还真是挺厉害的，挺有力量的。

我自己体验过，并发现它确实有很好的疗愈作用。那就是你脑海里的一些破碎的片段会被你讲着讲着就讲成了一个有意义的、有结构的、有中心思想的故事。这个故事的形成过程经常是出乎意料的。从这个意义上讲，弗洛伊德还真像是第一个叙事治疗师。这其实不是我的观点，是斯宾塞·唐纳德说的。他说，如果把故事性、对人类故事性的判断作为叙事疗法的一个标志的话，那么很有可能弗洛伊德是第一个叙事治疗师。他特别在意这个，只不过他没有用这个隐喻。在弗洛伊德那个时代他用的是另外一套隐喻，是用蒸汽机做隐喻，即那种机械主义的隐喻。

弗洛伊德的这种做法，不经意间开启了人们对于经验的故事性的关切。换句话说，弗洛伊德的这种做法，让那些本来被忽略掉的生活片段，重新被赋予重要的价值。我们在生命当中本来有很多体验，不管是我们自身还是他人，都不会去关注，觉得那些都不重要。这种"不重要"在过去经典的心理学中被解释为没有意义的不重要。也就是说，它对我们理解一个人的心理不重要。比如：口误；梦；跟人出去吃饭，不经意间你拿错了杯子，而那个杯子是你很喜欢的一个女生或者男生使用的杯子，你仅仅说一声"哦，拿错了"，你的意识层面确实也认为拿错了。你认为像这样的错误没有意义。当然，现在我们不会觉得没有意义，我们会觉得很有意思。在弗洛伊德那个时代，他认为这些看似没有意义的东西不是本身没有意义，是我们没有把它连缀成故事，所以意义没有被凸显出来，或者没有被形成。而当这些看上去没有意义的东西被关联成一个有意义的故事的时候，我们对于人性的认识就会有所不同了。换句话说，我们和我们看上去的样子是不一样的，我们和我们表面呈现出来的样子也是不一样的。这样就区分出精神分析的一个非常重要的观念——意识和潜意识的差别。

　　叙事疗法不怎么讲"潜意识"这个概念，但是我们可以看到，一切的生命体验和生命经验，在没有被讲述成故事之前，都是潜在故事，都是潜在的意识。叙事疗法在这点上和精神分析又是相通的，只不过精神分析更看重那些没有被故事化的经验。它认为潜意识具有决定作用，具有决定性，并认为这个过程是客观的。所谓"客观"就是那个潜意识的故事是一个具有决定作用而不被人所知的存在（something over there），就是"在那里""等待我们去发现"的意思。那个"潜"不是生成性的，而是实有的——精神分析认为有一个心理事实在那里等着我们去认识。不管你用什么方式去认识，只要你认为是对的，它就在那里。

　　然而，叙事疗法不是这样的。叙事疗法认为，这个讲述的过程是一个无中生有的过程。那些"潜在"的经验是空的，或者说是无形的，它是没有主题的。这个主题不是本来在那里等着被我们通过分析或者什么方式发现、揭示的，而是通过讲述、建构来呈现的。

　　叙事疗法和精神分析的另一个共通之处是，它们都很重视意义的生成和经验的片段。到此大家可能就会理解叙事疗法并不是"轻飘飘地"只是去看那些被遗漏的积极片段那么简单了。因为把只是经验的片段通过讲述和建构赋予新的意义后，它就会让人形成一个新的对自我的界定，形成新的认识，他就会成为一个"新人"。你觉得自己是一个原本不太熟悉的"我"，但是你又没法否认，因为这个讲述的过程都是有事实作为支撑的。因此，当我在做治疗时，如果来访者看到了力量的一面而表现出很惊讶的样子，我就会暂停一下，问他，他刚才举的那些例子，那些用以编辑或者重新建构成他的新的自我的那些生活事件是不是真的。例如，来访者在新的故事中讲到，他是一个很勇敢、很有力量的人，然后他又觉得跟自己平常习惯的自我是不相符的——这不是我，那么他在建构的过程中是具有创造作用的——他可以造一个新人出来，即他可以在意识和潜意识层面让自己看到一个不一样的自己，而这个自己原本就是他生命体验当中的自己。就是那些所有的"事实"，都是确确实实发生过的，只不过没有用这种方式讲述过、重构过。所以这样的他虽然是陌生的，但是又是熟悉的。这个疗愈作用是非常大的。

　　我们在叙事疗法中通过提问一些适当的问题，让人们可以以这种独特的方式去重构自己原本熟悉的那种生活，即需要重新检视。

所谓"重新检视"就是向他重新确认是不是真的。这点很重要，因为当我们看到自己不熟悉的那一面，就会产生怀疑。而这时如果没有一个支撑性的对话让这个新的自我有一个经验支撑，那么它就很容易被自己打破。也就是说，我们自己会放弃某一个我们不熟悉的自我。比如，当我们看到自己美好的一面时，我们不太容易相信。因为我们过于习惯那个不太美好的自己。换句话说，当来访者向我们寻求帮助的时候，他对于一个消极的自我的陈述可能比一个积极的自我更容易接受。因此，我们在运用叙事疗法时也不要去夸赞来访者。因为你夸赞他，他是不会相信的。甚至你找到一些"他挺好"的片段去证明他的力量，他都觉得没有意义，所以在叙事疗法中，我们不去做那种对质。比如，来访者说自己还没有能力，可是他又取得了很多成就。我们就拿这些成就和他对质，但是他不认。这是为什么呢？因为他没有办法把这些片段讲成一个连贯的具有自我支撑功能的主题。

而弗洛伊德就非常聪明。他在使用自由联想技术的时候，就不允许治疗师做任何的筛选，不做引导，也不提供建议。不管来访者脑海里浮现出什么东西，只要它自然地出现就可以了。大家有没有从这里看到人本主义的影子？这里确实有人本主义的影子，即不提建议、不指导、不评判，这些看上去好像是一些新的发展，一些对弗洛伊德的反叛所形成的新的取向，而这恰恰是弗洛伊德原本就使用的一些方法。它之所以看上去是新的，跟精神分析在美国的发展有关。有一段时间，在美国，人们进行野蛮分析（指导、评判、建议比较多），以至于大家对精神分析的印象很差。

总之，我们可以看到，弗洛伊德早期的一些做法其实和叙事的做法是挺像的，只不过他后期的做法还是有一些改变的。也就是说，这种对于人类经验的故事性关注，精神分析和叙事疗法完全一样。

构建新的生命主题或意义主题

　　叙事疗法和精神分析的第二个共通之处就是，它们建构新的生命主题或者意义主题的过程在源头上也比较接近，但也有差异。差异体现在什么地方呢？弗洛伊德是把这个任务交给命运或者交给机会的，就是当我们用自由联想的技术让来访者从那些被他忽略的生活片段中建构出一个熟悉的意义主题时，具有很大的偶然性。所谓的"偶然性"就是来访者不一定会讲出一个什么样的故事来，而且往往会从症状的反面去讲。

　　但是叙事疗法是要提问的，在提问的过程中，虽然我们尽可能地用一种"不知道"的立场去提问，但是这个"不知道"是从咨询师的角度去讲的。即我们尽可能不带预设地去提问，但是这种提问是基于来访者的表达的。所谓"基于来访者的表达"的意思是对于来访者所设定的那个二元的选择，在提问的过程中你是绕不开的。所以我们所有的好奇和提问，包括那些做得非常好的以"不知道"的立场进行的提问，都受到了来访者表达的约束。也就是说，来访者会表达他的意图或者目标。而这个意图是在意识层面的。这时，你一不小心，就会让来访者产生这样的想法："是，我是得到了疗愈，但是那不是我真正想要的。"这就是在叙事疗法过程中存在的一个风险：来访者在撒谎，但他却不自知。来访者在表达一些积极的诉求，但是那些诉求是假的。他的潜意识（这个地方我是有点脱离叙事疗法而谈的，因为叙事不谈潜意识的东西）要的是别的东西。

这些东西是他无法用语言去表达的，因为如果他把那些东西表达出来，他就会感觉自己不是个好人，违背了人性。

比如，一位母亲讲述自己很不容易，自己为孩子做了很多事。我们问她："通过你为孩子们做的这些事，你觉得你自己是一个什么样的母亲呀？"因为她做的那些事都是好事，所以你会有一种预设：她的这些做法反映了她对孩子的爱，而你自己却不觉得是预设。很多新手咨询师都会卡在这里。我在做咨询的时候曾经遇到过很多这样的片段。就是我问了这个问题之后，妈妈们的回答会让我非常吃惊，她们说自己是一个没用的母亲。当一位母亲说自己是个绝望的人时，我问她为什么，她说："我只能那么做，我其实真正的想法是怎么怎么样……"这时，很多咨询师都很难以理解："这明明是爱的语言，怎么能反映出你是一个没用的人呢？"不过很有可能这是真的。一个人在表达对另一个人的关切的时候，他是基于害怕、恐惧、无助或者基于不一定是爱的什么东西。所以我们要做到基于"不知道"的立场去提问是很难的。因为语言里有一种预设，而且这时你一不小心就会或多或少带一点诱导。比如，你可能会说："你的表达难道不是爱的语言吗？难道不是出于对老公（或者老婆）或者对孩子的爱吗？"这时，你的来访者就有可能会借坡下驴，会认为你是对的。其实，她并没有得到疗愈，只是跟你一起上演了这么一段对话，因为语言的结构里预设了这个东西。

注意，这里我其实是在讲精神分析比叙事要深刻。我对精神分析的训练其实是非常尊重的。再回到我一开始给大家讲的那个例子，其实一开始那位专家对于那个来访者的分析完全正确，而且很深刻，很有意义，对来访者也有一定的触动意义，只不过他没有时间去展开。所以当时我那种做法有点"沽名钓誉"的意思。看上去好像我给来访者带来了温暖，而那位专家给她打击。其实都不是，我只是说，在那个场合的干预里面我注意到了咨询伦理。我并没有出戏。我没有觉得自己是个专家。在任何场合，我们都不要用来访者的苦难成就自己的伟大，所以最终的目的也还是为了她。当然，在这个过程中，我可能也有自己的预设，担心她比较脆弱，也许她并没有那么脆弱。但是不管怎样，叙事和精神分析的立场就是不同的。所以还是应该用那种方式去干预。

再回到刚才的话题：我们在使用语言进行提问的时候，怎样把语言精妙地调整到足够中立、足以不被来访者的表达干扰的程度？这显示了我们对叙事掌握境界的高低。换句话说，你能否熟练、敏感、觉察到自己在提问的时候是不是有些许的、基于来访者表达的那种预设，决定了你的工作过程是否流畅。否则，你可能会觉得，你已经发现了苗头，你已经找到了治疗的方向，可是来访者话锋一转，你就会产生特别强烈的受挫感。每当你觉得做不下去的时候，都应该"退而求诸己"，看看你是否有一种不真诚的成分存在，是否已经有了预设而自己毫无觉察，或者你觉察到了却拒绝承认，或者你过于相信他的那个表达背后是一种积极的力量，以至于当他否认的时候，你认为他是故意的，认为他在找碴、不配合……对此大家要多加小心。

所以来访者的语言表达本身，也就是叙事结构本身所暗示的那个东西，有可能是话赶话赶到那里了。我接待过我督导的一个咨询师，她就对我说，她对叙事特别没有信心。因为来访者在讲述的过程中，讲着讲着，就会感觉自己得到了疗愈，同时又觉得疗愈得太诡异了："怎么就疗愈了呢？"他对此不能理解。他就觉得这个过程不像其他疗法那么真实，像过家家一样不真实。这种情况确实存在，这个话语结构的方向可以以一种自我呼应的方式来完成，即语言已经暗示了思想方向，来访者的表达已经暗示了咨询走向。然后你在语言结构里把它绕进去，这时，你忽略了他的意向。所以很多时候美好的表达背后不一定是美好的意义。有时来访者会夸耀自己，这时你顺着他的话认同他，甚至给他正面的鼓励和肯定，他却会告诉你："这些都是没有办法的事。"例如，我曾经接待一个来访者，他告诉我，他白手起家，非常努力，非常能干，真的很了不起。然后他话锋一转，说道："那是因为我没有办法，但凡我有一点指靠我就不会这样。其实我是很辛苦的。"他立刻把他刚才讲得好像他很了不起的、很有力量的故事转变成了创伤，转变成了不得已而为之的东西。所以大家要记住，叙事疗法不会这么去做的。

从这个角度来说，如果我们把特别没有结构，或者特别不受来访者语言约束做到极致，这时我们就会发现自己的做法非常接近于合作对话。其实合作对话和叙事在本质上没有差别，只不过在初学或者刚开始做咨询的时候，对于合作对话的那种工作方式，你不好掌握，合作对话对咨询师的要求比较高。叙事是一种比较容易上手的高级疗法，它可以走得很远。但是一开始上手它有一些支撑性的结构，提问的过程好像很流程化，借助这个流程，哪怕你做得不够完美，它也是有效的。当你慢慢获得一些价值感或者自我认同感后，你再反思这个东西，再慢慢去学习其背后的理念，你就会越来越没有结构，没有框架，不被来访者所讲的内容所约束。

**答疑
部分**

问题 1：在咨询快结束的时候，有的来访者会说："我说了很多，你一直在提问，我想听听你的建议。"这时，咨询师该怎么回应呢？

这个问题提问得非常好。我们在咨询工作中经常会遇到此类情况：来访者讲了很多，我们问了很多，最后来访者会问："你有什么建议呢？"其实这个提问是在提醒我们：他还没有找到他想要的答案，所以他才会要我们给出建议。在我的经验中，其实有以下三种情况存在。

第一种情况是，来访者觉得你的提问就是一直在搜集材料。换句话说，他在全力配合你对他的"研究"。当他有这样一种预设的时候，他的回答是经过了"过滤"的，而不是他发自内心想说的话。如果这样的话，那么在提问的时候，你要跟他解释你为什么要问这样的问题。我在做咨询的时候，经常会一边提问，一边跟来访者解释："我刚才之所以问你那个问题，是因为这是叙事疗法的一个技巧，就是要保持透明。"同时，你要足够敏感，要看他是不是在怀疑你在"研究"他。

第二种情况是，来访者产生了一种质疑的心态，或者说他不是那么信任你。就像有些人去看中医，当医生"望闻问切"时，他回答的其实不是真实情况。为什么呢？他似乎对这个医生号脉是否准确持怀疑态度。这种情况在叙事疗法的治疗过程中也很难避免。尽管你用一种"不知道"的立场提问，但是来访者还是希望你自己知道，并且觉得你应该知道。所以两个人不在一个频道上，就会存在这样的问题：看似整个过程很顺利，但是最后来访者话锋一转，他还是想要建议，似乎前面讲的都不重要。也就是说，如果你在一开始没有和他谈论治疗目标，那么在最后就会遇到这个挑战。

第三种情况是，来访者真的是发自内心地想要获得帮助，而且在这个咨询的过程中他也确实获得了很多帮助。如果你面对这样的问题，你就可以看出刚才谈话的时候他已经有很多新的自我认同，那么你就不要给他向你要建议的机会。你要直接问到他的行动上，也就是应用行动取向，通过改写形成了新的自我认识，那就要问这个新的自我在未来的一个星期里会有什么样的体验、体现。

因此，如果你的来访者提出了这个问题，而且也有新的自我认同，那么你就基于他的新的自我认同继续提问，不要回答，也不要给出建议。你就和他一同回顾一下他的变化过程：原本你是那样的，通过我们的聊天你看到你变成了这样，作为这样的一个人，你会怎么做？你想怎么做？换句话说，不是你在提建议，是他站在自己的立场上采取行动。

不过这里存在一个风险，就是有可能又弹回外化之前界定的那个自我上。换句话说，就是当我们改写过程中的支撑性事件还不够的时候，他就会跳回去。大家也不要指望叙事疗法如有神助，能一次治愈。有时它会反复多次。没有关系，这很正常，我们也不要因此而觉得很挫败，再重新治疗就好了。

问题 2：我们可以通过什么样的训练来减少来访者语言预设的影响？

这是一个非常好的问题。我会推荐大家去学一学正念叙事，做一些正念的练习。我曾经讲过，我们在讲述的时候要有足够的觉察。大家是否有这样的体会：有时你跟一个人吵架，当他说话很离谱的时候，他自己都不知道自己在说什么。有时你拿这个跟对方印证：你知道你在说什么吗？对方会觉得知道自己在说什么，其实他自己没有意识到他讲的那些话很重、很过分。这就不属于正念的表达。我们在做咨询时，要及时觉察自己和来访者的表达。你可以把原本习惯化的指令（比如，"我现在要提问什么，我是为了什么"）放慢一点，虽然不那么流畅，但是可以保证你的每一个干预都是有意义的，都是具有疗愈作用的。这可能比快还奏效。

当我们习惯性地用某一种语言去提问的时候，我们用的就是一种不太正念的方式。换句话说，我们不知道我们在干什么，不知道我们提每一个问题的用意何在。所以一个基本的问题就是，当提问的时候我们要清楚自己提问的目的、提问的依据是什么。如果你将来做督导，那么你也可以问你督导的对象："你问这个问题是为了什么？"当然，你问这个问题不是为了质疑他，而是确认他对问问题的目的是否足够清晰。这点很重要。

我们自己在做咨询时也是这样，要做一个有心人，对于我们的提问，或者我们的某个眼神，某个肢体动作，我们要知道这样做的目的何在，而不是程序性、反应性地提问。这样的话，来访者在讲某句话时的暗示性会因为我们的觉察而降到最低。对于他的暗示我们不要轻易接收，因为有时来访者的暗示也是一种催眠。其实有时咨询师一不小心就会被来访者讲的故事催眠。

我不知道大家在咨询中是否遇到过这样的情况：来访者能言善辩，说话有理有据，天衣无缝。当他讲完之后，你就会觉得他讲的那个困境极其真实，真实到你比他还绝望。其实这就是我们被带入其中了。这时你问的很多问题不见得具有疗愈作用，或者说你的提问就陷入了我所说的"被话语限定了"的一种提问方式，所以我会推荐大家去学一学正念。

问题 3：来访者对咨询师移情，从叙事角度是指怎样的情境？

这是一个很好的问题。因为移情、共情都是精神分析的概念。移情反应在精神分析中有一套它自己的解释，在叙事中其实没有。移情在精神分析早期被视为障碍、阻力，后来被视为常态。我们从叙事的角度去讲可以不受限于这个框架，即来访者对于咨询师的不管是正面的还是负面的感情投注，来访者对咨询师移情，都是有故事的。你关心的应该是那个故事，而不应把他谈话的语言的对象真的视为自己。在处理方式上叙事和精神分析其实是很像的。只不过如果咨询师没有这方面的心理准备，或者没有接受过这方面的训练，那就很容易心慌、心惊肉跳——好像很少有人对你这么好过，好得让你很惊讶，然后你就当真了。有时咨询师会很愤怒，因为有些是负移情，会很烦人，你就会觉得很冤枉。可是对方又信誓旦旦，真的让人很烦恼。

问题 4：精神分析会使来访者陷入"冰冷"之中，而叙事疗法是温暖的，是这样吗？可以这样理解吗？精神分析的潜意识和

叙事的例外有什么异同之处?

这个问题挺有意思。我刚才已经提醒大家了,不要用我举的那个例子作为叙事和精神分析区别的依据。其实不是这样的,叙事和精神分析都可以让来访者感到温暖。只不过经典精神分析不是很强调温暖、呵护、包容那一面。它比较"冷酷",比较理性,或者说比较"客观取向"。我前面可能没有跟大家解释,弗洛伊德的经典精神分析看上去是属于疗愈领域,实际上并不是。弗洛伊德对理解人性的一般意义更为关注,或者说他要的精神分析根本不是一种治疗方法或者治疗哲学,他认为精神分析是一般心理学或者普通心理学,是用来解释人的心理现象的一门最客观、最体系化的学问。所以他更关注事实,而不是来访者是否治愈。所以有很多人攻击精神分析,说精神分析不治病,没有把患者的病治好。弗洛伊德对此毫不在意,他只是想要告诉人们一个事实,一个真理,这是他所关心的。所以在做精神分析时,他关心的是一个症状表现背后的意义是什么,那意味着什么,而不关心对那个人来说意味着什么。

举个例子:

美国有位人格心理学家叫阿尔伯特,此人非常崇拜弗洛伊德。因为那时交通不便,他费了很大工夫,大老远去欧洲找弗洛伊德。没承想弗洛伊德还真安排时间与他见面。在那个阴森森的诊室里,他见到了弗洛伊德,有点粉丝见本尊的感觉。他很紧张,不知道和弗洛伊德说什么,就磕磕巴巴地说:"我在来的路上,在火车上看到一个小男孩……"弗洛伊德就一脸冷酷地跟他说:"那个小男孩就是你。"阿尔伯特就说:"没有没有,不是我。那个小男孩的妈妈看着他、抱着他。"弗洛伊德说："那个看着他、抱着他的妈妈就是你的妈妈。"阿尔伯特彻底崩溃了，回到美国之后一直在说弗洛伊德的坏话。

弗洛伊德那时已经很出名了，他对他的那个分析框架极为自信。他会觉得这背后的关联是很自然的。对于阿尔伯特来说意味着什么，他根本不关心。阿尔伯特否认，他就说阿尔伯特有问题，是为了防御而"否认"。

不过，在此我想说的是，我们在评估这两种疗法会让人怎样的时候，会非常慎重。因为其实会让人怎样的不是这两种疗法，而是使用这两种疗法的人——咨询师。所以不能用"温暖"或"冰冷"来评价某种疗法。

再者，生命往往在深刻的地方不会那么温暖，人生没有想象得那么美好。这么说也不是很严谨。或者说，人生虽然没有一些鸡汤文描述得那么美好，但是也不像另一些文章描述得那么惨烈。它更像是一种不可言说的状态。它是变化的，有时美好很快就消失不见，但是你也不能说它不美好。可能过一段时间它又变成美好的了。所以这个变化的过程比结果还要重要。所以我们可能不见得就限定精神分析让人感受到人生的冷峻，叙事疗法让人感受到人生的温暖——不能这么说。

问题5：精神分析和叙事疗法可以联合使用吗？如何操作呢？

其实我觉得两者在咨询过程中可能是融会贯通的。不仅如此，而且叙事、精神分析、认知、SFBT、人本等疗法都可以融汇在一起使用。即使它不是以方法为中心，而是以来访者为中心，也没有问题，我觉得完全可以。但前提是这两种疗法你都掌握得差不多。如果都掌握得不太好，也就谈不上结合不结合，结果可能就是"结而不合，汇而不通"。

问题 6：我在咨询中用的是叙事疗法的思维，但是在咨询结束后觉得似乎暗合了很多精神分析的理论，这是不是叙事没有学透的表现？

我的理解正好相反。叙事的咨询过程暗合许多疗法，可能是你学得比较好的一种表现，而不是没有学透的表现。因为我认为各种疗法都好像是在人性的土地上挖井，每一口井的水的味道好像都不一样。但是如果你挖得足够深，就会发现在地下水的地方是相通的。水是同一种味道的，禅茶一味。当然不同的疗法体现出不同的味道，但是合的味道是各种味道都在，分辨不清到底是哪种味道。但是如果你仔细去品的话，就会发现好像和所有的疗法都暗合。这就对了。就像一位功力深厚的书法家，他拿起笔随手写一个字，或者随手写一笔，从这个字或者这一笔中，你就可以看到各种字体的韵味，那你能说这是这位书法家没有练好书法的表现吗？我倒觉得可能是他练好书法的表现。就是他已经到了"化境"。大家做到化境也是这样吧。

问题 7：老师讲，有人觉得有时叙事很容易就让人得到疗愈，像过家家一样。以前我也有过这样的感觉。但忽然发现要是真把咨询不露痕迹地做成"过家家"，那不是很好吗？

我这里讲的"过家家"的感觉对来访者来说是一件坏事。换句话说，来访者觉得咨询过程是一个表演的过程，或者他觉得那不是他真正改变的需求。所以还是不能让来访者有这种"过家家"的感觉。

　　我的态度是要很严肃地去面对这个建构的过程。有这样一种说法："如果一个人骗你，那你一定要远离他；如果一个人要骗你一辈子，那你一定要嫁给他。"可能没有那么简单。这句话看似很有哲学意味，很有深度，但是如果真的是这样的话，可能你还是要远离他。有时美好的观点在现实中并不会给人带来那么美好的感受。

第 11 章

叙事心理分析治疗

　　我在上一章提到，叙事和精神分析的比较是一个大难题。因为它涉及很多不同的知识范围的东西。前面我们谈了叙事疗法和精神分析从源头上分析的一些共通之处和区别，现在我们来讨论叙事疗法和分析性治疗在原则上或者技术上的一些相似之处和区别。

精神分析和分析性治疗

　　众所周知，精神分析和分析性治疗其实还是有所不同的，我们大部分人在国内所学的精神分析，其实都是分析性治疗的范畴。一个很重要的原因是，很少有分析取向的心理治疗师能够做到使用经典精神分析的设置去工作。这涉及很多原因，一个原因是，我们的文化本来就不太鼓励咨询师和来访者每个星期多次见面。如果你一个星期内要做四五次分析，那你可能会发现你和咨询师在一起的时间超过了和家人甚至配偶在一起的时间。另一个原因是，我们的经济发展水平还没有到有那么多闲暇时间的程度。要想让我们每周都花那么多钱去做分析往往并不是一件很容易的事情，因为精神分析的费用比较高，要有足够的收入水平支撑才行。所以大多数人会采纳一种折中的办法，就是在心理治疗中加入一些精神分析的工作原则，将其称作分析性治疗，英文是"psychoanalytic psychotherapy"或者"dynamic psychotherapy"，而不是"psychoanalysis"。这个还是要进行区分的。

实际上，这种区分不仅仅是理念上的区分，还涉及两种完全不同的工作方式。之所以这样说，是因为分析性治疗和精神分析的动力在咨询师和来访者之间展开时，是有本质的差别的。

这里我想分享一下我个人的一些体验。大家可能会觉得，每个星期都要跟分析师面谈是一件浪费时间的事情。实际上，我个人的体验刚好相反。我在美国时，曾接受过那种经典的、很长时间的精神分析的操作方式。在工作日中，除了星期五不去，从星期一到星期四我都会去一次。我在整整一周内都沉浸在那种分析的体验里，那种感觉很不一样。那段时间，那几个月，我感觉自己整个人处于一个疗愈的场中，有很多问题都得到了不错的处理。这使我认为，有的时候"慢"就是"快"，就像烧开水一样，如果断断续续地烧，就可能永远都无法将水烧开，我们需要持续地烧才能把它烧开，然后才能喝到开水。你有没有喝过那种没有烧开的水？虽然也是热的，但是很难喝。所以很多所谓"接受分析性治疗、精神分析和分析体验的人"其实并没有接受分析。很多人的成长状态就像没有烧开的水，在烧的过程中声音很大，但是口感不佳。

分析性治疗和叙事疗法的汇通

我们现在要讲的这个话题，是从分析性治疗的本尊南希·麦克威廉斯（Nancy McWilliams）所著的《精神分析治疗：实践指导》（*Psychoanalytic Psychotherapy: A Practical Guide*）一书入手的。

南希是当今一位著名的精神分析师，不但做分析性治疗，而且做经典精神分析。这本书是关于分析性治疗的。与经典精神分析相比，分析性治疗是一种要求相对没有那么高、没有那么深入的工作方式。这本书有很多值得我们去学习的内容，尤其是从叙事的角度去看，因为南希写过叙事人格理论方面的书，她自己有一套关于叙事的理解。

她还对整个心理治疗有一些很深刻的反思。例如，她在序中写道："心理学可能是一门科学，但是心理治疗绝对是一门艺术。"她的这个基本定位，就使得我们在心理治疗的过程中不要过度科学化或者医学化。之所以这么说，是因为她要面对的是心理治疗领域长期以来的一个悖论：究竟是要正确的，还是要有效的？艺术的特征是要打动人，触及人的灵魂，而不在于它是正确的。在叙事治疗的过程中，我们也经常会遇到这种问题：究竟是要按照外化或改写的逻辑去提问，还是要跟着来访者的体验去提问？或者说，你是要做一个特别规范的心理治疗，还是要做一个有效的心理治疗？如果你是为了发表作品，为了写书，或者为了演示你的工作方式，那么就可能会和你实际的工作方式不太一样。

我曾用通话咨询的方式为一位女士做了咨询。我主观感觉良好。在咨询过程中，我只有在反思的时候才能看到哪个地方用的是叙事的技术，哪个地方用的是别的什么技术，技术与技术之间的拼接毫无痕迹。我觉得那才是对的。在此过程中，如果你学过叙事，那么你肯定能看出来这个地方在做什么。然而，来访者没有学过，她也不知道这个地方你在做什么。

作为咨询师，当你把叙事放到一个纯然的故事展开的结构中时，你会感觉到它跟分析性治疗存在着很多汇通之处。

南希引用了弗洛伊德的一个很重要的观点，就是我们必须要牢记，分析性的关系是以对真理的热爱即承认现实为基础的。这种关系容不得半点虚假和欺骗。

上一章我们讲过，叙事疗法特别强调在讲述故事的时候，不要去编造一些美好的意义出来，而要讲事实。我的经验是，当我跟我的来访者谈到他的力量的积极一面时，如果他感觉自己有些异样，那么我一定会和他确认，他讲的那些例子是不是真实的。对此，我通常会得到这样的两种回答：一种回答是"是真的，我确实是这样的"；另一种回答则不那么肯定，他意识到可能这里面还是有些夸张的成分的，所以他觉得自己没有那么好。如果你听到了第二种回答，就必须和来访者确认，才不至于让某些人觉得叙事疗法是架构了一个虚假的美好出来。叙事疗法本来就不需要去架构一个虚假的美好出来，不要每天认为"生活真的很美好"或者"遇到你真是了不起的缘分"之类的。这类话是完全没有意义的。真正的心理成长必须基于事实，以承认现实为基础。关于这点，精神分析也是一样的。

前面我们提到，精神分析和叙事的些许差异在于，精神分析强调的是心理事实（psychologic/mental reality），而叙事疗法可能不仅仅强调心理事实（social reality），还会强调社会事实。换句话说，要用到见证的技术，不管你感觉自己有多好，如果周围没有一个人赞同，那么对你来说，你所见到的那个"好"的力量也是很弱的。所以叙事疗法并非鼓励我们像阿 Q 一样去创造一个安慰自己的说法。那真的是对叙事的一种误解。

在这点上，精神分析对于真诚的强调和叙事是一样的。叙事疗法生效的一个前提就是要真诚。我们在向别人讲述自己的人生时，这种讲述必然会受到讲述习惯、他人的视角、眼光等约束，但是这不代表我们就做不到真诚。我们可以无知，但不可以不知道自己无知。或者说我们不可以无知到明知自己无知而拒绝承认的程度。因此，精神分析认为，我们要以承认现实为基础，承认我们对现实的认识不足。而这种关系里就容不得半点虚假和欺骗。

很多分析性治疗和精神分析不一样，咨询师和来访者一个星期才见一次面。在此过程中，在两次咨询之间，他们之间那种坦诚的关系卷入会被减弱，进而一些象征性的语言组织的成分就会出现。这些象征性的语言组织的干预会让人在下一次咨询时不真诚。所谓"不真诚"就是会有一些防御机制让人们不去讲真实的东西。分析性治疗会通过一些技巧去处理。但是它还是每周固定咨询一次。

叙事疗法中同样也会出现这样的问题，就是你的来访者跟你讲述的事情不是真实的。那么，叙事疗法是怎么应对的？它是通过两个技术来完成的。

第一个技术是弹性工作制，它不限定来访者咨询的时间。即来访者什么时候想来，什么时候觉得有治疗欲、有治疗的必要，就可以约时间咨询。当然，也有些来访者可能希望或者喜欢那种固定的时间做咨询。简言之，叙事疗法用弹性工作制去处理"防御机制"的问题。不过它不用"防御"这个词。

另一个技术是用那种透明的、带有尊重和好奇的态度探问，来让人无法逃遁地去呈现他真实的感受或者故事。"故事"这个词本来给人的隐喻就有点"假"的意思。"说故事"（tell a story）就是讲了个故事，好像在英文的语境里就是在暗示你讲的不是真的，在中文里也有类似的暗示。

可是，如果我们用这种叙事哲学或者叙事的人生态度去看叙事疗法，那在讲述的过程中可以实现疗愈作用的那一面就是来访者的真诚性。我们需要用这些技术去保证他的真诚性。当然，我们不是去质疑，而是去了解细节。有的读者会担心：那万一来访者在编故事该怎么办？就算是这样，他也会编不下去的，因为咨询师会通过发童子问等技术问很多细节，在这个过程中他又不带任何的评价，对于来访者讲什么，他都是持开放的态度。对于一个坦诚得像水晶一样透明的人，来访者会觉得对他撒谎很没必要。恰恰是和像警察一样的人聊天，才会使人不自觉地想撒谎。所以分析性治疗一定要摒除这种警察式的设问，而叙事疗法更应如此。

分析性治疗各流派的共同特征

在精神分析的各个流派里，有没有一个共性特征能涵盖精神分析的各个分支？南希说，精神分析殿堂里的各个治疗流派都有一个共同的目标，即培养一种日益增强的能够承认我们意识不到的心理内容的能力。也就是说，培养一种与生俱来的让我们感觉困难或痛苦的东西。我们每个人身上有一些东西是自己不愿意承认的，而通过分析和治疗，我们可以看到并承认它。在此，我补充一句：分析性治疗所设定的要我们承认平常所不愿或不敢承认的那些东西的内容往往是偏消极的、偏问题取向的。南希曾总结道："这些我们往往意识不到的潜意识的东西或者不愿意承认的东西，有可能包含脆弱感、精神代偿性失调、破碎以及毁灭这样一种风险。"即让人感觉到自己很弱、无意义感、无存在感的那样一种东西。于是有人就会不自觉地刷存在感。这就是精神代偿性的失调。这个问题确实存在，我们也承认。这是第一个我们不愿承认的东西。

第二个是空虚感。比如，特别容易感到害羞，特别希望自己完美，特别希望自己什么都行，即全能的幻想，尤其对一些男性来说。

第三个是对于特殊性和特权的幻想。有的人特别希望通过拉近和权威者的关系去获得一种特殊感，或者觉得自己与他人不同，自己应有特权，其实这是一种病。人为什么一定要特殊，一定要和别人不一样？这种不一样中可能还会暗示着要比别人优越。如果没有达到这种不一样，有很多人就不能容忍。所谓"不能容忍"就是不允许自己没有独特性，不允许自己没有别人好。所以，在某种意义上，精神分析的治疗可以让人接受自己的平凡。

第四个是矛盾感。比如，想要怎样又不想怎样，既想这样又想那样。自己想要的和自己抑制的某些东西之间会存在一些张力。另外，有些情绪本身相互矛盾。换句话说，精神分析可以缓解人们对矛盾非此即彼、一定要灭掉一端的欲望，即能让人对悖论、对矛盾感的接受程度高一点。有时我们想要的东西本身是矛盾的。其实很多来做咨询的人的确如此，他们既想要这样，又想要那样，但是鱼和熊掌不可兼得。像这些问题，都可以通过精神分析或者分析性治疗进行深入的理解和处理。

第五个是道德缺陷，比如，可以让人们不再那么自我欺骗。如果一个人自我欺骗，就只能说明他已经病入膏肓。大部分人都是骗别人的时间久了，连自己都信了，然后拿骗别人的话来骗自己。好多婚姻都是靠自我暗示、自我催眠、自我欺骗来维持的：明明已经不爱了但是要用类似"责任"这样的说辞去维系，这样就很难幸福了。在做咨询的过程中，人们似乎又要去维持某种道德的完美感，那就是伪善。而这样的人挺多的。通过做咨询以及分析性治疗，人们可以渐渐地变得没那么伪善了，可以承认自己的不足。

当然，还有像性欲、贪婪、竞争、攻击性等通常我们所说的具有破坏性的、我们不愿意承认的一些特征。有些人会觉得，如果我们能承认这些、认识到这些，我们就会感觉好很多。没错，这绝对是正确的。当我们觉得自己可以不用那么优秀、不用那么出众、不用那么独特时，我们确实会感觉好很多，其实这样我们就痊愈了一半。

在此跟大家讲一个非常重要的观点：那些我们不愿意承认或者意识不到的东西不一定都是问题性的，也有很多其实是资源性的，甚至是灵性的。也就是说，我们确实不愿意承认自己有很多缺陷，因为这些缺陷会让我们的自尊受到打击，会让我们觉得自己不够好。可是，我们有时也会不愿意承认自己优秀，因为承认自己优秀也会产生一种压力——群体压力。你可以想象一下，假设在一个团体里，你在某一方面比别人好很多，那么你觉得别人在羡慕的同时，是不是也在酝酿着对你的攻击呢？所以对于那些优势或者优点，我们不愿意承认甚至把它压抑到意识不到的程度，这也是一种代偿性反应，有时它也是病态的。所谓"病态的"就是因为我们不愿意承认我们优秀从而忘记了自己有多么优秀，并且用问题去界定自我。

我觉得叙事治疗中的双重倾听在这一点上会有一些优势。分析性治疗有一种成见，就是我们无意识的现象里是包含脆弱感的，是有些问题取向的。这从精神分析的角度来讲是不对的，请注意，这里我是把精神分析和分析性治疗分开讲的。在这里，我不得不和大家讲一下精神分析的那个本我、自我、超我的人格结构观。本我就是本能、趋利；自我就是调节本我和超我之间冲突的一些自我功能；超我就是道德感、美、灵性等。如果我们把这个自我结构观和潜意识理论对照来看，就会发现潜意识并不是只对应本我，超我的很多东西也是潜意识的。而有一些原则、一些善的追求也是潜意识的、是我们意识不到的。所以我们会看到精神分析殿堂里的绝大多数流派的共同目标，限定了他们对弗洛伊德的人格结构理论的理解，或者说他们对弗洛伊德的人格结构理论的理解狭窄化了，只理解了其中的一面。

治疗并不只是针对潜意识中的消极成分，也要针对那些积极的成分。就像我刚才解释的那样，当你敢于承认那些你不肯承认的优点、力量时，它也具有疗愈作用。从这个意义上，我们可以看到，虽然精神分析提出较早，但它一点都不过时，即便是后现代理论也是被纳入了它那个大的人格结构范式当中。后现代是非问题取向的，但它具有一定的革命性。因为弗洛伊德的很多的继承者更多的是从病理、问题或缺陷的角度去理解潜意识。这种后现代的延伸是对这方面的颠覆，千万不要只是去寻找那些问题，还要去寻找前面我们所说的那些"优秀"。

每个人身上都有很多优点，这些优点是很多人所不知道的。因为没有人知道，所以没有人去强化，或者因为没有太多的人给予你反馈，所以你就淡忘了。当你淡忘之后，就没有什么线索可以去提取，你就不知道你还有这个优点。有时，你身边的一些朋友或者其他人的一些不经意的表现会让你惊讶："哦，他还有这个优点！我都没发现！"你有没有看过周星驰拍的电影——《功夫》？在那部电影里，有很多功夫了得的人物都住在一个小镇上，每个人都是传奇人物，但是因为生活在社会底层，所以人们就没有表现出引人注目的地方。然而，当他们共同去面对一个强敌或者一个问题的时候，他们的那种独特性就都显现出来了。我举这个例子，是想说，不要小瞧你身边那些你特别熟悉的人，可能他英勇的那一面根本没有在你面前展现过，所以你根本不知道他有多厉害。

当然，在学精神分析的过程中，我们经常会讲一些问题，就是对某个人的问题了如指掌，但是对他的某些优点却不了解。如果你用这样的心态去看每一个来找你做心理咨询的人，你就不会觉得累，或者不会想要逃避，或者不会觉得他所讲述的是垃圾，因为他是你的"英雄"，他会在不经意间谈到一些让你羡慕甚至仰慕的特征。

我再举一个例子，《老炮》这部电影的内容很深刻，讲的是我们很容易忽视弱者的尊严，或许连他自己都不知道自己有什么尊严，尤其是那些自暴自弃的人。你不喜欢一个人，有时是因为那个人总在贬低你，让你都感到很自卑，让你看不到你身上值得珍视的东西，那么你当然不会太喜欢那种状态，所以与其去不喜欢自己不如先不喜欢对方。比如，在夫妻关系中，夫妻互相攻伐，是因为彼此没有给对方跳舞的舞台。中国有一句谚语："千人嫌，万人嫌，一人不嫌就值钱。"在亲密关系里也是如此，如果一个人在生活中总是被动的、被打击的，周围没有一个人认可他，这些都不要紧，只要他在意的人认可他，他就会有无穷的力量。如果从这个角度去推，精神分析面对的那个人就是他自己。因此，如果我们自己能够找到自我欣赏的内在支撑点，而且敢于承认，那就是一种不可退转的疗愈。

而问题就在于，我们所学的很多心理治疗的技术不让我们从这个角度看，让我们关注的重点总是停留在问题的另一方面，所以叙事疗法才会提出以双重倾听的方式去加以平衡。所以大家不要把双重倾听误解成只关注积极的一面，它是两面都关注的。最终是为了更加完整地让我们承认那些我们不敢承认的东西。在这一点上，它和精神分析在源头上的观念是完全一致的，但是它跟分析性治疗就不太一致了。所以应该说南希总结的那些特征比较完整地呈现了分析性治疗对于精神分析本身的一种弱化，或者说反映了分析性治疗（有时叫动力性治疗）过于病理化的缺陷。

理解精神分析的两大观点

精神分析是一种道德对话，而不是一种医学治疗

那么，回到源头来看，精神分析究竟应该如何去理解呢？2003年，有一个叫托马斯·祖斯（Tomas Dzus）的学者提出了一个振聋发馈的观点——"精神分析是一种道德对话，而不是一种医学治疗"。很多人对此很反感。

这是为什么呢？因为"精神分析等同于医学治疗"这个观点是从美国发展而来的。20世纪初叶，美国的医学界的医疗水平良莠不齐，冒出了很多庸医骗子，某基金会就发表了一项关于美国当时医

学教育的调查，其中就指出了这个问题，这让许多医生都很愤怒。

正好那时精神分析也被引入美国，而精神分析是从欧洲引入的一股时尚潮流，所以大多数美国医生会阴差阳错地把它当作最科学、最伟大的精神医学治疗方法。可是文化的改变不是一蹴而就的，医生的素质也是参差不齐的，再加上精神分析又经常提到"性""宣泄"等说法，结果很多医生在没有经过什么训练，对弗洛伊德的基本概念知之甚少，甚至连他的讲座都没有听过，连他的书也没有看过的情况下，就挂牌做分析师了。在某种程度上，精神分析应该是对这种道德缺失的修正，或者说它可以让人们更真诚地面对自己，而不是以精神分析之名去行一种虚伪的医学治疗之实。弗洛伊德把此观念发挥到了极致，他认为："精神分析就不应该被视为一种医学医治。"他还说："尽管我是医学博士，我也很看重这个身份，可是把精神分析仅仅等同于一种医学治疗是不合适的。"

然而，当时美国医学会扯虎皮唱大戏，并把精神分析当作挽回面子的手段，一直垄断着精神分析的训练，以至于在很长时间内，美国的精神分析都不允许其他专家加入。如果大家对于美国的精神分析界一些权威人士的知识背景有所了解，就会发现他们中的大部分人都是医学博士或者是在医学院接受的训练。后来就有其他学科的一些专家（如哲学、文学、史学等专业的博士）去起诉美国医学会。他们说这项规定是不公平的，他们也是doctor（在英文单词中，医生是doctor，博士也是doctor）。结果他们胜诉了，也因此其他专业的博士终于也有机会去参加训练了。这里你可以看到美国精神分析的起点是很高的。我国学精神分析的人不少，但学精神分析的博士却很少，因此精神分析师的知识结构也是良莠不齐的。欧洲在这一点上却不一样，在欧洲，学什么专业的人都可以参与精神分析的训练，这让欧洲的精神分析更加开放。

南希认为，如果只学心理治疗，而不去学文、史、哲等方面的知识，是做不好心理治疗的。我也一直持有这样的观点，而且确实不是看了他的观点后才有的，这是我发自内心的感触。我认为，如果你对人性没有足够深刻的体察，你就无法去做这种道德对话。换句话说，心理治疗师或者精神分析师对自己的道德追求应该比普通人高一些，这不是说你要标榜自己的道德高度，而是一定要在真诚方面做得更好一些。如果你能做到可以承认自己的不足和优势的程度，就会更健康一些。这样，当你再去和来访者聊天的时候，你就既可以容忍他的不足，也可以容忍他比你优秀。在某种意义上，这就意味着我们可以训练"戒三心养二意"的那个"戒"，戒除那个胜过别人的好胜心的途径。不要总是苛求自己要比别人强，你要容忍别人比你强，要容忍自己的不足。从佛教的角度来讲，这是一个如实知的认识过程。

精神分析位于医学与宗教两座巅峰的交界之处

大家可能听说过著名的精神分析师威尔弗雷德·鲁普莱希特·比昂（Wilfred Ruprecht Bion），他认为精神分析是位于医学与宗教两座巅峰的交界之处。换句话说，精神分析左手是医学，右手是宗教。有人会讲"精神分析教"——精神分析是一种宗教。比昂是一位很敏锐的学者，他看得很深，他看到精神分析的治疗性是要靠医学的一端和宗教的一端来支撑的，所以这里有不少的成分是对某些原则的信仰，或者是与教育有关的。所以在分析性治疗的过程中你要灌输给来访者一些观念和治疗过程的规定。比如，告诉来访者你要怎么去做，如果来访者不接受，那你的治疗就不会生效。所以这里面的确有一些"信则灵"的成分。

如果说精神分析是位于医学和宗教的两峰交界之处，那么或许我们可以说叙事是位于文化和体验的两峰交界之处。这可以理解为：叙事更原初一些，更接近体验一些。当然，有一些取向的精神分析也是很接近体验的。这里我是和比昂的观点做一个比较，仅仅是由他这个观点而引发的观点。

分析性治疗与叙事疗法的差异

作为"精神分析教"，精神分析有什么特征呢？它关注的焦点是什么？有哪些基本原则呢？这就涉及动力性治疗或者精神分析性治疗以下七大核心特征，我们从中可以看出分析性治疗和叙事疗法的根本区别。

第一，精神分析性治疗或者动力性治疗聚焦于情感和情绪的表达。这一点和叙事有很大不同，叙事确实不太注重情绪和情感的表达，而精神分析特别聚焦于情感和情绪的表达。那为什么它们的差异如此大呢？我们经常会说："哦，他心里很苦，把泪往肚里咽，所以他就不会好。"这是基于精神分析早期发展的那个宣泄理论，情绪和情感是实存于（就是真实地存在于）一个人的内心结构中的。叙事疗法的哲学基础认为，情绪和情感是不会在表达之前存在的。换句话说，你在表达情绪或情感时也是在酝酿和创造某一种情绪和情感。对此，很多人都不能理解，也不能接受。如果你在内心想而没有表达出来，这算不算表达？算！因为你在想的时候会在心里设定一个幕布的场景，你在心里的那个舞台演给自己看。因此，不管你是内在的表达还是外化的表达，在表达的时候都会酝酿或者放大你的情绪和情感。你可以自己观察一下予以证实。

也就是说，当你把情绪和情感作为记忆的时候，如果不加以提取，它就不会对你的认知和行为产生那么大的影响。有人说："不对，我早期的一些愤怒一直在影响着我此刻的行为。"你会发现，这种影响是有选择性的，你对一个人很愤怒，这要"看时看事"，即看是什么时候，看是什么事。换句话说，它要看当下的诱发因子，表达在这个过程中起到纽带的作用。所以叙事疗法不反对但也不鼓励过度的情绪宣泄、情绪表达，这是有其原因和哲学依据的。分析性治疗和叙事疗法在这一点上差别还是很大的，它像宗教一样会涉及选择的问题：你更信哪一种，就用哪一种方式。

第二，就是探索患者回避特定话题或者阻碍治疗进程活动的意图（如阻抗）。这一点叙事和精神分析是一样的，比如，来访者不愿意谈某些事情，肯定有他的原因、他的意图。精神分析会通过象征的手段去了解这背后的意图，叙事疗法则会进行直白的询问。注意，叙事疗法的询问方式非常有艺术性。学叙事伦理的人都知道，来访者不想讲的话我们就不要勉强让他讲，但是我们可以用一个技巧去问"你不想讲的那个是什么"或者"是什么东西让你不想讲"，而不是说"你怎么可以不想讲"。他不愿意讲出来就是有阻抗或者有什么问题。我们可以通过外化的技巧去询问是什么阻碍他让他没办法讲出来。阻碍他的东西往往也就是那个意图。在这一点上，虽然叙事和精神分析的路径不一样，但是关注的内容是一样的。

　　第三，分析性治疗会去识别患者的动作、情绪、思维、体验和关系的模式。比如，某人经常会做某个动作，他就会以某种方式去思考，因此，如果能识别这种模式，就可以达到疗愈的效果。如果你将来要去做个人检验或者精神分析，总有人会问你："哎，你有没有发现你经常这样想？"或者是你经常以这种方式去怀疑、期待或者体验一些事和一些关系。例如，我以前就有这样一位来访者，他就发现自己有一种关系模式，即他在加入一个团体不久便会成为该团体的焦点，但很快又会被人发现一些让他很羞愧的事，所以他很快就成为团体里的"人民公敌"。因此，他每到一个新的环境就会感到很紧张，担心会重蹈覆辙。那么，这种识别模式的做法是叙事疗法和精神分析又一个不同之处。对此，叙事疗法是不会这么做的。原因有两个：一是来访者容易用这种模式来界定自我，觉得这是"我"要为之负责的。二是从叙事哲学的角度讲，这个叙事结构本来就是模式化的。我们会习惯于用这个模式化的结构去讲述人生阶段的事。当你用此结构讲述不同人生阶段的事时，你就会发现这种模式。

　　你们是否看过 M. M. 巴赫金（M. M. Bakhtin）的书？有一位苏联人类学家讲述了有关巴特金的事，他是研究神话故事（即那种民间传说）的，这里面会有一些母题（也就是核心主题）。当然，大家也可以去看《千面英雄》（Hero Faces）一书，书中讲的是英雄主题。英雄似乎都有一个共同点：他是普通人，但他却拥有独特的人生，经历过一段平凡的日子，然后又舍弃那种平凡的生活去做了一些探险。在探险的过程中，他濒临死亡但还是顽强地活了下来，再回来时就成了英雄。大概有关英雄的故事差不多都是这样的叙事结构。这种叙事结构会影响我们的思维结构，我们在思考人生时很容易被这种叙事结构结构化，不能说明太多问题。

当然，如果来访者主动提到这种模式，那么叙事的咨询师也可以去了解这种模式和来访者的关系，这不就有点外化的性质吗？即把这个人和这种模式分开，去看这个人如何去处理这种模式，而不是把它当成一个诅咒。很多人就会觉得"这个就是我啊，我就是这么一种状态"，所以就用一些模式去界定自己，这就比较麻烦。

叙事疗法不关注这种模式的另一个原因是，你在使用这种模式思维的时候，很容易忽略掉你不符合这种模式的做法，比如，前面所说的来访者从小到大参加了很多不同的团体，但也不见得在所有的团体中刚开始都能成为核心人物。也就是说，这种模式会让你忽略掉一些例外。所以叙事疗法会注意这些模式之外的体验，而不是模式本身。

第四，动力性治疗会特别强调过去的经历。因为它是一种决定论的思维，它会认为过去决定现在和未来。叙事疗法就很不同，叙事疗法认为并非当下和未来取决于过去，而是过去取决于当下和未来。现在，你回过头去看你的一些经历，如果你觉得那些经历是创伤，很可能是因为你现在过得不愉快；如果你现在过得很愉快，那些经历就会被诠释成别的东西。所以叙事疗法不会过于强调过去的经历，它会更关注未来，认为人不是被过去推动的，而是被未来牵引的。

第五，分析性治疗会聚焦人际体验。在这点上，叙事疗法和精神分析是一样的，叙事疗法也非常关注人际关系对个体自我、对自己的故事主题的塑造作用，这是社会建构论的一个重要源头。当然两者关注的方式、技术可能会有所不同。

第六，精神分析特别强调治疗关系，即移情和治疗联盟，叙事疗法对此不太强调。叙事疗法不是不关心治疗关系，而是对移情、治疗联盟等不是特别强调，不是很重视。那它怎么关心治疗关系呢？它会让治疗师保持一种不在关系的中心，但又有一定影响力的状态，即"去中心、有影响力"的状态，这其中涉及立场的问题。这是精神分析独有的后现代的一种工作立场，它不很强调关系，因为强调关系自然就会涉及一种咨询师立场的中心化倾向，就会把咨询师也当作分析的对象，很多人认为精神分析就是咨询师在分析来访者，其实并非如此，它在同时分析咨询师本身、分析分析的对象以及分析他们的关系和变化过程。对此你可以参考《此时此地移情分析》（*The Analysis of the Transference in the Here and Now*）一书。

第七，分析性治疗会探索欲望、梦和幻想等内心的动力。叙事疗法会探索梦想，探索希望，但是不怎么去探索幻想等潜意识层面的东西。原因是：两者目标是一样的，但是叙事疗法即使不用梦的材料，也可以碰触到来访者身上的那些不愿意承认，或者是不敢承认的优点。所以欲望、梦、幻想等不是认识一个人的深层心理世界的必由之路。从叙事的角度讲，如果想要认识一个人的意向性，我们可以从任何一个点切入，这都不是问题。比如从口误切入也可以，某人说错了话，然后自己又往回收了一下，这里面不就反映了某些价值取向吗？这时，你就可以问他："为什么你会觉得说出那些话不恰当呢？""它反映了你在意的什么东西呢？"所以我觉得叙事疗法的切入点是非常灵活的。

大概可以这么说，精神分析和叙事疗法的共性多于差异，而叙事疗法与分析性治疗的差异多于共性。为什么会这样呢？因为分析性治疗对于精神分析本身有一定程度的偏离，即从那种整体性的、对于潜意识的尊重更多地偏离到了本我倾向的那一面。这是我们要讲的核心观点。

答疑部分

问题 1：假如来访者特别依赖咨询师，一遇到事情就想咨询，每天都想咨询，怎么办？

可以跟咨询对象谈做咨询的动机是什么，是什么力量让他每天都想咨询，即什么东西让他这么依赖咨询，要去了解他背后的动机。

问题 2：去了解背后的动机，然后找到核心价值观，对吗？

对呀，去了解他的故事。比如，他可能会讲到其他的与依赖有关的故事，不管这种依赖对他来说是不是他想要的，我们都可以通过依赖了解别的东西。而不是把依赖当作一件坏事，一味地要去消除它。如果咨询师自己会感到一种压力，那肯定就有点问题了，是不是？

问题 3：我的来访者是付诸行动的类型，每次用破坏和自伤（如喝酒）来解决情绪问题，他上次在咨询中感到比较抑郁，但是还是压抑了情绪，没有冲动行事，对此他用"男子汉、成熟"来解读，因为这次他没有付诸行动，自体的老师认为这仍然是防御，我则认为是价值观的改变，改变了来访者对待情绪的处理方式。期待老师给予分析和解答。

是不是付诸行动的这种思维方式会让人自然而然地对来访者

的一些做法产生一种解释？那他是不是这样的？这个是要跟他谈的。比如，他是不是觉得自己的那种做法是在破坏关系？就是了解他那些做法背后的意义感是什么。我觉得完全有可能是你的干预让他改变了一些价值观。接下来你就要去探讨他的这种改变。比如：他发生改变的来龙去脉是什么？是什么动力让他愿意改变？改变之后他获得了一个什么样的新的方向？他是否为这个新的方向做了一些努力？诸如此类。这样的话，你不就完成改写了吗？就好像他变成了一个"新人"，达到了比较好的疗愈目的。大家要记住，当我们观察来访者的一些行动时，我们学的那些理论可以为我们提供一些帮助，让我们有更多的选择，我们可以想象这可能意味着什么，但是我们要小心，那些理论是不能给我们提供结论的。究竟他这种做法背后的动机是什么，对他来说意味着什么，你需要跟来访者去谈。即使来访者的解释不能印证我们的理论，我们也未必会觉得或者未必应觉得自己依据理论的决定是错的。

问题4：改变还要改写？

是的，改变不等于改写，还是要给它一些支撑性的故事，才能让改变变成真的。要不然，改变有时可能是症状，这还真不好说。防御性的症状也会体现出改变来，对不对？

问题5：叙事是如何治疗边缘型人格障碍的？

这个问题也很有意思，叙事疗法其实不治疗边缘型人格障碍，只治疗那些患上了边缘型人格障碍的人，这听起来好像很诡异，但实际上就是这样：它关心的不是边缘型人格障碍，而是被诊断为边缘型人格障碍的那个人的生命故事。所以只能用一个具

体的例子来讲，在这种情况下，我们可以怎么做，而不是说对于
所有被诊断为边缘型人格障碍的人我们都可以怎么做。叙事疗法
的思维方式不是这样的。

第 12 章

叙事心理与阿德勒疗法

　　阿德勒在我国的影响力与他的贡献不相匹配。学习心理学的人对弗洛伊德、荣格、马斯洛和罗杰斯等心理学家很熟悉，但熟悉阿德勒的人并不是很多，对他感兴趣的人也不是很多。这让我感到十分遗憾。在我看来，精神分析的三大巨头中最接地气的学者就是阿德勒，而不是弗洛伊德或荣格。心理学历史学家曾把精神分析的这三大巨头比作大房子的地下室、起居室和阁楼。可以想象，被比作地下室的应该是弗洛伊德，因为他的理论和思想总是让人有一种湿漉漉的、阴森森的感觉。被比作阁楼的思想家是荣格，因为他用"原型"等概念让人看到人性中高贵和光明的一面。不过，他们讲的都不是日常生活中的心理学，而将日常生活中的心理学讲得最好的是阿德勒，他是被比作起居室的精神分析师。因为阿德勒关注的关于人性的内容都和人们的日常生活相关，如有关自卑与超越、生活方式、自我、生活挑战、工作、爱、社交等主题，这些都是人们生活的一部分。而且阿德勒的很多思想与叙事疗法的一些基本理念有着高度的融合性。

阿德勒的生平

　　阿德勒是个体心理学（individual psychology）的创始人，是个体心理学的先驱，他对亚伯拉罕·H. 马斯洛（Abraham H. Maslow）的影响非常深远。可以说，马斯洛的很多思想其实是照搬阿德勒的思想。这里讲一个关于阿德勒的故事，阿德勒由于自身的小残疾而有点自卑，比较敏感。阿德勒在美国时住在纽约，马斯洛也住在纽约。马斯洛经常到阿德勒家里参加沙龙活动，得到了阿德勒的赏识和信赖。阿德勒非常喜欢马斯洛，很多时候会和马斯洛比较亲密。当然，马斯洛也因阿德勒是一个自我实现的典型人物而非常尊敬他。

　　1937 年的一天，发生了一件让马斯洛很尴尬的事。那天，阿德勒正组织沙龙活动，结果马斯洛去迟了，当他进门时，阿德勒正与其他同行就某个观点展开辩论，阿德勒突然抓住马斯洛的衣领问："你同意我的观点，还是同意他们的观点？"马斯洛是个非常内向的人，他没经历这种阵势，感到非常紧张，随后非常愤怒地离开了。从那之后他们就再也没机会见面了。因为这一年阿德勒在去英国阿伯丁市演讲的路上因过度疲劳去世了。

　　马斯洛对此耿耿于怀，他在日记里曾提及这件事。马斯洛认为阿德勒的很多思想对他的影响非常深远，他把阿德勒视为人本心理学的先驱。

　　阿德勒对自我心理学（ego psychology）的贡献也非常大，他被视为现代自我心理学之父。在那个时代，精神分析主要关注本我和超我，对自我的关注不多，阿德勒在这一点上很有革命精神。虽然阿德勒的理论讲的是日常生活中的心理学，但他和弗洛伊德、荣格被并称为深度心理学（deep psychology）的奠基人。阿德勒在国际精神分析学界的地位非常高，而且他的贡献并不限于精神分析领域。

阿德勒的两个重要观点

阿德勒的第一个观点是，人的行为不是被过往的经历和生物的本能推动，而是被自己的目标和意义感所牵动的，即人们行为的动力不是来自过去，而是来自未来。马斯洛对人类动机的研究就是基于阿德勒的这一观点。

阿德勒认为，人类所有的活动都是有目标的，都是指向目标的，会受到孩童时期环境的影响，但并不由它们决定。人们在生活中意义的产生不取决于发生过什么，而取决于他们觉得将来可能会发生什么。这一观点与叙事疗法的观点吻合。前文我曾说过，一切的表达都是有所指向的，即"凡有言说，必有立场；凡有立场，必有指向"，所有的言说都指向未来，指向期待。

如果一个来访者觉得自己生活中有很多不如意，那么你可以想象他对于如意的生活是抱有一些期待或者希望的。当一个人完全绝望时，他就不会觉得生活中的失意有什么了不起了。

在阿德勒看来，每个人在生活中都有一些目标牵引着自己去建构此刻生活的各种意义，每个人多少都抱有自己优于别人的期待。不论是小孩还是成年人，都希望能够凸显自己优于别人的一面，或者说都希望自己比别人好。咨询师在咨询过程中可以听到很多来访者讲的故事，其实来访者并非为了讲故事而讲故事，他们是想通过这些故事来讲述自己的不易、自己的优秀，或者自己优于别人之处。

而他自认为优于别人之处有时未必可以得到他身边人的认同。因此，心理咨询工作就显得特别重要。如果咨询师能对来访者的这种优越感或这种指向未来的希望予以适当的、建设性的回应，心理咨询就可以起到疗愈作用。

他的第二个观点是，人是社会性动物，是以群体状态存在的。这一观点和叙事疗法是汇通的。在学叙事疗法的过程中，我们会学习到有关社会话语的解构。在这一点上，阿德勒疗法和叙事疗法既有共通之处，又有区别。

叙事疗法和阿德勒疗法的汇通之处

叙事疗法和阿德勒疗法的第一个汇通之处是，它们都看到人的社会性这一特征，人是在社会关系里建构的。我们是这样或者那样的人，我们优秀与否，是取决于我们身边的人对我们是怎么评价的。有一句名言："如果你很自卑，那么是因为别人经常说的一些话让你看不到自己的优秀。"所以你自卑不代表你不优秀，而是你身边的人没有看到你的优秀，你从他们的眼里看不到自己有多么优秀。就像你拿一面镜子来反观自我，而那面镜子是一个无底洞，你根本看不到自己，那你就会慌乱，就会找不到自己的那种力量的支撑点。所以，对于"人是社会性的动物"这一点，在我们形成自我的过程中，阿德勒疗法和叙事疗法的观念是完全一致的。

叙事疗法和阿德勒疗法的第二个汇通之处是，不管是阿德勒疗法还是叙事疗法，都看到了他者对于自我的重要作用，以及重要他人对于个体的意义。所谓"他者"，在这里就是指重要他人

（significant other），也包括亲密关系中的他者。

叙事疗法和阿德勒疗法的第三个汇通之处是，阿德勒疗法和叙事疗法都看到了人的自我的动态生成性。因为社会关系有一个特点，就是它是会慢慢地发生变化的。比如，当你刚从一段功能不正常的关系里走出来，进入一段功能比较正常、能够给你好的或者良性互动的关系中，你就会重新找到自己曾经的那种自信、意义感、价值感或者新的自我观念，这是完全有可能的。所以这种基本定位就使得心理学有了希望，它会给予人一种对于未来的可能性的确认，而不是说人只能生活在某一种生活状态中。

叙事疗法和阿德勒疗法的区别

虽然叙事疗法和阿德勒疗法有很多共通之处，但并不是说阿德勒的思想就是叙事疗法的思想。因为尽管阿德勒的思想对于人本主义心理学和存在主义心理学乃至超个人心理学的影响都非常深远，但它的根基是精神分析，所以在阿德勒疗法中有很多精神分析的元理论的影子。

而叙事疗法受存在主义哲学的影响很深，因为后现代哲学的前身都是存在主义哲学，所以叙事疗法显然会跟阿德勒的某些思想有一些渊源，这个也不难理解。但是我们还是要能够区分出这两派思想，它们还是各有千秋的。

叙事疗法和阿德勒疗法的第一个区别是，阿德勒的思想里有一些结构主义的痕迹，即走脑不走心的一种理论定位。他用一种放之四海而皆准的或者说泛化的理论体系去解释人性。这一点被后现代哲学放弃了，所谓"放弃了"就是后现代主义哲学不再去探讨抽象的人性，因为当社会建构性发挥到极致的时候，你就会发现没有一个抽象的人性存在，每一个个体所体现出来的心理特征，是一个又一个具体的人性。从这个意义上讲，叙事疗法显然比阿德勒疗法走得更为极端，它看到的是每一个个体的独特性，而不是去关注个体与个体之间的共性。

叙事疗法和阿德勒疗法的第二个区别是，阿德勒似乎把群体生活或者社会体制与社交关系或者社会交往混淆。但是我们从叙事角度讲，两者应该是分开的。群体生活就是社会交往，与社交关系或社会体制是两回事。也就是说，我们从文化的角度去探讨人性和从社会互动的角度去探讨人性，看到的景致是不一样的。

叙事疗法和阿德勒疗法的第三个区别是，阿德勒疗法有一些类似进化论的元理论作为支撑，会经常引用达尔文的思想去解释人性的一些特征，而这一点在叙事中是没有的。达尔文主义包括后来的社会达尔文主义，从人类思想史来看，其实很可能是一个没有前途的思想脉络，因为它们在鼓励竞争，在合理化竞争的同时，并没有对温暖的那一面给予足够的重视，似乎人与人之间的竞争是一种常态，也是一种必然。就像阿德勒讲的"我们每个人都有优于别人、比别人正确、比别人优秀的这样一种心理需要"，但是在爱、亲情、布施或慈悲这样的关系中，似乎不是这样的。当然也有可能存在这样的比较，比如，有可能两个善良的人会去比较谁更善良，或谁更有能力去做善事，等等，这就另当别论了。但是如果单纯从社会达尔文主义的角度去看人性或者人与人之间的关系，你就会无法相信真爱，因为那种牺牲很难被理解。但是叙事疗法是相信真爱的，并相信人的多元性。

意义的生成有高度的个体性，所以有时本能的作用并不是没有，而是处于次级的，即排在第二序（secondary order）的，不是决定性的。我以前似乎在表达一种"我根本不相信真爱"的观念，但越到后来我越发现，如果没有真爱，生活就会比较无趣，所以生活的趣味或者意义感似乎在某种程度上来自对真爱的那种深刻的信念（belief），那种奉献或者献身（commitment）精神。这一点我觉得很重要。

在临床工作中，我们会发现一个案例往往很难发生转变，可能问题并不在来访者这里，而在其爱人那里。很多咨询师在工作当中会忽略这一点，也就是说，你在忙不迭地解释来访者为什么会有问题的时候，可能他根本就没有问题，其实问题出在别处。你会解释他身上的问题的生成机制，甚至会不太人道地站在来访者的受害者那边，去分析来访者哪里出了问题。于是，很多标签化的实践在这里就会有所体现。很多来访者之所以会表现出阻抗、不接纳或者产生被冤枉、很委屈的体验，就是因为咨询师似乎并不站在他这边。咨询师非常温柔地站在他的对立面分析他的问题来源。

这样就会比较麻烦，尤其在做婚姻咨询时，如果一对夫妻感到很纠结并一起来向你寻求心理咨询时，他们之间可能存在一个事实——彼此不爱对方了，他们都知道却都不敢承认，或者即便承认了也不敢面对。他们都觉得不应该不爱了，因为彼此承诺过要生生世世做夫妻，如果改变了就不对了。这就涉及社会话语体系中的权力，即话语权力的一种纷争，就是你似乎没有资格去改变你的承诺。这种道德绑架会使得人性被扭曲，导致咨询师会不顾眼前的事实去劝和，或者让其中一方去忍让或放弃自尊、放弃目标感等，最后导致来访者的意义感、社会兴趣丧失，乃至产生抑郁性神经症或者抑郁状态等，这些都是可能的。

阿德勒关于"人是社会性的存在"这一观念有一个非常重要的推论，即人的心理健康有一个非常重要的前提——对别人的社交兴趣（social interest）。社交兴趣更多的是对于他人的关切，或者愿意去了解他人的一种动力。在生活中，如果我们的心思完全聚焦在我们个人的需求、个人的意义感、个人的体验上，对于别人的感受毫不关心，这在阿德勒看来就是病了。因为在你的心里没有别人，只有自己。高度自私的人在阿德勒看来也是病了。那么从何种意义上说他是病了？因为他忽略了自身是一个社会关系的产物。首先，他是父母亲密关系的产物，所以他的生命的社会根源就是社会关系。他的每一步成长就是他所形成的对于自己是一个什么样的人的基本判断，而这完全是在社会关系里建立起来的。所以，这一点就非常重要。

在叙事疗法里有几个技术都和这个观念有紧密的关联，如回溯技术、见证技术、解构技术等。最典型的可能就是回溯技术、见证技术，以及包括身份界定（definition ceremony）这样的仪式等，这些都是人在非常主动地有技巧地处理人际关系中自我建构的核心主题。所以我们形成一个什么样的自我其实跟我们的社会关系息息相关。如果我们对于社会交往、对于身边的他人不感兴趣，那么在某种意义上，也就是在做自己的掘墓人——掘掉了我们自我的根基。

在技术上，阿德勒的思想和叙事疗法又有一些不同。阿德勒疗法有一个很好玩的技术——取悦技术（pleasing technique），它是关于满足社会兴趣的技术。这有点像佛教讲的法布施、财布施，或者为别人做事。举例来说，如果你与某个人的关系总是很紧张，那么你就完全不求回报地去为他做点事。这听上去好像很难，因为你根本不喜欢他，一看见他就很紧张，怎么能为他做好事呢？阿德勒会说："你不要管那么多，你就试着为他做一点好事。"你可能又会说："有时我去做好事，别人也不领情！"阿德勒就会说："继续做，直到他领情为止。"有时你为别人做好事，如果你不求回报，他反而更容易领情。即使有些人故意不领情，但是这个过程也不会影响你们关系的改善。所以，如果你在生活中有特别反感的人，你就为他做点好事，做一点他想让你做的事情。

我记得阿德勒曾经在一个监狱里给一个年轻人做过访谈，这个年轻人特别害怕狱卒，他和那个狱卒的关系很差，因为他总是造反。阿德勒对他说："你去为狱卒做点好事，比如，听他的话也是做好事。"后来这个人假装去做一些好事，并反思这个过程中自己的体验，结果发现很多关系已经发生了改变。有一句英文谚语："If you can't make it，fake it."这句话翻译成中文的意思是：如果有一件事你感觉自己做不到，那么你可以假装自己可以做到，先去做做看，装着装着就能做到了。

言归正传，我们在叙事疗法里有关于基本功的训练，如发童子问，或者双重倾听，或者用一种放空的态度去倾听，这也是社会兴趣的体现。换句话说，我们如何表达或表现出我们对来访者的兴趣，在某种程度上取决于我们是否能够不带成见地去听他讲述自己的生命故事。

如何判断自己是否适合做心理咨询的一个标准就是你要看看自

己对于别人的那些前尘往事是否真的感兴趣。如果你能够津津有味地倾听，那么你很可能成为一名优秀的心理咨询师；如果你在倾听的时候特别反感、根本听不下去，别人稍微讲一点，你就很想插话说点什么，那么在很大程度上你不大可能成为一名优秀的心理咨询师。

阿德勒还有一个非常重要的观念是，游戏在心理治疗中发挥着非常重要的作用。他认为游戏是非常清楚地为将来做准备的过程。小孩子在成长过程中，做游戏的过程实际上是他最好的学习过程，也是他最好的社会化过程。游戏对于教育有着非常重要的辅助作用。

为什么阿德勒对游戏这么感兴趣？因为阿德勒在第二次世界大战期间担任军医，在此期间，他对儿童辅导产生了兴趣。他在维也纳的一所学校里建立了世界上最早的儿童辅导中心。现在大大小小的学校，不管是大学、中学还是小学，几乎都有辅导中心。这都是因为阿德勒开创了这样一种心理工作模式。如果没有阿德勒早期关于在学校里开展心理辅导的理念，我们今天可能还没有这种实践。因为荣格、弗洛伊德更热衷于医学实践。阿德勒认为小孩对环境、对他和环境的关系以及他和同伴的联系等方面的看法，在他选择游戏、赋予游戏的重视程度、接近游戏的态度中都可以得到暗示。所以，我们可以通过游戏的方式对孩子的心理做评估和干预，这是一个非常好的途径。

当然，阿德勒并不限于强调游戏的作用，他在工作中也会去使用一些游戏的方法。比如，我们在做儿童、青少年咨询时，有时会通过一些象征性的手段，如沙盘、舞动、空椅子技术等游戏的技术方式，发现来访者的心理需求、心理改变的方向、心理意义和目标等内容，这对于我们之后的心理干预具有非常重要的意义。

当我们读叙事疗法的一些英文文献时，会看到很多人把叙事疗法定位为一种充满了游戏味道的疗法（playful therapy）。它是用轻松的方式去处理严肃的问题。关于叙事疗法，具有奠基意义的作品是迈克尔·怀特和大卫·爱普斯顿出版的第一本专著《故事、知识、权力：叙事治疗的力量》（ *Narrative Means to Therapeutic Ends* ）。"narrative means" 在英文的语境里有 "游戏性暗示" 的意思。如果我们在面对一些严肃的问题时没有游戏的心态，那么我们很容易沉浸在那种单一的解释里，没有办法看到更多的选择。所以我们要学会用一种抽离的或者外化的态度去看一些严肃的问题，就是要把人和事分开，要去分别看人、看事，不要看 "人事"，这是不一样的。我们经常说要做一些重要的事，要做点 "人事"。"人事" 暗示着一种严肃性（seriousness），我们在这种严肃性里就抹杀掉了叙事的空间。其实，人还是要给自己留下一点闲暇的时间，而不是每天都在做人事、做大事、做重要的事。

北京大学张中行教授写过一首诗，其中 "不为无聊之事，何以遣有涯之生" 两句给我留下的印象非常深刻。有同学说很可能是他借用古人的一句诗："不为无为之事，何以遣有涯之生？" 我觉得用 "无为" 这个词很严肃，不如就用 "无聊" 这个词。一篇文章调侃北京每天有两三千万人在假装生活，他们好像丝毫没有闲暇的时间，每天都在工作，这可能是不对的。在阿德勒看来，这样的我们人生任务没有完成，我们沉浸在一种严肃性里，没有艺术性或审美或诗和远方这样的一个维度，我们的生命就会变得很无趣。所以叙事疗法在某种程度上是用隐喻或人格化或拟人化建构了我们和我们的严肃性之间的空间，你可以把这个空间叫作心理弹性、心理灵活性，也可以把它叫作叙事空间。不管你如何命名它，它都使我们有了反思的机会，让我们发现生活中那些沉浸于其中不能自拔的大问题，从另一个角度来看根本就不是问题。

来访者在寻求心理帮助时都比较严肃，觉得那件事情是最大的事情，是别人所没有遇到过的事情，等等。这是一个问题，来访者会觉得丝毫看不到什么希望。在这一点上，阿德勒提出了一些很有建设性的观点。但大概是基于当时的社会环境和学科的惯性，他还是对于找到一个放之四海而皆准的、能够反映人性的主题更感兴趣。所以他认为人的生活中有一些基本的任务或挑战，主要是社会生活、工作和爱情三大任务或挑战。这是阿德勒的一个总结，是长久以来我们所确信的有关人生问题规划的很严肃的三个主要方面。不能不说他讲得有道理。看看来访者或者我们自己以及我们身边的人，就会发现这三个方面对于我们心理的影响还是非常大的。

我经常会讲，我们之所以有心理困扰是因为在这个世界上除了我们还有别人，即我们身处社会关系中。有人曾说过这样的话：绝大多数的心理问题都会表现为情绪问题，而绝大多数情绪问题都会表现为或者来源于人际关系问题，而绝大多数人际关系的问题实际上体现的都是这个当事人跟他身边的几个人甚至一个人的人际关系。所以来访者寻求心理帮助时往往出于这个原因：他遇到了某一个他搞不定的人，这个人影响到他的社会交往、工作和亲密的感情。

阿德勒在生活风格的基础上分析人的这三个任务。他认为，如果我们完成这些任务，就会给我们带来成功的生活风格；如果完不成，就会给我们带来失败的生活风格，乃至让我们产生低自尊、低价值感等感受。他认为很多障碍都是由于这三个方面的任务在某种程度上没有被完成所导致的。以此为基础，阿德勒提出了干预的手段，即我们要去工作，在我们投入工作的过程中，很多心理问题都会消失。大家有没有觉得这个观点比较耳熟？当我们在生活中遇到困难或心理困扰时，家人会提出这样的建议："你去工作，投入地做事，不要总是胡思乱想。""投入地做事，不要总是胡思乱想"就是一种疗愈的手段，事实上也的确如此。有这样一句调侃的话："如果生活中有一些问题无法解决，你就过段时间再想这个问题，因为那时你就想不起来了。"你把精力放在你应该做或者能够做的一些工作上，把那个问题放一放，之后再去想，有时就想不起来了，想不起来就没有问题了。是真的没有问题了吗？不是。在阿德勒看来，通过投入工作、做些事，你能够建立自尊或价值感，原本你觉得特别大的一些问题就不再是大问题了。从这个意义上讲也未必不是一种疗愈。

我觉得阿德勒的这个观点受到了弗洛伊德观点的启发。弗洛伊德曾说过："如果一个人能投入工作、尽情地去爱，那他一般就不会有什么心理问题。"他的这句话提到了阿德勒所说的三个生活挑战中的两个。其中，"尽情地爱"不要用生物化的方式解释成"尽情相爱"，因为"爱"也可以包含友谊或同事关系的爱等。

阿德勒讲到，人在不同的年龄段的生活风格和任务是不一样的。他讲了一个很有趣的例子：人到中年时，友谊和工作关系可能比其他的亲密关系（如夫妻关系）更重要。我觉得也有道理，人到中年时需要在家庭生活之外有心灵栖居的位置，而不是完全陷在家庭里。阿德勒把爱情、家庭生活作为唯一的心理观念肯定是不对的。之所以和大家分享他的观点，是因为他的观点里有值得我们参考的地方，从阿德勒把人的生活任务阶段化来看，不同年龄阶段的人面对的挑战和心理任务是不一样的。在理论上我们能够理解，但是在实践中我们经常会忽略这一点。我们会觉得某些心理需求可以泛化，在各个年龄段、在不同的性别中都能成立，这其实是有问题的。我觉得叙事疗法在这一点上好像是一个短板，因为叙事疗法并不太主张用尺度或结构主义讲的架构来看待事物。

精神分析有口欲期、肛欲期等说法，"期"或阶段是结构主义的方式。"本我、自我、超我"这类理论在叙事疗法里都是没有的，这也体现了叙事疗法解构的彻底性；但另一方面，这也使得我们在理解人性的时候没有章法可循。叙事疗法对一般性的人性的概念兴趣不大，这也是后现代主义的一个特点。对于初学者来说，这可能是一个障碍。从叙事的角度来说，怎么看人性这一宏观的理论架构，我们认为这是不必要的。这种阶段化或结构化的划分，实际上是强加于人性之上的，因为每一个个体都具有高度的独特性。阿德勒的个体心理学强调的是个体的心理学，但他补充了一点——没有个体这回事。他认为每一个个体都是不可分割的人性的体现，换句话说，人的共性特征也是不容分辩的。从这个意义上讲，极端化的叙事观念在对人性的理解上有一点缺憾——没有办法更为完整地理解人性。大家可能已经感觉到，我在解构这个维度时是一个保守的解构主义者，我不是特别强调那种极端的解构一切深层结构的解构。

阿德勒特别强调个体的优越动机。阿德勒最让人熟知的理论是自卑与超越理论，认为每个人都会因为这样或那样的原因产生自卑感，从而使自己产生一些消极的情绪体验，于是就会通过这样或那样的奋斗过程找到一个超越性的目标，超越自卑感所带来的那种消极体验。这一观点很重要，特别强调个体的尊严和个体的奋斗。

　　我曾讲过，在心理工作中要关注到弱者的尊严。什么叫弱者的尊严？即每个个体从各个角度去讲都处于弱势，但他也会有他在意的那一点点尊严。如果咨询师能找到弱者的这一尊严，并给予他足够的建设性的回应，那么这个弱者也会找到自己的力量，能够激发自己去奋斗。所以心理学工作者在咨访关系里不要把重点放在站队或评价上，而要放在发现上，发现弱者的尊严，发现每个个体奋斗的目标和动力的源泉。我发现在咨询中有这么一个规律：如果我在谈话的过程中能够通过比较有技巧的方式找到一个能令来访者愿意为之付出，乃至愿意付出生命的主题，那么我就能在很短的时间内让他发生转折，让他从那种消极的自我评价里走出来，看到力量和希望。因为他为了某个东西甚至愿意付出生命的代价。这样你就会看到，你根本不需要再做很多工作，因为这个东西本身就是他生活的原始动力。很多时候咨询师会把关注的焦点更多地放在来访者做不到的一面上，而不是他想做到的那一面。来访者得不到自己想要的那个东西，之后他慢慢就会绝望，但这不表示他那种想要的欲望不存在了。也就是说，他想要的那个目标可能达不到，但是他那种想要的欲望仍然存在，我们要学会如何去找到这个东西。阿德勒曾经说过，人在奋斗的过程中能发挥出所谓的灵魂、精神、心理、理性等能量，一旦找到这个奋斗的目标，就能找到这些心理的力量。这里的"心理"已经是整合意义上的心理，而不仅仅是认知和情绪情感这么简单。在某种程度上，这有点使命感的意思。我们在完成一系列的任务的过程中可以看到这种使命感，包括尽可能地把自己的生活安排好，去面对死亡、面对一些终极性的问题，去寻找一种理想的生活方式，去寻求优越、完美、安全等。这些都是终极性的话题，每个人多多少少都会有一些体现，比如，超越别人，寻求安全感特别是永恒的安全感，以及完美的体验，等等。不管是在身心方面还是在精神方面都有这样一些追求。

阿德勒在干预技术上还是比较灵活的，更强调有效性。他在临床工作中会用建议、鼓励、取悦等技术。我们在以往的心理训练中学到了一个基本观念——心理咨询师不提建议、不做指导等，但在阿德勒看来，并不是那么绝对化。有时还是要真正地以来访者为中心。虽然人本主义心理学比较强调不提建议、不指导，但叙事疗法不喜欢走极端，所以没有讲过不可以提建议。

第 13 章

叙事与荣格的分析心理学

　　本章我们要聊的这个话题很有趣，也很深奥。所谓"很深"，主要是它的内容有点贴近文化人类学、宗教等层面；所谓"有趣"，是说它算是荣格心理学和叙事心理学的初步汇通。前面我曾经说过，叙事疗法和沙盘游戏可以结合，那时其实已经触及一些荣格心理学的内容，但是没有展开来讲，在本章中，我将把它讲透彻。

　　我前面跟大家讲过一个比喻：心理学历史学家把精神分析的三大巨头分别比作一座大房子的起居室、阁楼和地下室。其中，荣格的思想有点像精神分析大厦的阁楼。那么，从何种意义上讲它像一个阁楼？因为它讲的是关于人类心理的内容中比较高的那一面。所谓"高的那一面"有很多因素，下面我可以跟大家简单地分享一下。

叙事疗法与荣格的分析心理学在故事层面的差异

　　叙事疗法与荣格式治疗在故事层面的第一个差异是，荣格式精神分析是会选择治疗对象的。也就是说，不是谁都有能力接受荣格式分析的治疗。它治疗的对象都是受过高等教育的、足够聪明而且知识面足够广的人，像农夫、走卒、普通老百姓就觉得它有点高不可攀。因为如果我们完全没有知识储备，那么我们在意识化阶段或分析阶段就会感觉它的很多分析方法和内容不太现实，我们根本听不懂那些分析。我们甚至会觉得有些关联很奇怪：这个关联是怎么建立起来的？

在这一点上，其实有些人会问：叙事疗法会不会也存在这个问题？叙事疗法会不会对于儿童、青少年和农民等没有受过太多教育的普通老百姓没有帮助？我的经验是不太可能存在这个问题。因为讲故事有时恰恰是和受过高等教育或有过度理智化（intellectual）取向的人群不太相配。其实，随着年龄的增长，人们越来越会讲道理，反而越来越不会讲故事。很多受过高等教育的人肯定刚好过度理智化。

这里我们提到叙事疗法和荣格的分析心理学的共性和区别。共性是荣格式分析重视故事，它会去看跨文化的原型层面的一些故事主题。区别是荣格式分析所重视的这些故事是从分析师的角度来说的，它对分析师的要求很高，分析师要学过文化人类学、哲学、历史等知识。虽然想要学好叙事疗法，恐怕也需要学习这方面的内容，但是它的侧重点是不一样的。荣格的分析心理学是一种普适的原型层面的故事主题的应用，它是应用在某个人身上。叙事疗法则刚好相反，它既看本地化的故事，也看体现了哪些原型性的主题，但它的目标不是去找到那些主题。在此我稍做解释，在叙事治疗过程中，我们在使用的一些技术中可以看到一些模式化的问题。叙事治疗的理论取向不是要把这些主题提炼成一些母题，即巴特金说的motif。荣格的分析心理学好像倾向于去找到一些母题，像英雄原型之类的。

具体来讲，叙事疗法关注个体化的故事，即那些发生在普通人身上的普通事情。如此一来，很多人会觉得分析性治疗比叙事疗法要高大上很多。可是这也会出现一个曲高和寡的悖论——很多分析会让不对的人感到无所适从，即如果分析的对象不适合分析性治疗，他们就会产生无所适从的感觉，会觉得很有道理却总感觉和自己不太相关。

荣格的分析心理学对阴性力量的重视

下面，我们来看一下荣格式分析心理学在整个精神分析中的重要贡献。荣格式分析对精神分析最重要的贡献在于，它提出了集体潜意识的概念。这很可能是其决定性贡献。集体潜意识和我们原来讲的个人层面的潜意识有一个很大的区别：它是从文化的角度入手的。所谓"集体意识"（collective consciousness）、"集体无意识"（collective unconsciousness）讲的是普世的、类似本能的，甚至类似能够继承和遗传的一种统一的、深度的反应模式，即一种普遍意义上的、对人类生存体验的反应模式，如恐惧、反叛、攻击、英雄、大母神、智慧老人等。在荣格看来，实际上集体潜意识这些原型性的内容是无穷无尽的，你无法将其一一列举完。所以它是一个不断探索的过程。

在这一点上我想跟大家讲，荣格式分析和叙事疗法的一个共性特征就是两者都看到了人类心理或者人类灵魂中阴性力量的意义和价值。什么叫阴性力量？荣格认为我们每个人都是阴阳合体的，每个人都兼有阴性和阳性两种力量。当然，他不是说我们是雌雄同体的，他所谓的"阴阳同体"更大程度上指的是灵魂层面上的。这不是荣格要讲的重点，他更多强调的是在灵魂或精神领域中的雌雄同体。荣格认为，我们从父亲那里继承了父性阳性的一面，从母亲那里继承了母性阴性的一面。他很看重阴性的力量。阴性的力量就是未知的但又在起作用的，无形无相但又有力量的一种精神状态。对于"无"或者阴性力量的重视使他能看到我们人类集体潜意识中的一些资源，或者说力量的来源，而且这种来源影响很广、很深远，如果我们没有相应的知识积累和训练，平常就不太容易知道。所以荣格在对荣格式分析师进行训练时强调知识面要足够广，要多读文、史、哲和文化人类学学科方面的书，要知道有很多象征意义在历史或人类文明的记载中可能早就存在。

例如，我们看到不同的民族有一些共性的特征，像祖先崇拜、生殖器崇拜等，它是一种跨文化的崇拜。荣格认为，我们这种原始性的思维或者原始性的创生性的阴性力量与我们现代的技术进步并行不悖。换句话说，不管技术文明发展到何种程度，这种阴性的力量都会一直存在。

有很多人觉得荣格的思想有点玄学化的倾向。确实是这样，他在曾经写过的一本书中指出，UFO 是人类现代文明的一个集体神经症——大家竟然都相信 UFO。荣格在集体潜意识方面的贡献至少不亚于弗洛伊德。他打开了人类通向集体潜意识的大门，看到了文化中共性、通达的一面。荣格的思想用《易经》里的一句话来说就是，荣格讲的那个"道"是很多人不去了解或不去思考的，而每天都在用却又不知道的"道"。这就是所谓"百姓日用而不知，故君子之道鲜矣""仁者见之谓之仁，智者见之谓之智"。所以他是在"道"的层面去说的。

叙事疗法对"无"的力量的重视

叙事疗法也很重视"无"的力量，就是没有的力量。你有没有发现在治疗的过程中经常会碰触到一个话语的边界？当你去问例外，也就是来访者未被问题覆盖的生活经验的时候，来访者会告诉你"没有"。

比如，来访者觉得他一无是处，或者觉得自己很不好、很不快乐，如果你问他"有没有一点点不太一样的记忆或者稍微美好一点的记忆"，有很多来访者就会告诉你，并且很确定地告诉你"没有"。如果我们不去尊重那个"无"的创生的力量，那我们就会停在这个地方，觉得不能再问下去了。

此时，我们就是从阳性、语言的角度入手的，却在这个层面无法深入下去。所以，叙事疗法的训练会让我们比较沉稳地去面对"无"的状态。有时我们要给来访者一些时间和机会，让他停留在那种"无"的状态里。比如，在他说"没有"之后，你先不要回应，也不用客气地去问："真的没有吗？你再想想，真的没有一点快乐的记忆吗？"就让他在那个"无"的状态里待一会儿就好了。因为无中生有，"无"是可以生"有"的。我们可以通过好多技术（如结构、发童子问、见证等技术）把本来被视为"无"的那种体验创生成"有"的一种状态。

在这一点上，荣格的观念和叙事疗法是完全一致的。

荣格的分析心理学的四个阶段与叙事疗法的汇通

第一个阶段：意识化

荣格式心理治疗的第一个阶段是意识化，也有人把它翻译成"净化"或"宣泄"，但我觉得"意识化"或"觉察"是一种比较好的翻译方式。它可以先通过一些方式和技术（如外化或者符号化、象征化），让那些原型性的东西呈现出来。荣格有一个基本理念——人之所以会生病，就是因为他没有成为他自身，没有自我实现。"自我实现"这个概念是荣格提出来的，后来被人本主义心理学拿去用。

精神分析的这些创始人的思想和观念几乎涵盖了后世心理学所用的术语体系的全部。荣格的这一思想直接昭示了人本主义心理学主张人成为他自身的一个基本的心理健康观。我们今天看一个人心理是否健康，看一个人如何可以从问题中走出来，就是看他是否能够成为他自身，是否能够成为他本来应该成为的样子。

例如，一个人小时候曾经有一个当音乐家的梦想，可是由于受限于教育、父母的眼界、资源等，后来他可能成了一名优秀的商人，或者优秀的律师，或者优秀的医生，但这并不表示他一定会幸福。因为他的幸福、精神的完满不取决于这些外部条件的达成，他内在的本来要成为的样子会决定他的幸福程度、他的心理完满程度（well being），英文"well"就是完满的状态的意思。在荣格看来，这种精神充盈的状态（即快乐、觉得有意义，而且有奋斗的动力）就是心理健康的标志。生活中有很多人确实如此。他的不快乐不是由他外部条件的影响或缺失导致的，而是由他内在的没有成为自己想要成为的那种人所导致的。这里就有一些原型的东西，就是哪些东西阻碍了他成为本来应该成为的人。

你们有没有发现这种理解或者提问的方式很像叙事疗法的做法？在叙事疗法中，咨询师会问："你这个问题有没有给你带来影响？"来访者如果说"有"，咨询师就会问"那么它影响了你什么愿望的达成呢"。问到这个问题，就是前面讲述的外化的第四个步骤，这实际上就有点在碰触他在原型层面的自我实现的倾向，即你通过提问、外化，看到来访者要成为一个什么样的人，然后帮他成为他本来要成为的那个人。

有一个很有意思的观点是，我们不缺乏对于自己要成为一个什么样的人的觉察，而缺乏成为我们要成为的那个人的勇气和担当。换句话说，我们不是不知道我们想要的是什么，而是不愿意付出代价而想直接得到我们想要的东西。就有点像很希望实现某个目标，但是又不想为实现这个目标而付出任何的努力和责任。有时，你想要获得精神的自由，又想获得别人的认可以及物质的富足，这是矛盾的。比如，某位老板没有才华，脾气又很大，一直控制员工，特别可恶，员工很讨厌他。这时，员工其实可以选择离开，但很多人选择不离开，因为他们要靠那份收入维持生计。很多人把这叫作现实，觉得这才是接地气的，是真实的需求。这里我只是想说，你要分清哪个是你更看重的。也许有时你可能会愿意为了世俗的利益去付出一些精神的自由，你不愿意接受那种挑战或承受负担。又比如，在一段不好的关系里，你选择留在婚姻里而不是离婚或分手。有可能这是你的选择。这本身没有什么大的问题，关键是它会让你感觉不爽。

第二个阶段：觉察

分析性治疗的第二个阶段——觉察阶段，就是"认命不亏"，你知道你搞不定，如果为了精神的自由你不能允许自己过特别贫乏的生活，那你就不要去做。当然，因为你有觉察，你是有意识地去过这种受束缚的生活的，因此这种束缚就变得不那么悲惨了，从而产生了一种通透，或者一种默契。

其实大多数人都会选择过一种妥协的生活。当一个人不太愿意再妥协下去时，他就会被别人视为患者。因为别人不敢做到他那样的精神自由。当然，有时他也会被别人视为圣人。这里就涉及荣格讲的英雄原型。英雄原型是一种叙事结构，你要去扮演，你要活出自我，这个过程就是所谓的"自性化的过程"，也就是后面将要讲述的第四个阶段。在觉察的基础上，荣格会去做一些分析。这个分析的过程就是去看到我们日常生活中的困扰和原型层面的需求，或者原型层面的一种精神的不满足的一些关联。这就有点像叙事疗法中通过外化来改写，而在这个改写的过程中，当然你会去找一些例外，通过这种方式去看到不一样的自己。而荣格的分析心理学的这个分析过程也会让人看到一个不一样的自己，只不过这个过程会运用一些文化心理学知识，会涉及一些关于全人类普世的意义符号或意义生成的资源，这是最难的，有的人就会觉得不太容易接受。

在这一点上，叙事疗法的处理方式和荣格的分析心理学就不太一样。你可能听说过叙事疗法中的一个流派——叙事积极心理治疗，诺斯拉特·佩塞施基安（Nossrat Peseschkian）写了《积极心理治疗：正向的理论与实践》（*Positive Psychotherapy*）一书对其进行了介绍。

那本书的内容有一点荣格的味道,当然作者并不认为是荣格取向的。他用伊斯兰教的一些寓言故事达到原型层面的触动。有些人可能就是在听这些故事的过程中有所触动,也可能就此过上了一种他想要的生活。但我们学习的发源于澳大利亚和新西兰这一派的叙事取向不这么做,在这个层面上,叙事疗法把更多的工夫放在了室外。也就是说,我们要去学一些文化人类学的东西,并了解象征化和意义生成的过程,但是我们并不在治疗过程中使用。在叙事治疗过程中,我们并不和来访者探讨他生活中的某些困境和原型层面的哪些需求有什么关联。可能从这个意义上讲,叙事疗法并不是一种抽象的心理学,而是一种比较接地气的治疗手段,它不是要让人碰触到日常生活中并不会去想的一些内容,它关注的焦点是日常生活中的心理学。这么说可能不是很严谨,因为日常生活中的心理体验未必就不深刻。有时深刻并非一个他在,或者一个与日常生活无关的存在形式,而是在日常生活中的一种貌似平淡却并不平庸的生活方式。在原型层面和日常生活层面,分析心理学的侧重点和叙事疗法会有点不一样。

第三个阶段:教育

荣格的分析心理学的第三个阶段比较强调教育,很关注日常生活,认为人们对于世俗的反转就是他们的心理健康的意义。换句话说,荣格也看到了,单纯地超绝、超然地去面对灵魂的需求或原型层面的心理需求,有时不但不会缓解症状,而且甚至会让人显得更加地孤僻和与众不同。与众不同在自我实现层面可以是有助于健康的,也可以是让人不健康的。

这里我要解释一下，大家也注意到，有一些学习心理学的同行在刚开始学心理学时可能碍于习惯性的从众心理不敢去表达自己的心理诉求；而有些人通过心理学学到一些关于心理、人性的认识，但是随着学习的深入，他的自信度越来越高，越来越敢在众人面前凸显自己的与众不同，那么这个过程就有可能导致两种结果：一种结果是他足够聪明，可以在凸显自己的与众不同的同时，不会给别人带来挑战和伤害，那么他就可能被视为一个心理成长很好的人，就是所谓的"大师"；另一种结果是，他因为很自信地去呈现自己的与众不同，并愿意去承担这种因与众不同而给别人造成恐慌的责任，那么他就有可能被别人视为异类，视为患者。所以有人说，如果心理学学得不通透（就是分析心理学讲的第三个阶段），就可能会导致人格的不统整。不管是感性和理性的不统整，还是内倾和外倾的不统整，总之都不太好，也就是人格不是很统合。这就会显得他心理不太健康。荣格非常强调第三个阶段必须做教育，尤其是道德教育。所谓"道德教育"就是要从群体的角度让人回归到普通人的状态，这是很重要的。

叙事疗法中的一些技术是让来访者把自己从叙事或心理治疗过程中习得的自我转变返回到他的日常生活中。一些支撑性技术（如见证等）不会让你的变化显得很突兀、很孤立，这个变化的过程要尽可能地让你的来访者在意的人和在意你的来访者知道，这必然涉及社会过滤器的效应。你听说过"社会过滤器"这个概念吗？如果你的行为很特别，很桀骜不驯，不能融入社会，那么这些行为就会被社会以这样或那样的方式过滤掉。所谓"过滤掉"就是要么它不为人知，要么它会以一种升华了的方式被人了解。这样一来，你会发现心理治疗中朝着自我实现迈出的一小步在实际生活中可能会面临巨大的挑战。所谓"巨大的挑战"就是来访者在咨询室中的变化会被他周围人的眼光、评价、标签化的反应抹杀。

荣格早就注意到了这个风险，所以他会去做这样的治疗。荣格的分析心理学的第三个阶段就是让人去柔化自己的个人成长或者原型层面的统整所带来的行为和思维的改变。也就是说，你已经变化了，但你的变化不会给别人带来恐慌和挑战。这是我通常所说的"成长"和"成熟"的差别。一个具备了某些心理能力的人不一定具有疗愈作用的人格。原因是他会因为自己的正确和深刻而凸显别人的肤浅和错误，这样一来，这个"广义的别人"就会感受到恐慌。广义的别人或者他者的恐慌会展示成对这个人的排斥、攻击、孤立，甚至更严重的一些后果。所以我会说有很多精神病患者就有可能处于这种状态。如果有人在精神病院工作就会发现，有很多精神病患者其实很有智慧。

我曾经在某精神病院见到一位大学教授，他很有学问，这让他觉得谁都不对，谁都是不好的。其结果就是别人把他给"灭"了，其实并没有人故意要"灭"他，只是当他不太随和，觉得自己特别厉害的时候，就会把周围的所有人都"灭"了，不是只"灭"一两个，那他也许会被视为大师；如果不是这样，加之他又不够世俗或者圆滑，就有可能被别人"灭"了。"被灭了"有可能意味着被边缘化。边缘化有可能让人产生一些诡异的行为。你有没有想过，如果你在生活中没有朋友，别人似乎都对你充满了排斥和威胁，而你没有一点防御性的反应，那么你觉得你正常吗？你肯定会有一些防御性的反应，这些防御性的反应会被视为症状，所以有时一个精神发展不错的人有可能会被边缘化，然后进一步被病理、病态化。

当然，我这么说并不是说没有精神病这回事，有些人真的是患上了精神病。但是你要从他的病情发生史（就是这个病是怎么发生的）这个角度去看，这确实有点像荣格所讲的，有一种可能性，那就是他不是有病，而是在某个意识进化的阶段不被这个社会所认可。荣格也不是很强调病态，我觉得后现代的一些观念和荣格的渊源还是很深刻的。

如果一个人在发展的第三个阶段——教育阶段能够处理好关系、融入社会、不带锋芒地成长，不像很多人那样故意地去炫耀自己和他人的与众不同，那么他就会进入第四个阶段。

第四个阶段：自性化过程

第四个阶段的治疗就是所谓的"自性化过程"，也就是人成为自身的过程。自性化（individuation）是很难讲清楚的，没有一定之规。换句话说，自性化不是说有个性，而是一个人成为他本来应该成为的样子。可是他本来应该成为什么样子并没有一个客观的标准。每个人都会有一种内在的、类似本能的判断力，就是这样的生活是不是我想要的，现在的自己是不是自己所喜欢的自我。而这个判断的依据就是自性化的标准，就是你根据什么判断现在的你是不是你想要的自己。所以你千万不要以为自性化就是让自己的人格变得高大上了。那不一定。就像很多影视作品里描述的一样，你把一个并不觉得自己有多了不起的人放在一个了不起的位置上，他会觉得不匹配，他会觉得自己配不上那个位置。这有点像《易经》里讲的"德不匹位，必生祸殃"，即道德和地位一定要相匹配，这才是真正的福报。例如，如果我们觉得我们的衣着、行为、身份、地位、工作、形象能够恰到好处地匹配，那么我们就达到一种成了比较理想的自我的状态；如果我们觉得"我怎么能够配得上今天我所拥有的这一切"，就会有点不自在，觉得那些不是自己应有的东西，或者不是自己应表现出来的行为，觉得那不是自己。

我不知道大家是否有过这种体验？有一天你突然被选中去做一件了不起的事情，你自己都觉得不太真实。我在读小学时，我的老师很喜欢我，让我当学校少先队的大队长（整个学校就一个大队长），带着学生去训练队列、参加比赛。当时，我走路都是深一脚浅一脚的，我就想："哎呀，怎么会是我呢？我长得这么丑，个子这么矮，怎么会是我呢？"我就觉得不太匹配。但是，被选择后我又觉得不能拒绝，因为拒绝老师不好，老师让干什么就应该干什么。在这个过程中，我就深刻地体会到了那种"德不匹位"的感觉。"德不匹位"可以让你变得很自恋，觉得自己是很棒的，这是虚假自我；同时又会让你很自卑，觉得好像这不是自己应该有的。但是当你习惯了某种虚假自我之后，就有可能会这样。例如，别人给你封了一个头衔，你本来并不怎么在意，可是有一天有人把那个头衔拿走，你又会觉得："怎么可以这样呢？"就像有人把你拉进一个群里，你本来没当回事，但过了一会儿，他又把你踢出来，你就会特别在意。我们自性化的过程会面临各种各样的挑战，其中就有这种你怎么来安顿自己的心灵、灵魂以及哪一个是真正的自己的问题，所以成为自己的这个过程不是很容易。

我们赤裸裸地来到这个世界，既没有名字，也没有财产、头衔等，什么都没有。然后我们逐渐去累积这些东西，我们开始在这条人生道路上磕磕绊绊、踉踉跄跄地走向某一个方向。我们在遇到一些挫折时会判断这些挫折是否伤害了我们的什么东西，而忽略了实际上有可能影响到了我们的自性化，影响到了我们成为本来应该成为的那个人。我们不太去思考这个问题，而更多地去思考有没有伤害到我们的财产、伤害到我们的切身利益等。所以，"人要成为自己"这个基本的定论或方向被荣格看得很重。

自性化的过程不是一帆风顺的，是坎坷的。我们做改写的过程就是在帮助来访者成为他自己的过程。如果大家从这个角度思考过这个问题，就可能发现，我们通过外化看到这个生活事件、困扰或问题事件背后所隐藏的是他要成为的那个样子的方向。换句话说，我们通过叙事四个步骤的提问所要了解到的价值观，就是现阶段这个人觉得他想要前往的那个方向，就是自性化的方向。我们做改写，就是从这个方向出发或用这个方向作为导航，在他被忽略的一些记忆中找到一些资源、支撑点，让他看到他要成为的那个样子、他要成为的那个人、那个主题或原型层面的需求并不只是此刻才有的。在做咨询的过程中，如果来访者跟你说他很想成为某一种人，而他从未为此做出过任何努力，那么你根本就不要信，因为没有这种可能性，他一定为此做出过努力。只不过这些努力会因他的那个问题故事的存在而被忽略。在来访者说出没有这样的事情的时候，我们有足够的自信从这个"没有"或者"无"中问出那个"有"来，就是"无中生有"。叙事疗法是很艺术化的，有点无中生有的本事和技巧。前面有一个技巧就是你等一下，让他酝酿一下，让这个"无"、这种虚空、这个原型能够发挥自我疗愈的作用。你不要太着急，不要一直追着别人问"有没有什么例外"之类的问题，那样问出来的例外是假的，他是可以编给你听的。所以我觉得在这个层面或者在这个节点上，叙事疗法也可以加入一些深度的技术，来帮助来访者面对自己在生活中、在困境中看不到任何希望、看不到任何光亮时的那种黑暗、无望或者那种意义的虚空状态，也就是说，我们用什么样的技术可以让来访者在里边多停留一会儿。这个停留的过程可能就会让他更清楚地看到他的自性化方向。当我们再去做改写时就可以更容易看到一些改写的资源。

因此，当我们说"叙事疗法是一种成人之美的疗法"时，并非只是夸人或者给人一些粗略的美好愿望，而是真真切切地要让人成为他本来就要成为的样子。只不过叙事疗法不用"本来"这样的词，因为后现代主义不是基于社会建构论，后现代的观念不太主张有一个先验的、预先定好的自我作为支撑，所以它不会主张我们有一个本来要成为的自我。所谓"本来要成为的自我"也是在对话过程中以及在社会交往、社会交流中建构起来的一个方向。所以它并不认为我们在改写阶段要改写的方向在来访者的内心深处本来就有这么一个痕迹或者影子，而认为这个方向就是在聊天的过程中或者聊天的一刹那聊出来的。在和来访者聊天的时候，来访者可能无论如何都不会想到原来自己想要成为那种人，这是叙事疗法的一种态度，它也有它的道理。有时我们在做叙事治疗时，有些人确实会给你一个反馈——我从来没有从这个角度思考过这个问题。

我曾经督导过的一位咨询师讲到她和来访者的一些互动。她是一名单身女性，她讲到来访者在和她聊天的过程中感觉特别愉快，她自己也很兴奋，感觉很愉快。我有时就会问她："你觉得这种愉快的感觉对你来说是一件好事还是一件坏事？还是不好不坏的呢？"

她说："是好事。"我说："那对你的来访者来说，是好事还是坏事呢？或者说，你所描述的这种愉快是你需要的满足还是你的来访者需要的满足呢？还是你们两人互相满足了对对方的期待？"这位咨询师觉得这个问题很有意思："我从来没有从这个角度思考过这个问题。好像我们在扮演某个角色玩过家家一样。我们假装在咨询室里是安全的，所以我们彼此在满足对方对于异性的那种欣赏的需求。"在她看到这点后，他们的咨访关系就变了，变好了很多，就没有那么强烈的通常所说的移情或反移情反应了。她在做完咨询后也没有那种心跳好久、快乐极了，甚至想请那个当事人去吃饭之类的冲动反应了。你想想这其实是挺有风险的，但你又无法拒绝真实的体验。我觉得叙事疗法在这一点上似乎比荣格的观念要彻底一些，在"无"、在对阴性力量的尊重这个层面，它更加彻底。后现代主义在这一点上应该说走得更远。

叙事疗法并不假定有一个自我作为指南，成为一个风向标或者航标。荣格相信有这么一个东西，而且相信它是集体层面的。换句话说，每个人内心都会有一个呼声，都会有一种缺失、动力或者航标，在指引着我们成为我们要成为的人。我们好像在成长过程中也是接近这种体验的，从小到大，我们的内心都会有那么一种声音，这种声音在不同的阶段会不一样，它是直觉层面的一种判断——"我此刻的生活是不是我想要的"。你甚至在很小的时候就可以判断你是想要一个大的蛋糕，还是想要一个小的蛋糕，如果你的妈妈给你的不是你想要的，你就会暴跳如雷，这就是没有成为你要成为的自己。

30多岁的时候，我们可能会面临所谓的"中年危机"。中年危机的发生会让我们对人生的方向有一种恐慌感，不知道自己要成为

什么样的人。在这个过程中，那种直觉性的需求也会体现出来。这
种直觉性需求有利于你去读书，跟别人聊天，挑战自己的某些局限
性。不管怎么样，你总要去做一些事情来让自己心安。当你试过并
绝望之后，可能也就心安了，就好像某一个心理的完整型 [就是弗
雷兹·帕尔斯（Fraize Perls）讲的"完形"] 完成了。可是我倒觉
得，在这个过程中，荣格讲的那个"要成为的自己"也不是本来就
设定好的，只不过他用了这样的话去说，好像有一个不可名状、不
可描述的原人（pro anthropos），在我们的灵魂深处指引着我们的方
向，我们就像被一个木偶牵引着。

　　叙事疗法相信这种指引不是先验地存在于那里的，而是在对话
中生成的，就是我前面讲的社会建构的观点。可是，这个生成论的
自我观也会有一个风险，它不能给人带来像先验存在的自我观所带
来的那种心安的效果。如果我们的自我是在对话的过程中不断生成
的，那么我们就会怀疑它的真实性和稳定性。试想，如果一个人的
自我在每次聊天时都是不一样的，你不觉得很吓人吗？当然，这只
是从极端的角度去讲的，其实它在每一次对话中，在对话和对话之
间并非没有连贯性。如果你考虑到这一点，那么或许你可以说从集
体的层面或文化的层面看，自我又确实是在那里的，这就会使我们
每一次的对话只能是或多或少地碰触，却永远不可能完整地呈现。

　　在使用语言的过程中，我们是在参与一个语言所限定的或者所
设定的游戏。因为话是不能乱说的，也不是可以随意和任何人说的，
所以我们在这个语用（pragmatics）的过程中不可避免地被限定到一
个语境里。从这个角度讲，人类的集体潜意识其实也就是文化语境
的共通性。换句话说，对话并非发生在两个人中间，并非发生在此

刻。这个对话是跨时空的对话。我们的语言是一种约定，没有一种约定让两个人无法对话。两个人在对话时貌似两个人在说话，其实是他们在一个约定的文化话语体系里分别扮演某一种角色。换句话说，当福柯说"不是人说话，而是话说人"时，并不只是讲语言对人的建构作用，而且会涉及对话本身的表演性。如果大家读哈贝马斯的书，就会看到社会建构过程中的表演性。我们是在把某个脚本用对话的方式表演出来。大家可能不这么认为，可能会说"如果我们在叙事治疗的过程中足够自觉，我们就可以不去表演"，但是你不要忘了这个过程其实也是迈克尔·怀特等人设定的一个脚本。我们对于表演的警觉本身也是在一个脚本中的，就像做梦的时候觉得自己是在做梦，不知道哪一个更真实一样。我们在对话过程中用叙事的方式提问，可能相对于我们茫然地在原型层面的话语脚本的表演要更警觉一些、更透彻一些、更自性化一些，但是它也可能并未真正"逃出如来佛的手掌心"。所以在某种意义上，在这种通透性方面，我觉得荣格的理论可能比社会建构论更有优势。所以两者之间没有办法进行那么清晰的比较，不是谁更好的差别，也不是价值论层面的差别。如果大家去读荣格的书，就会发现他有很多说法不同但功效却很接近。

叙事－荣格象征

接下来，我们来谈一下象征化和意义生成的过程。

我们知道，在荣格的思想中有一个非常重要的组成部分，就是他对于心理意象在昭示着什么这个话题持续不断的好奇和孜孜不倦的探索。他认为，这个探索才是他所有思想的核心。他所做的那些科学研究，也不过是对这些探索的合理化和世俗化而已。他还认为，如果不去了解他内心的那个符号变成可理解的意义的过程，也就意味着对他的思想没有什么了解。这些话或者这些观点是荣格在去世之前跟身边的人说的。在他和弗洛伊德分道扬镳之后，它们就经常出现在他的脑海里，并在他内心经历着各种冲突的背景下被记录下来，而且非常隐秘地不肯与别人分享。这些内容在此过程中是高度机密的东西。他把这部分内容叫作内心最黑暗的地方。然后，他把它们记录在日记里面。那几本日记就是后来所谓的黑书（black books）。

为什么这些内容会变成一个高度机密的东西呢？这是因为这些景象会被当时乃至现在的一些精神病学家作为依据来判断荣格在那个阶段是处于精神病状态的。你可以设想一下，他的家人会对这个判断抱持多大的警觉和防御。所以在荣格去世之后，这些内容就被藏起来，秘不示人。直到 2000 年，荣格的后人才决定把这些东西出版。

其实这个过程在我看来也没那么恐怖。之所以恐怖，恐怕还是因为人类思想史上存在的那种对于未知的恐惧。我在前面也讲过，如果我们敢于沉浸在我们的潜意识中，那么我们每一个人都有能力，甚至本能性地去碰触到这样的一些意象。这些意象不一定像荣格的意象那样，但是它们会有独特的意义。

我们每个人的内心深处可能都有过一种逃离的冲动，就是那种对于日常化（routinization）的、失去了新鲜感和意义感的关系、生活、工作，或者令人窒息的、呆滞的日常化的东西的逃离之心。

荣格离开弗洛伊德是在逃离一种来自父亲原型的压制，因为他已经难以忍受那种关系对他的思想迸发的压制。就像你在一种不太具有滋养性的关系里，有一种强烈的直觉感受到你对自身的评判与别人对你的评判并不一致，你却拿对方一点办法都没有，因为那个评判你的人掌握着话语权，而且掌握着操纵你的灵魂的技巧，那么你的这种压迫感就会让你处于崩溃的边缘。我不知道你们有没有过这种体验：被一个不靠谱的领导或者不靠谱的先生或者不靠谱的太太或者不靠谱的孩子压制到精神崩溃的状态？在那种状态下，人的内心就会出现一些防御性的幻觉。例如一个无处逃遁的被父母殴打的孩子可能会幻想自己像天使一样长出了翅膀，可以飞离这个地方，我们把这叫作解离。

荣格在当时也是这样，因为他当时面临的是内忧外患。内忧是这种内心与弗洛伊德的关系的挣扎，以及自己真正深信不疑却又无法解释的那些思想；外患是当时正处于第一次世界大战爆发前夕，整个氛围是人心惶惶的。他与弗洛伊德关系的崩塌，对他来说影响非常大。因为曾经在一段时间内，弗洛伊德把荣格捧得很高，非常看重他，甚至弗洛伊德建立的国际精神分析学会的第一届主席不是弗洛伊德本人，而是荣格。可见，这种高度亲密的伙伴关系的崩塌给他的自我带来的冲击有多大。

据我个人判断，在创作红书和黑书的那个阶段，荣格的精神状态一定是非常不稳定的，荣格自己把那种状态叫作精神病。他曾说在那几年里，他一直受到精神病的折磨，会产生各种各样的幻觉。但我觉得后世有一些人不愿意承认他有精神病的一个原因有可能是，精神病是一个社会污名，似乎将这个污名作为荣格先生的一个标签有一点有损他的光辉形象。

除此之外，可能还有两个原因。

第一，我们真的把精神病污名化是不是一种合理的做法？也就是说，如果人类在某些特殊情况下会出现这样或者那样的一些精神意向，或者幻听、幻视，我们是否真的一定要把这些给别人带来恐惧的体验视为不正常或者应该消除的一种东西呢？也许它们给予我们很多启示，我们原本可以利用它去了解人性尚未到达的一些境界。

第二，我觉得敢于将一个不被接受、不被理解的体验表达出来，这本身就是一个人的勇气和担当的标志。也就是说，允许自己以一种不那么世俗化的生活方式来生活，这本身就是一个人心理健康的标志。

无论怎样，我们都没有办法完全满足他人对我们应该怎样生活的期待。所以有时我们会看到，尽管在很大程度上我们会试图迎合别人对我们的期待，但我们还总是会偷偷地以这样或者那样的方式去活出自我的痕迹或者活出属于自己的一种东西来。例如，我们曾经见过很多砖瓦工，好像他们一辈子也不会有什么成就。但是有一些工人会在那些砖块上，在垒放方式上留下自己的标记，他一看就知道那是自己垒的，因为他那种垒法和别人不一样。我还听说过有一个微软的字体设计师被开除了，因为他在很多字上面留下了他的名字。如果你把那个字放大到一定程度，就会看到那个笔画实际上是用他的名字凑成的。

人的存在似乎有那么一种要留下点痕迹的本能需求。不管是生一个孩子还是开创一番事业，这仿佛成为我们生活意义的一个依据。

可是，有时我们的这个意义又遭受着外部的威胁——别人是否承认呢？所以，这就使得我们在开创自己的道路或者留下自己的痕迹的过程中极为小心。同样，荣格在创作或者记录他脑海中的这些画面的时候，也会担心别人会怎么看他，所以他不给别人看，而且还偷偷地去做这件事情，尽管他觉得这件事情对他来说是最重要的。他的脑海里会涌现出一些具有丰富的解释空间的画面，他把它画在羊皮卷上，用中世纪那种非常特殊的方式画了下来。然后把它编辑成用红色的皮革包裹的一本小书，这就是后来所谓的《红书》，而且《红书》里面不仅涉及这些画面，还有他自己用德文做的一些评注，以及他引用的一些话。这个过程可以说是他进行自我疗愈和自我探索的过程，是他沉浸在自己的潜意识最深处的一段体验的记录。

这本书是纽约诺顿出版社在 2009 年出版的，出版后引起了很大轰动。然而这本书竟然没有人能看得懂，但是很多人把它奉为神明，因为这本书被视为荣格文集的核心。荣格自己也说过很多次。

在此，我补充一些额外的信息——这本书之所以被叫作红书，是因为它的封面是红色的皮革，非常漂亮。实际上，这本书的原著书脊上还是写了书名的，叫《新书》(*The New Book*)，大概用的是荣格的祖国瑞士的一种语言——德文。但是现在有很多人在写文章引用这本书的时候把它叫作《新书》了。也可以说，荣格只是用牛皮纸把他的一些宝贵的东西记录下来，为写成《新书》做准备。但这本《新书》永远都没有写出来。我分析其原因是，但凡能被写出来的，大概都不是最重要的观点，也就是说，我们能够把它写成一本书，这里面多多少少都有一些世俗化、合理化、体质化的东西存在，是可以言说的，是常道。但是总有一些文字所不能触及的地方，那就是图像，这个东西你一旦得义，就会失去写书的动力。就像有一些临床工作者做得很好，但对于写论文一点兴趣都没有，那是因为他得了那个真义之后，就觉得所有的书、所有的文字都味同嚼蜡，没有什么意思。

我想这种情况不光荣格有，好多艺术家都有。比如，达·芬奇有很多作品都没有完成，很多人说这代表他有注意缺失障碍，但是我认为也有可能是他已经失去了创作的兴趣，他创作到那个地方的时候，他的创作体验已经完成了。就像我们讲魏晋玄学时讲到有一位雅士想要去见朋友，但是当他到达朋友家门口时，他的那种想见朋友的体验已经没有了，于是他就打道回府，因为再见也就无趣了。所以这非常精准地描述了荣格所说的自性化完成后人的那种意识状态：爱就爱了，不爱就不爱了；做就做了，不做就不做了，这不需要解释，也不需要防御，也不需要做出任何一种样子去让人评判。这是极为难得、也极为困难的。

因为如果你真的那么不在意别人，那别人就会觉得你有问题，因为这个社会的组织结构是靠你在意别人建立起来的，你要在意你的领导，你要在意体制，你要在意很多东西，因为你的在意会使那些话语权的掌握者感到自己有价值、有力量、有统治权。

不过，无论哪个时代，这个社会上总有一些人是不在乎这些的，所以总是在那些话语权的掌控者的掌控之外。那么话语权的掌控者就会通过各种机制去驱逐、去压制那些灵魂自由的人。比如，把他们叫作"精神病患者"，叫作"异端分子"或者"不同政见者"。

我这么说，当然不是鼓励大家不去融入社会，而是说你在自性化的道路上必然会或多或少地去经历像荣格一样的心路历程。你在脑海里会出现很多对你来说意义重大、但对别人来说一文不值的意象，而这些意象是在向你表达那个象征的符号（symbol）对你的意义是什么。这个符号不可解，但又似乎意蕴深远，那么它从一个不可解的符号到可解的意义的过程就叫作象征化。

自性化绘画的意义

我们现在针对荣格所画的一些曼陀罗来做研究，来讲这个过程对于我们每个人的自性化的重要性。我们自己可能也画过那幅画。我在这里讲一个比较大胆的猜测——那幅画不是你灵魂中自然涌现出来的，而是你经过训练，根据一些原则画出来的。比如一种封闭图形，你把它想象成那种画的完满，或者封闭，或者圆满，就是你自性圆满的象征，然后你带着这样一种观念去画，也许画出来的那幅画看上去很美好，但是它跟你的自性化之间没有任何关系。原因就是在这个过程中，你依然是在假装，是在学，而不是以你的良心在呈现你的内心本来就有的，或者我们可以从意义转向符号，而不是再把它从符号象征化的深层意义反推到一个符号（如果我们已经知道这个过程的意义是自性化），这基本上是表演，而不是生成。

这句话可能会让很多荣格专家不同意，因为他们要靠这个沙盘、曼陀罗绘画挣钱，而我不需要，所以我敢这么说。如果我们连自性化的过程都不敢遵循内在最深刻的声音，不能让沉浸在我们潜意识最深处的那种无明状态自然地涌现，而是带着老师的教育，带着成见，带着种种猜测，用真实的东西做游戏，那么我觉得这实际上和世俗化的精神物质化并没有太大的差别。也就是说，如果我们把我们仅有的资源拿去进行一趟提前设定的旅行，即便这趟旅行你是去拉萨、去天堂，也不会有任何疗愈意义。

阻止自性化实现的三个阻碍

因此，如果我们对于自性化的绘画或者曼陀罗的绘画是基于一个成例，那么它只是一份工作，它是你在世的功，而不是你在世的名。

这里我解释一下，因为按照很多宗教的说法，我们每个人来到这个世界上都是带着使命的，都是有任务的，只不过我们很多人毕生都不知道自己的使命是什么。那么，是什么东西阻碍了我们使命感的呈现呢？

在我看来，大概有三个原因。第一个原因是，我们并非不知道，而是不敢承认，因为我们如果承认，就将会面对别人的讥笑、否定、打击甚至驱逐，所以就像坎贝尔在《千面英雄》一书中讲的那样，英雄在踏上英雄之旅之前，是要经历深刻的纠结的心路历程的。那么，荣格在成为自己的心路历程中的纠结又是什么呢？也许他纠结于是否把这些意象呈现出来公之于世，显然他选择了一种非常巧妙的方式去应对，去面对它的存在，却不让这个世界真正知晓，因为这本来就是一件"不足为外人道"的事情，因为别人也不会真的懂。

因此，当荣格对他的后继者们说"哎，我跟你们讲，这个佛陀死在他的金身里，我死在你们的论文里"这句话的时候，他已经在昭示着："你所看到的不是我要表达的，但是我又不想告诉你我要表达的是什么，因为告诉你也没有用。"当人沉浸在潜意识深处的时候，只有他自己。只有探索才能成为自身的尺度。也就是说，在这个境界中，艺术家才是艺术的尺度，人才是他体验的尺度，而这个人是谁呢？就是我们每一个人。没有另一个人可以理解，也没有另一个人可以跟你呼应。这就是内在境界的一个特征。只是你是否敢于沉浸其中而已。

所以有时我们并非不知道我们的使命，我们甚至会通过做梦，通过各种对于不得不去做什么的直觉感悟到它们，但是我们还是不允许自己去做，就是这个纠结——"死"在他人的眼光里。

第二个原因是，我们的使命感确实不清晰，它没有通过梦，而是通过疾病、通过人际关系的困境呈现在我们的面前，那么我们确实不知道我们是谁，想要做什么。这种无明状态又分为两种。一种是我们无明，但是我们不以为苦。有的人就是这样的，他说"你不要跟我谈什么情怀，不要跟我谈什么使命感，我已经戒了"。他会选择以一种高度防御的方式不去碰触那个使命感。另一种是他不做出回应，他不做防御也不拒斥，然后以一种麻木茫然的方式应对生活。前者其实是可以通过防御来获得一些安全感和意义感的，那就是它合理化了自己那种麻木的状态；后者可能是这个世界上最悲惨的人。

第三个原因是，我们有心无力，我们有很多主意，但是没有手艺。即我们并没有相应的资源和力量以及外部支持。像荣格一样能够完成自己的人生使命的人在人群中是极少数的。所以并不是说，我们只要有一个使命感，就会有资源去将它实现。有时也就只能如此，这是没有办法的事情。

荣格《红书》的意义和限制

荣格《红书》的意义

《红书》所反映的这些内容对于荣格来说绝对是他的核心，但是对于读者来说却是一个谜，因为荣格自己也把这个过程形容为神秘主义的、神话的，或者诗学的。它本身是一个意义的源头，但它本身却没有意义，这才是关键。如果我们读这本书并要从中读出我们自己的意义来，那么这是一种茫然的探索，或者是一种想当然的对于《红书》的运用。《红书》的运用恰恰就像此书的责编说的那样："我完全看不懂，但是我却看到它是一个非常美好的东西。"这个东西本身是一个符号，而不是符号化之后所产生的意义。

例如，当我们拿到一个远古的文物（如一个信物、一个权杖）的时候，看到的也许是那种意识层面或者意义层面的碰触，然后你会判断：它是黄金做的吗？它值多少钱？它是多少年以前的？那些可能没有什么意义，所以这个文物对于考古学家的灵魂来说是一个没有意义的东西，他们所提供的那些信息就是一些知识。所以当你站在兵马俑的面前，数一数有多少个兵马俑，去测量它有多高，看它是什么材质的时候，简直就是对兵马俑的亵渎。因为你完全没有接触到它的神识层面。

当我们去看荣格的这个作品时，恐怕也要重新评估我们应该用一种什么样的态度去使用它。它对我们来说是一个意义生成的源头，是非常重要的，不必总是去纠结你从中看到了什么，也不必从中去提炼什么治疗的方法，我们买一套放在家里，知道我们竟然还有这么一种选择——有一天我们可以真正做回自己，让我们内心的种种符号、种种画面都可以跟我们自己对话，让我们跟我们自己在一起。当我们使用沙盘或者其他什么东西的时候，如果我们的内心或者意识层面有各种各样的成见，那么这种疗愈手段的力量也就所剩无几了。换句话说，荣格的这种做法对于他来说是具有高度原创性的，但是对于别人来说，好像就永远无法复制。

荣格《红书》的限制

为了了解患者脑海里出现的幻觉，荣格看了很多书，了解了很多东方民族文化，比如中国佛教、道教里的一些符号，然后他去寻找其中的共性特征，进而去了解文化传承对于意义生成的影响。坦诚地讲，我觉得这是一条歧路。荣格认为，人的原始思维层面是超越文化的，这个观点是对的。原型层面的东西其实是在语言之前就有的，例如，两者都有对于死亡的那种恐惧。总之，基本的原始意象都有一些共性特征，但是又忽略了一点——图像本身也会有文化的痕迹。换句话说，它的体验是共通的，但是它的符号有差别。例如，表达恐惧的符号在不同的文化里会有差别，这个差别跟地域、文化图腾、文化发展的早期的叙事有关系。

也正是在这个意义上，我觉得叙事跟荣格心理学是有一些汇通的地方的。比如，当人类在面对天灾人祸时，有一些基本的情绪体验是不可逃避的。它是什么时候发生的，是如何发生的，是以什么方式发生的，以及与哪些人有关，这些可能是偶然的。而这个偶发的过程会被讲成不同的故事或者传奇，之后有的竟然会被塑造成文化图腾符号，可见这种选择有很大的偶发性。

所以你会发现，当荣格尝试用别的文化当中的图腾去解释他要解释的意义的时候，就会有点尴尬。因为他对那种文化并不是很了解。我这个判断的依据是什么呢？就是依据他对于《易经》的一些非常诡异的解释。如果大家看过他给德文版《易经》所作的序，就会知道他的那种思维方式和易经的区别有多大。

因此，我们今天去看荣格，也没有必要过于拔高那些中世纪的画面，甚至荣格在画这些画的时候，他在那些画作中也有很多表象加工的成分，虽然对他来说那是一些直觉，但是里面会有很多原始画面的交叉、融合、汇总甚至变异。而且他尝试把这个画面意义化的过程，对他来说是一种疗愈，同时也是一种戕害。所谓"戕害"就是我们只要把一个符号解释成某些东西，就不可避免地、无中生有地去给它设一个边界，这就好比我们仰望天空，看到苍穹、看到蓝天，我们感到很美，但是我们觉得好像这是自然界的一种美，自己有必要拿一个画框把它框起来。有没有见过一种艺术品特别好玩？就是从一个框中去看旷野，那个旷野就是一幅美丽的画面，似乎那个框使得那个画面有了人文色彩。

当我们试图用一个解释或者一个意义去框定我们那些奔放不羁的经验的时候，我们似乎就完成了从蒙昧、无明到有知这样一个过程，也就是意义生成的过程。这会让我们觉得有了一个界定，有了一个"名"。这就是我说的"功"和"名"的差别。

比如，你的一生做了很多事，你却无法说出口，你无法跟别人说你做了一些什么事。没有名，你无法名状，你也没办法用一个词去称呼它。大家知道，我们在做叙事治疗的改写时，如果一个人做了一系列的"功"，而没有一个"名"来总结，那这个"功"就没有力量。当我们把他做的几件非常有意义的事放在一起，给它起个名字，让他来评估（比如，问他"你觉得这几件事说明了你是一个什么样的人"）的时候，他就会从中获得一种意义感。其实这也是一个自性化的过程，是一个价值和意义生成的过程。

所以我有时觉得叙事疗法的哲学渊源非常深刻，只是说我们有没有静下心来足够细化地去找到这些哲学的依据，命名这个东西并不是纯技巧的，其实其中隐藏着一种创造性。当来访者遇到了一些问题却无法用一个名字去概括的时候，他就会沉浸在那个问题所带来的影响里，所以他一直在跟你讲那个问题给他带来的影响，却没有真正将那个问题呈现给你。所以如果咨询师在咨询中容易被内容带走，那么他听的就是那个问题带来的影响，而不是问题本身，就好比你在跟一个影子作战。很多咨询师在咨询时之所以觉得特别无力，是因为他们在跟一个问题的影子作战，你根本抓不住它。一旦可以给那个问题命名，这个问题就会被固定下来、被对象化，就成了你和来访者可以共同面对的一个对象。这时，你对他所做的才可能会有一点作用。这一点对大家有没有启发？

因此在咨询时，不要总是沉浸在问题的影响里，而要去面对问题本身。这个命名在外化和改写过程中的功能的实现都要经历从无到有这样一个过程，而我们的来访者所呈现的那些内容通常都像《红书》里所讲的那个不可解的符号一样。比如，某生活事件为什么对这个人来说就成了一个问题？因为它在反复地出现，并且碰触着、冲击着他的内心和灵魂。

不知道大家有没有这样的体会，有时候一件事对于你的来访者来说是一个大问题，而对于这个世界上的其他人来说都不是问题？为什么会这样？当我们带着这种好奇、带着这种疑问去面对那个事件的意义时，就会发现，那个问题不是一个要消除的东西，而是一个要静下心来观察和了解的东西。而这个要去观察和了解的东西不只对咨询师有所启示，对来访者来说也同样如此。所以当你用叙事的问话方式提问时，很多时候来访者会说："哇，我从来没有从这个角度考虑过！"这个东西本身对他的意识经验来说就是具有创造性的，是从无到有的一个过程。

当然，从改写的角度来讲，有很多来访者会感觉自己像脱胎换骨一样，并会产生这样的疑问："可是我原来都没有看到我竟然这么了不起，为什么会看不到呢？"因为他从来没有用过对的、符合他内心原型的词汇去命名他那一系列的事件。所以命名可不是一件小事，因为命名的过程就是一个无中生有的过程，就是一个意义生成的过程，也是一个自性化的过程。当然，它也是一个象征化的过程。当我们把一切表达都视为符号的时候，这个表达意义生成的过程就变成了疗愈自然发生的过程。也就是说，咨询师要做的事情很有限，但是他所做的这些有限的事情却像催化剂一样，让本来没有意义的支离破碎的生活片段有了意义，有了完整感，有了主题。你们不觉得这就是那种曼陀罗吗？一个人的人生的曼陀罗可以不是画的。

人们说某人算是活得很圆满了，那这个"圆满"需要用画来表现吗？不需要。他只需要他生命的主题有一个起承转合、一个波澜起伏的循环就可以了。

因此，我们要过一种有意义的人生，有时只需要自己的故事能够讲得下去就行了。我们看看那些寻死觅活的来访者，是不是他本来要讲的一个故事被打断了？例如，前段时间新闻报道，有一个母亲带着两个孩子要跳楼自杀，这位母亲为什么要做出这样的选择呢？因为这个选择是她的生命故事里的一个可选项，是她在感觉活不下去时的一个选项，那么"活不下去"就是她对于自己生活境遇的一个命名。如果我们在咨询过程中可以让她把那个境遇命名成别的东西，也许就符合她的使命感，她也就能活下去了。所以并不是说，这个人假想用一个名字去描述自己的人生，然后这个假想的人生是一个飘飘忽忽的、不太确定的故事。这个命名的过程可以把体验固定下来，变成痕迹。它可以把那种内在的阴影层面的东西变成外在的、外人可见可解的一个传奇，一个痕迹。

那么，当生活中发生一些令人惊讶的事情的时候，我们该如何去面对呢？看着它，看它接下来会发生什么状况。这时，你就有机会去看那个意义生成的过程，而不是跳到某个意义中去，所以人要能够以一种旁观者或者守望者的状态去看待自己经历的一切，这是一个无比重要的智慧生成的前提。

我希望大家能够从荣格的思想中看到自己的心路历程或者自性化的可能。让我们每个人都成为自己，敢于且善于沉浸在别人无法触及而我们曾经不敢触及的那些境界中。

每个人内心的"红书"

我们每个人内心都有一本"红书"，有不愿意碰触却永远挥之不去的一些景象。我不知道你们的内心有没有出现过这样一个画面：它总是会在某些时候出现，反复出现，你不知道它在表达什么，但是它却似乎在为你指引着什么。也许你会因为不能理解而不肯面对，所以不肯让它呈现出来，也不想把它画下来，但是也有可能在某一天你觉得它确实挺有趣，就尝试着把它画下来或者写下来，尝试着去探索这幅画在告诉你什么。这个过程其实和荣格做的那件事是一样的。有时那个画面不是很清晰，所以我们很多人会不太有兴趣静下心来看，尤其是当我们特别忙碌的时候，这个内心的声音就没那么清晰，因为它会受到干扰——我们所有的忙碌都是对我们内心声音的干扰。有时我们貌似在为那个声音努力，为那个画面努力，但实际上可能不是，我们是在尝试将那个声音压制，将那个声音模糊化。

这里跟大家分享我的一个经历。在我小时候，有很多年我的脑海里都会有一个抽象的画面：一个穿红色裙子的美女站在海边，她的手里提着一个红色的桶，但是她的脸我永远看不清楚。后来到了青春期，那时我喜欢一个女孩子，那张脸似乎就是那个女孩子的样子，可是我感觉其实不是的，那是我强硬地把那个女孩子的脸安在了那个画面上。因为那个画面是个远景，是没有办法看清楚的，所以在梦里或者在我主动想象的过程中，我会故意把那个远景拉近，然后换上我喜欢的那个女孩子的脸，但是永远都不合适，所以我就保持着那样一个画面。有时我也会去想这个画面在告诉我什么呢？它是告诉我我的内心有一种缺失吗？那是从哪里来的呢？有一段时间，我就在打坐的时候观察这个画面是从哪里来的，会长时间沉浸在那种状态里。最后终于想起来，这个画面很有可能是我在很小的时候去我姥姥家，她家墙上挂着一幅宣传画，就是那种印得很粗糙的宣传画，比较抽象，也不是很清楚，画中有一个女孩子站在海边。因为那时我可能还不会说话，所以没办法描述那种状态，但是那幅画给我留下的那种痕迹就被记录下来了，就是眼睛所看到的那个画面。有人可能把它解释成爱或者什么，可是我觉得根本不是，而是一种恐惧感。

所以当我们带着小孩子去一些庙宇或者什么地方，他看到一些景象尤其是青面獠牙的塑像等时，我们不知道这会在他心里留下什么。所以很多宗教（特别是道教）会强调不要带孩子，尤其是几岁之前的孩子到庙里去，这对他的神识不稳。对此很多人不相信，觉得这是迷信。实际上，如果你观察刚才这个自性化的过程，就会知道的确如此。因为成年人在有意识地工作，不用潜意识记忆，但小孩子却不是。

我的脑海里还经常出现一个古人射箭的靶子，然后我感觉自己好像在射箭，而且可以看到那个箭要射到靶子上，特别是在高中阶段特别明显，但是我那时并不恐惧，只是觉得这个画面在告诉我一些什么。然后我很快得出了一个解释，就是一定要考上大学，好像那是一个目标性象征符号。

通过这两个例子，我想和大家说的是，并不一定是什么大人物、大师或者了不起的心理学家才有这样一种本能，我们每个人都会有，只是说我们有没有静下心去面对这些本能的图像。

英年早逝的思想家王弼讲过一段关于言、像、意合一的关系的话。"言"是"语言"的"言"；"像"是"图像"的"像"；"意"是"意识"的"意"（或者"意义"的"意"）。

有一个成语叫"得意忘言"，意思是我们在能够得到那个直觉层面的意义的时候，却找不到词去说它，也不必去说它，那么这两者之间的过渡就是"像"。另一个成语"言不尽意"就是语言无法描述的地方，即语言所不能触及的那种意识状态，可以用像、符号来表达。因为符号具有多重解读的可能，语言也有多重解读的可能（如歧义、多音字等），但是和图像相比，那绝对大为逊色。

在你看过荣格的《红书》里的几幅图后，你就会看到他的诠释空间可以大到无限，不同的人看到它会产生不同的联想，却没有任何一个人敢说自己的联想是唯一的解释，包括荣格自己也不会说这幅画只能有唯一的解释。因为他画下来的是他的那个境界，但是当他把它记录下来，并且让他的那个解释生成的时候，他自己就得到了疗愈。换句话说，如果这些画面对他来说是一个疗愈的过程，我们所看到的其实就是"药渣子"，已经没有什么实际意义了，或者说我们拿到它对于我们的疗愈其实并没有多大帮助。所以不要像有些人一样装作看懂了。我只是想，我也不懂，但是我有一种直觉，就是荣格从来就没有想过让人去懂，书中标记的那些字是要标记给他自己看的。只有像荣格一样沉浸在某种境界里，你才能体验到他所体验的。

答疑部分

问题 1：老师，我越听越觉得，叙事治疗是一个漫长的、结果不可知的过程。但在实际生活中，这样就会让人觉得比较冒险。老师，用叙事方法和来访者一起探索，是一件冒险的事情吗？

这是一个非常好的问题。因为很多人都很喜欢叙事疗法，但是对为什么喜欢却不清楚。叙事疗法让人喜欢的一个原因就是它的不确定性。因为它并不会给你一个确定的价值观或者一个指导的价值体系，它是一个价值相对主义的状态。你们要知道，价值相对主义有一个巨大的风险，就是可能会导致价值虚无主义。因为怎么样都行，所以怎么样都不行，这就会给人带来一种不确定感。而这种不确定感里会涉及一个选择的问题，这时实施治疗的最终境界实际上是一种选择和担当，即既然怎么样都不行，又怎么样都行，那么就让我来确定怎么样行。这算是一个活出"我"的过程，而这个"我"又是尊重他者的，否则没办法落实。所以叙事疗法的美学就在于最后的这种坚信。叙事疗法的创始人迈克尔·怀特说："什么是叙事疗法？它好像是一种生活哲学，是一种个人对于自己的承诺。"这是它有趣的地方，可这对咨询师来说是很有挑战的，因为咨询师要去放空，要一直保持着一种对于不确定性的容纳，而咨询师希望这些事都能有一个确定性的东西出来。

问题2：我们经历了这么久的学习，怎么能指望来访者在几次咨询过后就实现自性化？似乎难度很大啊！

自性化是一个过程，而不是一个结果，或者说不是一种境界，所以你永远完不成。有人说，有完成的啊，不是有人是自性化完成了的人吗？当他这么说的时候，他就踏上了自性化的另一个阶段，或者一个路径。就像金刚经里讲的，佛问须菩提："须菩提，你可以说自己是阿罗汉吗？"须菩提说："不可以，我一说我是阿罗汉，师尊就说我不是阿罗汉。"佛说："所谓阿罗汉者其实并非阿罗汉，是名阿罗汉。那须菩提，我能说我是佛师尊吗？"须菩提回答："那不能说，一说佛师尊那个'名'，就和他的'实'产生了冲突。"那种状态就是一个生成的过程。

所以，如果从这个角度去讲，那么每个人都在自性化的道路上，每一个表达和诠释的过程都在这个疗愈的过程中。所以整个意识流都是一个疗愈，也就谈不上他们要多久才能完成自性化了。

问题 3：你提到一个"象"的具体化可能也是一种戕害——用边界框起来，叙事中的命名与此有些类似，这里面把模糊却不缺失的东西命名之后，是否可以理解为用一种"小"来戕害的过程？

这个问题有点庄子的味道。这是我很喜欢的一个问题。

大家去看庄子讲这个话题，就是如果我们用一个"名"去框定"实"，那么每一个框定都是一种对于"朴"（就是朴素）的状态的破坏。可是，如果朴素状态不被破坏，就无法成为一个器。比如，一块大木料，如果我们不去锯它，它就成不了东西，它要成为一个东西，就必须破坏它那种"朴"的状态。从大道的角度去讲，它是无所谓破不破的，因为它原本是天地自然所生，又终将归于天地自然。再比如，你做了一个美好的器具，但是它终究会坏掉，会回归到大自然的状态。所以这种深化的过程从大化流行的角度来说没有问题，但是从人文的角度来说就有问题。又比如，一个东西特别漂亮，也特别宝贵，你舍不得毁坏一点，那你能不能把它做成镯子或者做成戒指呢？不行的，因为你舍不得去破坏它。你们有没有看到过那些玉石匠人是怎么工作的？他们尽最大可能地浑然天成，去使用玉自身的纹理，把它做成一个东西。这就是修炼：用它本来的纹理，尽可能地不去破坏，然后又能做成一个器皿。人的自性化过程就有点像制玉的过程。所以古人讲"谦谦君子，温润如玉"。

一个好的编辑之所以好，就是因为他寥寥数笔就可以把一篇烂文章变成一篇精品，化腐朽为神奇；一个好的厨子之所以好，就在于他能用最简单的烹饪方式把食材变成美味。就是这样，最简单但是又是极致的。我们自我的疗愈也是如此。当一个人大刀阔斧地改变时，他极有可能是在伪装。不知道大家在做咨询的经历中有没有这样的体验？如果你的来访者每次来咨询都不一样，他的变化让你感觉神奇，那么百分之百可以确定他是在伪装给你看，过两天他就会恢复原样。

问题 4：我听得很懵……老师，您能进一步解释一下吗？

可能不光你听得很懵，很多人都听得很懵，也有人听得很开心，因为要很好地领悟这次我讲课的内容，需要有三个方面的知识储备：第一个是对叙事疗法深入的理解；第二个是对荣格心理学深入的了解；第三个是要看过代表荣格心理学核心思想的《红书》，要对它有所了解。此外，还有一条是敢于且善于面对自性化的过程中的种种不确定性，这个力量也需要存在，然后你就会觉得这些内容还是很有趣的。当然也会有人听着很不舒服，因为当自己把自己的某个知识固定化的时候，那种对于不确定性的开放度就会下降。那不是懵的问题，那会产生一种好像吞了一根羽毛的感觉。懵反而没有什么太大的问题。

问题 5："大而无外""小而无内"是否为自性化？

我们说那种大化流行的过程，那种"其大无外""其小无内"的心境，是非常贴近自性化过程中的那种合一原型的，即我和天地自然一体，同体大悲（就是一种一体同悲的说法）。但是这并不是止境，我们不能说那种状态就是自性化完成的状态。因为没有"完成"这回事。

问题 6：老师，能多讲一些关于我们作为生活的"守望者"这个比喻似乎比"旁观者"更有力量和距离，主动性在流动等方面的内容吗？

你可以想象一下：当大地平沉的时候，天空在干什么？当人在地震的过程中感到水深火热、非常痛苦的时候，太阳在干什么？月亮在干什么？天空在干什么？当我们看到天空阴雨连绵、密不透风的时候，云层之上又是怎样一种景象？如果我们能通过一种之上、之外的境界来观看我们面对的一切，那么这种力量就会显现出来。

当我们的来访者沉浸在他的问题中时，他缺少的不是应对那个问题本身所需要的智慧，而是抽离出来（外化）的智慧，即你如何站在问题之外看问题。尤其是如何以一种旁观者的心态来看自己的各种经历。这是一个致命问题。

有这样一个公案：有几个穿着和精神病院很像的衣服的驴友走在路上，附近刚好有个精神病院的几个患者逃跑了，而且人数刚好和这几个驴友是相同的，医生和警察正在抓那几个患者回去。因为这些人大多不认识那几个患者，一看到这几个驴友，就把他们给抓回去了。驴友们被抓回精神病院之后又跳又闹，结果后来只有一个人被放出去了。他出去后就报了警，让警察来解救其他人。警察觉得很惊讶，就问他："你是怎么证明自己不是精神病患者的？"他说："我没有证明啊，他们让我吃药我就吃药，他们让我吃饭我就吃饭，他们让我睡觉我就睡觉，然后他们就把我放出来了。"

这不就是"饥来即食，渴来即饮"吗？这不就是平常心，不就是禅的状态吗？

所以不管你遇到什么事，都要用一颗平常心去对待。比如，由于家庭不和，夫妻要离婚了，你就可以说："哦，这样啊。啊，这不是很好吗？"

问题 7：老师，能不能推荐一下我们需要学习的与叙事有关联的荣格的书？

荣格是一位很多产的思想家，他写了很多书，包括很多他对经典精神分析的评论之类的书，当然还有像《原型与集体无意识》（*The Archetypes and Collective unconscious*）那样的代表作。我觉得荣格的书有个特点——他的每本书都有独到之处。我有一套他的文集，不过是不全的。我基本上读完了他的文集。每一本[如《象征生活》（*The Symbol Life*）等]我都觉得很深刻。我觉得荣格所有的书都很值得推荐。如果一定要推荐一本，那么我推荐他的《原型与集体无意识》一书，那是一本黄色的薄薄的书，也不是特别难读。

问题 8：可否总结一下荣格的哪些技术可以被叙事疗法直接拿来用？或者说，哪些技术在操作层面和叙事疗法几乎是完全一样的？

围绕荣格心理学治疗的四个阶段有许多具体的技术，包括危机干预、释梦、移情技术、积极联想、沙盘技术、绘画技术、阅读疗法、艺术品的制作技术、舞蹈技术、空椅技术、象征放大技术等。

荣格的分析心理学的技术性还是很强的。分析心理学有很多很好玩的技术，比如危机干预（crisis），他对危机干预有自己的理解，和我们在外化过程中对于问题的态度是可以汇通的；叙事疗法不太释梦；移情的技术是有精神分析倾向的，叙事疗法不经常用；积极联想可以直接拿来用，叙事疗法里有一个见证技术，它的第二部分就是意象，即你听到了一个什么样的表达，该表达让你产生了什么样的意象，在某种程度上你可以用积极联想的方式再去深化这个意象；沙盘技术完全可以和叙事的一些理念相结合来做叙事沙盘治疗；绘画技术也可以直接拿过来用；阅读疗法就是文学与诗歌的阅读，叙事疗法有文档的技术，在某种程度上也是写个人的诗歌，如果能够结合一些文化的积累，也许就可以让个人的诗歌在个体所在的文化洪流中有一个定位，这样可能更好，也就是说，我们可以通过改编古人的诗歌来找到当下的一些体验。我翻译过一本书叫《精神分析与中国人的心理世界》（*China on the Mind*），讲到了中国的诗性的存在，我觉得在本土化的过程中诗性语言（poetic language）和个体的生命故事的呈现或许有很大的汇通的空间。当然，像软陶瓷等艺术品的制作也是可以用的，舞蹈可以和叙事疗法相结合，空椅子技术我有时也会用，象征放大技术等也都是可以直接借用的。

问题9：原型和被外化后的命名似乎很有异曲同工之处，可否多说说二者之间的联系及后续的相关工作？

我觉得这个问题提得非常好。原型在使用的过程中，在做原型分析的第一个阶段——觉察或净化和分析阶段，当咨询师和来访者处于对于自己是否在某一个原型上存在某一种误区或尚未满足的困境产生一些觉察的时候，都会产生一种顿悟式的体验，就是"噢，原来我存在这样一个问题、这样一种体验"。外化的过程也会有类似的体验，当然这个过程和单纯的命名还不是一回事。原型分析不光是命名的问题，还有分析的过程、逐渐澄清觉察意识化的过程。外化似乎也有这样一个过程。两者不能单纯用原型和命名相对比，用外化和意识化这个觉察的过程做比较，似乎很有相互参照的空间。

问题10：黑塞有几本书是请荣格做治疗后写成的，读这些书，了解黑塞对原型的理解，对于理解荣格是不是更容易一些？

我虽然无意贬低后世对于荣格的研究的贡献，但是荣格确实讲过一段很有趣的话。有一次他对学生说："哎，我跟你们讲，这个佛陀死在他的金身里，我死在你们的论文里。"后世对佛陀涂了金漆的身，佛陀的智慧就在后世对金身的相的崇拜里丧失掉了，同样荣格也会觉得后世在对他的研究中存在误解和遮蔽。好多荣格自己认可的、自己读过的认定过的研究他的书，我也读过，我还是觉得读原文更"解渴"一点。我会推荐大家先去读原著，这样你就会对原著有一些感悟，带着对话的心态跟着后世的研究者去进行对话式阅读，可能会更好一些。否则，你先读了研究者的观念，就容易带着成见去读原著，阅读时反而会深入不下去，所以我建议大家先读原著。

问题 11：叙事与沙盘、绘画结合使用时，我们要注意什么？

叙事与沙盘的思路还是不太一样的。虽然在理念上有一定的连续性，但是叙事不太强调结构化的分析，更强调意义的生成而不是意义的分析。传统的荣格取向的沙盘治疗也不是荣格的原创，是他的一个学生的原创，是用荣格的理念看这个原型性的沙具和布局，以看这个摆放沙具的当事人的一些潜意识层面的内容，更强调潜意识层面。但是叙事的沙盘治疗是意识层面的工作，是可以跟来访者直接谈的语言层面的工作，而不是"噢，我知道你是怎么回事了"那种很神秘的治疗。我们在做这个沙盘的时候用的是不知道的立场，让来访者作为他的作品的权威或诠释者。当然，绘画也是如此，叙事的绘画治疗有很多相关的技术，比如时间线、生命树甚至涂鸦画等多种技术。

我有一个来访者是学艺术设计的，在咨询室里他也会做一些涂鸦。那个涂鸦根本就是乱画的，我完全不知道他画的是什么东西。但如果让他去讲述，他就会讲出一番道理，或者讲出一段故事来，他这个讲述的过程就使得他把涂鸦画作为一个媒介，而不是作为一个解释的对象。换句话说，他要讲出来的故事和内容可以与那幅画没多大关系。在这一点上，叙事与荣格式绘画和沙盘治疗的差别还是很大的。

问题 12：我们应该从哪本书开始读荣格的原著呢？

如果大家真的想读荣格的书，我建议大家去读荣格文集和荣格选集，这些就有很多本，每一本书都值得读。而且如果每一本你都读的话，你就会看到他的一些思想发展的脉络。哪怕你不是系统地读每一本书，只是间歇性地读（就是读读停停、边读边消化这样的读法），也会收获很大。因为荣格是一个非常博学的人，所以你刚读的时候对他的思想不是很有感觉，但当你再结合一些咨询的体验去体验时，你就会感觉很有韵味。读荣格的书不应是那种消遣式的阅读，而应是沉浸式的阅读，我还是觉得他的每一本书都值得读。

北京阅想时代文化发展有限责任公司为中国人民大学出版社有限公司下属的商业新知事业部，致力于经管类优秀出版物（外版书为主）的策划及出版，主要涉及经济管理、金融、投资理财、心理学、成功励志、生活等出版领域，下设"阅想·商业""阅想·财富""阅想·新知""阅想·心理""阅想·生活"以及"阅想·人文"等多条产品线，致力于为国内商业人士提供涵盖先进、前沿的管理理念和思想的专业类图书和趋势类图书，同时也为满足商业人士的内心诉求，打造一系列提倡心理和生活健康的心理学图书和生活管理类图书。

《心理治疗大辩论：心理治疗有效因素的实证研究（第2版）》

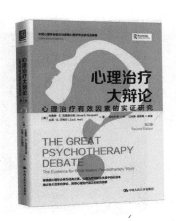

- 美国心理学会（APA）、中国心理学会临床与咨询心理学专业委员会强力推荐。
- 北京大学钱铭怡、美国堪萨斯大学段昌明、华中师范大学江光荣、清华大学樊富珉、同济大学赵旭东、北京理工大学贾晓明推荐。
- 心理健康工作者必读。

《职业规划心理咨询全案》

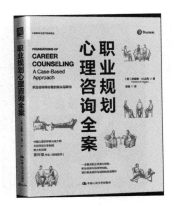

- 中国心理学界泰斗级大师、北京师范大学教授、博士生导师张厚粲先生倾情推荐。
- 一本解决职业发展与规划、职业困惑与选择等问题，进行就业辅导与咨询的权威著作，职业咨询师必备的案头指导书。

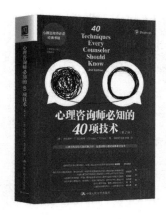

《心理咨询师必知的 40 项技术（第 2 版）》

- 心理咨询实际应用经典之作，全面详解心理咨询基本功技术。
- 心理咨询 9 大类别 40 项技术解决心理咨询过程中的痛点问题。
- 助力心理咨询师提升专业技能、成为合格的咨询师。
- 首都师范大学心理学博士、中国人民公安大学犯罪学学院副教授谢丽丽领衔翻译。

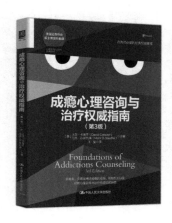

《成瘾心理咨询与治疗权威指南（第 3 版）》

- 美国咨询协会前主席领衔编撰、咨询师必读的经典权威著作。
- 多角度、多领域阐述成瘾的成因和预防机制以及心理咨询与治疗的理论和技能。

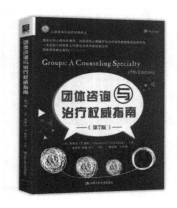

《团体咨询与治疗权威指南（第 7 版）》

- 清华大学心理学系博导、中国团体心理咨询与治疗倡导者樊富珉教授审译。
- 一本全面介绍团体工作理论与技术的权威之作。
- 团体工作者必备的案头指导书。